Male Infertility for the Clinician
A Practical Guide

男性不育
临床医师实用指南

- 原　著　[美] Sijo J.Parekattil
  　　　　[美] Ashok Agarwal

- 主　译　周辉良　沙艳伟　洪　锴

- 主　审　姜　辉

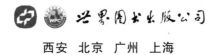

世界图书出版公司

西安　北京　广州　上海

图书在版编目(CIP)数据

男性不育 临床医师实用指南/(美)西乔·杰·帕拉卡蒂尔(Sijo J. Parekattil),(美)阿肖克·阿加瓦尔(Ashok Agarwal)著;周辉良,沙艳伟,洪锴主译. —西安:世界图书出版西安有限公司,2018.4

书名原文:Male Infertility for the Clinician A Practical Guide
ISBN 978 - 7 - 5192 - 4492 - 7

Ⅰ.①男… Ⅱ.①西… ②阿… ③周… ④沙… ⑤洪… Ⅲ.①男性不育—诊疗—指南 Ⅳ.①R698 - 62

中国版本图书馆 CIP 数据核字(2018)第 059631 号

Translation from English language edition:
Male Infertility for the Clinician A Practical Guide
edited by Sijo J. Parekattil and Ashok Agarwal
Copyright© Springer Science + Business Media New York 2013
This Springer imprint is published by Springer Nature
The registered company is Springer Science + Business Media LLC
All Rights Reserved

书　　名	**男性不育 临床医师实用指南**	
	Nanxing Buyu Linchuang Yishi Shiyong Zhinan	
原　　著	[美]Sijo J. Parekattil　　[美]Ashok Agarwal	
主　　译	周辉良　沙艳伟　洪　锴	
责任编辑	马可为	
装帧设计	新纪元文化传播	
出版发行	**世界图书出版西安有限公司**	
地　　址	西安市北大街85号	
邮　　编	710003	
电　　话	029 - 87214941　87233647(市场营销部)	
	029 - 87234767(总编室)	
网　　址	http://www.wpcxa.com	
邮　　箱	xast@ wpcxa.com	
经　　销	新华书店	
印　　刷	西安市建明工贸有限责任公司	
开　　本	787mm × 1092mm　　1/16	
印　　张	21.25	
字　　数	300 千字	
版　　次	2018 年 4 月第 1 版　2018 年 4 月第 1 次印刷	
版权登记	25 - 2017 - 0143	
国际书号	ISBN 978 - 7 - 5192 - 4492 - 7	
定　　价	140.00 元	

医学投稿　xastyx@163.com ‖ 029 - 87279745　87284035
☆如有印装错误,请寄回本公司更换☆

译者名单

（按姓氏笔画排序）

丁一郎（福建医科大学附属第一医院男科）

于　洋（吉林大学附属第一医院生殖医学科）

王　雄（烟台毓璜顶医院生殖医学科）

王瑞雪（吉林大学附属第一医院生殖医学科）

庄　炫（厦门大学附属第一医院泌尿外科）

刘玉林（上海集爱遗传与不育诊疗中心）

纪智勇（厦门市妇幼保健院生殖医学科）

杨慎敏（苏州市立医院生殖与遗传中心）

李　朋（上海交通大学附属第一人民医院泌尿男科）

李　萍（厦门市妇幼保健院生殖医学科）

吴金香（福建医科大学附属第二医院生殖医学科）

沙艳伟（厦门市妇幼保健院生殖医学科）

张欣宗（广东省计划生育科学技术研究所）

陈　杰（烟台毓璜顶医院生殖医学科）

林浩成（北京大学第三医院泌尿外科）

周辉良（福建医科大学附属第一医院男科）

洪　锴（北京大学第三医院泌尿外科）

夏欣一（南京军区南京总医院男科）

顾本宏（上海交通大学附属同仁医院泌尿外科）

唐松喜（福建医科大学附属第一医院男科）

梅利斌（厦门市妇幼保健院生殖医学科）

崔元庆（烟台毓璜顶医院生殖医学科）

智二磊（上海交通大学附属第一人民医院泌尿男科）

曾彦恺（厦门大学附属第一医院泌尿外科）

原著作者

Nancy L. Brackett, **PhD**, **HCLD** The Miami Project to Cure Paralysis, University of Miami Miller School of Medicine, Lois Pope Life Center, Miami, FL, USA

Jamin V. Brahmbhatt, **MD** Department of Urology, University of Tennessee Health Science Center, Memphis, TN, USA

Robert E. Brannigan, **MD** Department of Urology, Northwestern University Feinberg School of Medicine, Chicago, IL, USA

Orhan Bukulmez, **MD** Division of Reproductive Endocrinology and Infertility, Department of Obstetrics and Gynecology, University of Texas Southwestern Medical Center, Dallas, TX, USA

Aldo E. Calogero, **MD** Department of Medical and Pediatrics Sciences, University of Catania Medical School, Catania, Italy

Darby J. Cassidy, **MD** Department of Urology, University Hospital of Northern British Columbia, Prince George, BC, Canada

Marcello Cocuzza, **MD** Department of Urology, University of Sao Paulo (USP), Sao Paulo, Brazil

Marc S. Cohen, **MD** Department of Urology, Shands at the University of Florida, Gainesville, FL, USA

George A. de Boccard, **MD** Clinique Generale Beaulieu, Robot-Assisted Laparoscopic Surgery Center, Ceneva, Switzerland

Peter Frank De Wil, **MD** Urological Department, Kliniek Sint Jan, Brussels, Belgium

Fnu Deepinder Department of Endocrinology, Diabetes and Metabolism, Cedars Sinai Medical Center, Los Angeles, CA, USA

Sandro C. Esteves, **MD**, **PhD** ANDROFERT, Andrology and Human Reproduction Clinic, Center for Male Reproduction, Campinas, SP, Brazil

Vincenzo Ficarra, **MD**, **PhD** Department of Oncological and Surgical Sciences, Urology Clinic, University of Padua, Padua, Italy

Marc Goldstein, **MD** Cornell Institute for Reproductive Medicine, New York Presbyterian Hospital/Weill Cornell Medical Center, Weill Cornell Medical College of Cornell University, New York, NY, USA

Ethan D. Grober, Division of Urology, Department of Surgery, University of Toronto, Mount Sinai Hospital, Toronto, ON, Canada

Sam Haywood, **BA** Department of Urology, Northwestern University Feinberg School of Medicine, Chicago, IL, USA

Ralf Henkel Department of Medical Biosciences, University of the Western Cape, Bellville, South Africa

Wayland Hsiao, **MD** Department of Urology, Emory University, Atlanta, GA, USA

Aleksey P. Ignatov, **BS** The Turek Clinic, San Francisco, CA, USA

Viacheslav Iremashvili, **MD**, **PhD** Department of Urology, University of Miami Miller School of Medicine, Miami, FL, USA

Keith Jarvi, **MD** Division of Urology, Department of Surgery, University of Toronto, Mount Sinai Hospital, Toronto, ON, Canada

Edward D. Kim, **MD** Division of Urology, Department of Surgery, University of Tennessee Medical Center, Knoxville, TN, USA

Tobias S. Köhler, **MD**, **MPh** Division of Urology, Southern Illinois University, Springfield, IL, USA

Rajeev Kumar, **MCh** Department of Urology, All India Institute of Medical Sciences, New Delhi, India

Sandro La Vignera, **MD** Department of Medical and Pediatrics Sciences, University of Catania Medical School, Catania, Italy

Eric L. Laborde, **MD** Department of Urology, Northwestern University Feinberg School of Medicine, Chicago, IL, USA

Francesco Lanzafame, **MD** Centro Territoriale di Andrologia, Siracusa, Italy

Kirk C. Lo, **MD**, **CM** Division of Urology, Department of Surgery, University of Toronto, Mount Sinai Hospital, Toronto, ON, Canada

Charles M. Lynne, **MD** Department of Urology, University of Miami Miller School of Medicine, Miami, FL, USA

Ricardo Miyaoka, **MD** ANDROFERT, Andrology and Human Reproduction Clinic,

Center for Male Reproduction, Campinas, SP, Brazil

Ryan Mori, **MD**, **MS** Cleveland Clinic Lerner College of Medicine and Glickman Urological and Kidney Institute, Cleveland Clinic Foundation, Cleveland, OH, USA

Ray E. Moseley, **PhD** Department of Community Health and Family Medicine, University of Florida Health Science Center, Gainesville, FL, USA

Alexandre Mottrie Department of Urology, O. L. V. Clinic Aalst, Aalst, Belgium

Sijo J. Parekattil, **MD** Director of Urology, Winter Haven Hospital, University of Florida, Winter Haven, FL, USA

Henry M. Rosevear, **MD** Department of Urology, University of Iowa, Iowa City, IA, USA

Edmund Sabanegh Jr., **MD** Department of Urology, Glickman Urological and Kidney Institute, Center for Reproductive Medicine, Cleveland Clinic, Cleveland, OH, USA

Jay Sandlow, **MD** Department of Urology, Medical College of Wisconsin, Milwaukee, WI, USA

Peter Schlegel, **MD** Department of Urology, Weill Cornell Medical College, New York-Presbyterian/Weill Cornell Hospital, New York, NY, USA

Tung Shu, **MD** Department of Urology, Baylor College of Medicine, Center for Kidney Health at the Vanguard Urologic Institute, Houston, TX, USA

Doron Sol Stember, **MD** Division of Urology, Department of Surgery, Memorial Sloan-Kettering Cancer Center, New York, NY, USA

Adam F. Stewart, **MD** Division of Urology, Department of Surgery, University of Tennessee Medical Center, Knoxville, TN, USA

Paul J. Turek, **MD**, **FACS**, **FRSM** The Turek Clinic, San Francisco, CA, USA

Moshe Wald, **MD** Department of Urology, University of Iowa, Iowa City, IA, USA

Run Wang, **MD**, **FACS** Department of Urology, University of Texas Medical School at Houston, Houston, TX, USA

MD Anderson Cancer Center, Houston, TX, USA

Daniel H. Williams IV, **MD** Department of Urology, University of Wisconsin Hospital and Clinics, Madison, WI, USA

Herbert J. Wiser, **MD** Division of Urology, Southern Illinois University, Springfield, IL, USA

译 序

　　不育不孕是一个全球性问题，因男性因素导致的不育占50%左右，且其病因大多不明。相对于妇科，男科成立较晚，对男性不育的诊疗技术较妇科落后。经过近几十年的发展，男性不育的基础与临床研究取得了许多进展，如在男性生殖生理、病理、遗传等基础研究中的进展，药物治疗的探索与更新，辅助生殖技术与显微外科手术技术的应用等，丰富了男性不育的诊疗手段。

　　《男性不育 临床医师实用指南》由Sijo J. Parekattil与Ashok Agarwal两位美国著名男科学教授主编，汇聚了全球男科领域知名专家的临床经验。本书从男性不育的病因、实验室检测手段、显微手术技术及先进的机器人手术技术、伦理学问题、临床常见疾病的新理念，以及临床药物的循证医学等方面进行了全面的阐述，深入浅出，通俗易懂。每一章节的末尾都有专家点评、5年展望及关键问题总结，为临床医生指明了未来努力的方向，明确了临床上存在的一些棘手或有争议的问题，并给出处理方法。本书对于男科医生是一本很好的参考书。

　　本书由福建医科大学附属第一医院周辉良教授、厦门市妇幼保健院沙艳伟副主任医师、北京大学第三医院洪锴教授主译，并联合其他兄弟医院，共12家单位，历时近2年，共同完成了此书的翻译及审校。译者均是男科专业临床实践和科研的一线医生，确保了对原文的理解和翻译质量。

　　祝贺各位男科医生出色地完成了这项工作，我代表中国性学会和中华医学会男科学分会，感谢各位同仁的辛苦付出。此书的出版，必将对我国男科学的发展起到推动作用。

中国性学会常务副理事长
中华医学会男科学分会主任委员

姜辉

2017年10月

前言与致谢

男性不育症的有效诊断和治疗涉及多个学科。患者最初可能求诊于内分泌科、生殖科、妇科医生和胚胎学家,随后转诊到泌尿科医生、男科医生或其他医学专家那里。这种多学科团队需要形成一个具有凝聚力的整体,为广大患者提供最有效和最优质的服务。

本书汇集各个领域的专家,从最初的临床诊断和处理,到全新的治疗选择,对各种方法的科学合理性等进行了详尽描述,提出综合的临床管理方案。本书首先集中介绍了男性不育症的临床诊断,然后深入阐述了治疗方案的选择。作者来自世界各地的权威医疗机构,介绍了多种技术和方法。我们希望本书可以作为整个专家团队的参考指南,并进一步加强交流,讨论和完善我们的多学科治疗。

我们要感谢作者的贡献和家人的耐心,使我们能齐心协力完成这个项目。同时我们要感谢克利夫兰诊所基金会的格利克曼泌尿和肾脏研究所及佛罗里达大学泌尿外科的同仁为这项工作提供的支持。我们还要感谢执行编辑 Richard Lansing 的支持和建议,并感谢出版经理 Margaret Burns 在审核和编辑每一章书稿中所做的不懈努力。

希望此书能够为男性不育症临床提供简明、全面的参考。

美国佛罗里达州温特黑文医院

Sijo J. Parekattil, MD

美国俄亥俄州克利夫兰诊所

Ashok Agarwal, PhD, HCLD (ABB)

郑重声明

　　由于医学是不断更新拓展的领域，因此相关实践操作、治疗方法及药物都有可能会改变，希望读者可审查书中提及的器械制造商所提供的信息资料及相关手术的适应证和禁忌证。作者、编辑、出版者或经销商不对书中的错误或疏漏以及应用其中信息产生的任何后果负责，关于出版物的内容不作任何明确或暗示的保证。作者、编辑、出版者和经销商不就由本出版物所造成的人身或财产损害承担任何责任。

目　录

1

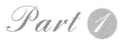
男性不育的临床诊断

第1章 男性不育的病因

Herbert J. Wiser　*Jay Sandlow*　*Tobias S. Köhler*

在性活跃的夫妇中，有 12%～15% 受到不育症的困扰[1]。按性别划分，男性因素导致的不育占到 50%，不论是否有女性因素均如此[2]。大部分男性不育是可以预防或治疗的，因此，首要的是对男性不育的状况进行深入的了解。尽管辅助生殖技术日新月异，但是男科医生的目标不能仅仅停留在获取精子。相反，男科医生应该尝试提高男性的生育潜能，通过采用侵入性更小的生殖技术帮助患者生育，例如生育能力损伤前的精子或睾丸组织的冷冻保存。同时，男科医生在评估不育病因时，应考虑潜在的临床或遗传因素。在先前一项关于美国 1430 名男性不育患者的临床研究中，男性不育常见原因依次为：精索静脉曲张、先天性因素、梗阻、女性因素、隐睾、免疫学因素、射精功能障碍、睾丸衰竭、药物作用/辐射、内分泌因素及其他因素[3]。本书中所关注的活性氧（reactive oxygen species，ROS）的作用机制，能解释以上大多数病因（见后文详述），也包含本章所述的引起男性不育的睾丸前、睾丸及睾丸后因素。

H. J. Wiser, MD (✉) · T. S. Köhler, MD, MPh
Division of Urology, Southern Illinois University,
301 N 8th Street, Floor 4, Springfield, IL, USA
e-mail: hwiser@ siumed. edu; tkohler@ siumed. edu

J. Sandlow, MD
Department of Urology, Medical College of Wisconsin,
9200 West Wisconsin Avenue, Milwaukee, WI, USA
e-mail: jsandlow@ mail. mcw. edu

S. J. Parekattil, A. Agarwal(eds.), *Male Infertility for the Clinician*,
© Springer Science + Business Media New York 2013

男性不育的病因

● 睾丸前因素

低促性腺激素性性腺功能减退症

低促性腺激素性性腺功能减退在多个层面上影响生育。睾酮缺乏和来自睾丸支持细胞/生殖细胞复合体的刺激不足可影响精子的发生，同样的，性功能如勃起功能、射精功能、性欲也受到负面影响。低促性腺激素性性腺功能减退症病因很多，最常见的有催乳素（泌乳素）升高、药物、毒品、垂体损伤。卡尔曼（Kallmann）综合征是另一种引起低促性腺激素性性腺功能减退症的罕见原因。

催乳素升高 催乳素升高可能通过抑制促性腺激素释放激素（gonadotropin-releasing hormone，GnRH）的释放引起性腺功能减退。虽然高催乳素血症可表现为溢乳和男性乳房女性化，但其最常见的临床表现是性腺功能减退，尤其是男性的勃起功能障碍和性欲减退[4]。

催乳素升高可继发于各种病因，最常见的是起源于垂体的催乳素瘤。与女性相比，男性催乳素瘤更可能表现为占位效应，更易出现视觉障碍和头痛[5]。

其他值得注意的原因也会导致高催乳素血症，如肾功能衰竭、甲状腺功能减退，肝硬化患者催乳素会升高，某些系统性疾病如系统性红斑狼疮、类风湿性关节炎、乳糜泻和系统性硬化症患者催乳素水平也可能升高。许多药物会提高催乳素水平，尤其是阻断多巴胺效应的药物，如抗精神病药物[6]。

药物因素 多种药物可能会导致低促性腺激素性性腺功能减退。雌激素和孕激素通过"下丘脑—垂体—性腺"轴负反馈机制导致睾酮水平降低。大麻通过作用于"下丘脑—垂体"轴内多层次的内源性大麻素受体降低睾酮水平[7]。乙醇和大麻素都在下丘脑水平抑制 GnRH 的分泌。在垂体内已发现内源性大麻素受体，因此可能对"下丘脑—垂体"轴水平产生影响[8]。用于治疗前列腺癌、性早熟和性别再造手术的黄体生成素释放激素（luteinizing hormone releasing hormone，LHRH）激动剂和拮抗剂，可能诱发男性严重性腺功能低下。LHRH 拮抗剂直接降低黄体生成素（luteinizing hormone，LH）和卵泡刺激素（follicle-stimulating hormone，FSH）水平。不同于正常生理性 LHRH 昼夜节律分泌刺激，LHRH 激动剂诱发持续刺激状态，会引起 LH 和 FSH 分泌减少。麻醉毒物也会引起严重性腺功能低下。使用美沙酮的男性中，有近 40% 总睾酮水平低于 2300ng/L[9]。

卡尔曼综合征 卡尔曼综合征影响 1/10 000 ~ 1/8000 的男性[10-11]。这一系列疾病主要表现为嗅觉缺失和低促性腺激素性性腺功能减退，进而导致青春期性腺功能缺失。多基因缺陷可导致卡尔曼综合征[12]。这些最常见的临床表现其背后的发生机制相同，均是由于分泌 GnRH 的神经元未能迁移至下丘脑，下丘脑缺乏这些神经元导致 GnRH 分泌缺乏,进而引起性腺功能减退。

高促性腺激素性性腺功能减退症

高促性腺激素性性腺功能减退症最常见的原因之一是克兰费尔特 (Klinefelter) 综合征(简称"克氏综合征")。克氏综合征通过直接和间接改变激素环境干扰精子发生,从而影响男性生育[13-15]。有趣的是,患者青春期以前的性激素水平是正常的。青春期时,性激素水平可上升到正常低值,但停滞不前。成年前,血清睾酮水平往往低于正常。组织学研究表明随着病情发展,患者睾丸逐渐出现退行性变,功能低下的睾丸间质细胞增生[16]。克氏综合征还直接影响精子发生,本章后续将进行讨论。

● 睾丸性因素

精索静脉曲张

精索静脉曲张是因精索内静脉的静脉瓣膜缺如或功能不全导致蔓状静脉丛的扩张。人们很早就认识到精索静脉曲张与不育症有关,Celsius 首先描述精索静脉曲张与睾丸萎缩有关[17]。在 19 世纪,精索静脉曲张手术治疗被认为可改善精子质量。目前,精索静脉曲张被认为是可通过外科矫正的最常见的不育病因。约 12% 的男性人群患有精索静脉曲张,但精液参数异常男性比例高达 25%[18]。

精索静脉曲张影响多项精子参数,精子总数、精子活动率和精子形态等均受到负面影响[19-20]。精索静脉曲张可能的病理生理机制有多种理论,高温、肾脏代谢产物、激素异常都起到一定作用。但是,大部分学者认为,睾丸逆流热交换机制受到破坏,引起睾丸温度升高,是精索静脉曲张影响睾丸功能最可能的机制。

人类的阴囊温度在一天中是不断变化的,但始终比身体核心体温低 $1\sim2℃$,即在 $33\sim36℃$[21]。性腺温度低于身体温度之温度调节特性,在恒温动物特别是哺乳动物中得以保留[22]。几乎所有雄性哺乳动物均有阴囊。如阴囊不能有效使性腺温度略低于体温时,动物体内会发展出其他机制,如鲸鱼的有效的热交换系统。除了低于体温是睾丸功能所必需外,许多研究也指出,阴囊温度升高,会影响精子产生并降低精液质量[23-28]。一项研究表明,男性阴囊皮肤温度一天中有 75% 以上的时间高于 35℃,其精子浓度为 $33\times10^6/ml$;而一天中如果高于 35℃ 的时间低于 50%,其精子浓度为 $92\times10^6/ml$[27]。关于睾丸温度升高减少精子数量的机制尚不明确,但有假说认为,温度升高可能会增加睾丸和附睾精子的代谢率,产生大量活性氧,引起精母细胞和精子细胞结构及 DNA 损伤[22]。

精索静脉曲张被认为与阴囊温度升高相关[29],降低阴囊温度可改善精液参数[30]。有趣的是,单侧精索静脉曲张的男性,其对侧睾丸温度也会升高。目前尚不清楚睾丸温度升高的原因是否为逆流热交换机制受损[31]。激素异常同样是极具争议的，尚无与精索静脉曲张有关联的一致性激素变化。睾酮、性激素结合球蛋白（sex hormone binding globulin, SHBG）、FSH、LH 都被检测过，但不同的研究却得出截然相反的结果[17]。

隐　睾

众所周知，隐睾会影响生育，其对生育的影响程度与隐睾严重程度呈正比，双侧隐睾比单侧隐睾影响更严重，睾丸位置越高睾丸功能越差[32-35]。

同样，睾丸固定术已证实可改善患者生育能力，年龄越小行睾丸手术固定可获得越好的效果，特别是 1 岁以内手术者[36]。10 岁以后手术固定并不会改善生育能力，或生育能力改善有限，提示位置异常会使睾丸产生永久性或持续性损伤，组织学研究支持此观点[37-38]。实际上，单侧隐睾行睾丸下降固定术后的男性，成为父亲的比例为 89%，略低于非隐睾患者的 94%，双侧隐睾行睾丸下降固定术后的男性则明显较低，为 62%[34-35]。

隐睾的病理生理学机制比较复杂，温度可能起到部分却很重要的作用[39-40]。其他因素也可能参与其中，包括潜在的遗传因素、激素环境，以及最初导致隐睾的环境暴露[41-43]。

睾丸癌

睾丸癌与男性不育密切相关。睾丸癌可通过多种途径导致生育能力下降。睾丸癌症和精子发生受损可能与胚胎期睾丸发育不全相关。睾丸发育不全综合征可能涉及隐睾、尿道下裂、精子发生减少和睾丸癌等一系列疾病。该综合征相关疾病被认为均源于胎儿期睾丸发育异常。这种发育异常所导致的个体表现差异较大[44]。睾丸肿瘤也可能直接分泌激素导致不育，这些激素可下调对侧睾丸精子发生[45-48]。这种情况比较少见，但常出现在睾丸间质和滋养细胞肿瘤及精原细胞瘤。肿瘤也可通过占位效应或肿瘤相关炎症干扰精子发生[49]。癌症治疗也可能降低生育能力。

目前，大约 10% 的睾丸癌患者为无精子症，约 50% 的患者为少精子症。行睾丸切除术后，90% 患者的精液参数会改善[50]，但后续的手术、化疗、放疗会进一步降低生育能力。

电离辐射

两个类似的研究为探讨电离辐射的影响提供了很好的数据。在这两项前瞻性研究中，研究人员采用单次或多次直至 600 cGy 辐射量照射受试者的睾丸[51-52]，随后进行精子计数和系列睾丸活检。研究表明，睾丸经照射后精子数下降，并存在剂量依赖性。在低剂量（约 7.5 cGy）辐射时，受试者精子计数有轻度下降，辐射剂量达到 30~40 cGy 时出现严重少精子症，辐射剂量达到 78 cGy 时出现无精子症。精子计数恢复时间也存在剂量依赖性，接受 20 cGy 辐射的受试者精子计数 6 个月后开始恢复，100 cGy 剂量需要 7 个月，200 cGy 剂量需要 11 个月，600 cGy 剂量则需要 24 个月恢复。辐射剂量越高，完全恢复的比例越低，所需时间越长。

精子数量下降到最低点大约要 64 d，大致与精原细胞到精子生成所需要的时间相吻合。高剂量辐射精子计数下降更快，提示随着辐射剂量增加，对高度分化的精子细胞伤害加重。这些研究的活检结果表明，高剂量辐射会导致精原细胞数量下降到最低点，而低剂量辐射要达到这种状态需要更长的时间。

这些研究为辐射对健康青年睾丸精子发生的生物学效应提供了宝贵的资料。然而，临床上，我们常发现接受放射治疗的癌症患者所受到的影响更加显著。已证实分次照射比单次照射更具破坏性[53]。有报告显示，200 cGy 总剂量的分次照射可能会造成永久性无精子症[54]。

正如所料，睾丸间质细胞对辐射的耐受性优于生精上皮[51]，已知 20Gy 剂量的辐射会导致睾酮下降[55]。2Gy 剂量的辐射不会引起可见的睾酮下降[56]。

化 疗

化疗特异性针对快速分裂细胞，因此对生殖上皮也有严重影响。同样，急性化疗可预见的后果是精子发生减少，20 世纪 40 年代后期即有相关报道[57]，化疗药物降低生育能力及此后生育能力的恢复都是药物和剂量依赖的[58-61]。

博来霉素、依托泊苷、顺铂或卡铂（BEP）是治疗睾丸生殖细胞肿瘤最常用的化疗药物。BEP 化疗后，生育力降低很可能是精子发生直接下降的结果，而不是激素变化的结果。事实上，睾酮水平在 12 个月化疗后无显著降低，FSH 水平轻度升高。在随后的精子发生功能恢复的 2~4 年，FSH 水平会下降[62]。应当注意的是，无法保证精子发生功能均能恢复。化疗前精子正常的患者，少于 4 个周期的 BEP 治疗通常不会导致永久性不育[63]。然而，在一项研究[64]中，高剂量 BEP 会出现大约 50% 的永久性不育。值得注意的是，即使是无精子症患者在大剂量 BEP 化疗后，在睾丸切开活检取精术（testicular sperm extraction, TESE）时仍可发现局灶精子发生[65]。

遗传性无精子症/少精子症

据估计 2%~8% 的不育男性存在潜在遗传异常，该比例在无精子症男性中升至 15%[66]。虽然大部分不育男性无明确遗传学原因，但 Y 染色体微缺失和核型异常是两个潜在病因。比较常见的两种核型异常是克氏综合征（47，XXY）和染色体易位。

Y 染色体微缺失是不育患者的常见病因，在无精子症男性中发生率为 11%~18%，在少精子症男性中发生率为 4%~14%[67]。目前研究关注于 Y 染色体长臂 Yq11 的无精子因子（azoospermia factor, AZF）区。该区域包含 3 个单独的区域——

AZFa、AZFb 和 AZFc，不同区域基因微缺失会出现不同的表现型[68]。AZFa、AZFb 缺失均可导致无精子症，但二者的组织病理学不同，AZFa 缺失引起唯支持细胞综合征，而 AZFb 缺失则导致精子发生阻滞于初级精母细胞阶段[66]。AZFc 缺失是最常见的 Y 染色体微缺失，在少精子症患者的发生率为 5%~7%[68]。不同于 AZFa/AZFb 缺失，AZFc 缺失的男性并非均出现无精子症，精子正常者可出现部分缺失，某些完全缺失者可表现为少精或无精[66]。AZFc 缺失的男性，行显微 TESE 时，约 35% 可成功找到精子[69]。

经典的和嵌合型克氏综合征是不育男性常见的核型异常。男性克氏综合征的患病率为 1/660，因此它是男性不育症中最常见的遗传原因，75%~90% 克氏综合征的男性患有无精子症，有些嵌合型的克氏综合征患者以少精子症为主[13,70-71]。研究结果显示无精子症男性 AZF 缺失的患病率比克氏综合征高，这可能由于选择偏倚造成，如典型的克氏综合征患者却未被检测并纳入试验研究中[72-73]。

克氏综合征比 Y 染色体微缺失的影响更为广泛，通过直接影响和激素间接影响精子发生这两个途径来影响生育[13-15]。就精子发生改变而言，大多数克氏综合征患者事实上会产生精子，有证据表明克氏综合征的 TESE 取精率达 69%[74]；然而，精子的产生数量通常非常低。对克氏综合征患者的睾丸活检研究已经证明，绝大多数非整倍体细胞精子发生停滞在粗线期前，减数分裂主要见于核型正常细胞[15]。

罗伯逊易位在男性不育的遗传因素中占到了 1/3。有 0.8% 的不育症男性伴有罗伯逊易位，在少精子症男性中这一比例达到了 1.6%[75]。由于存在基因重组可能，患者的表型呈现很大的不同[66]。

环境因素

温度升高被认为是精索静脉曲张和隐睾导致不育的主要原因。许多生活方式也可能提高睾丸温度，包括内衣类型、加热汽车座椅和职业高温暴露。内衣款式对男性不育的影响已有研究。一项小型研究表明，14 名精子正常男性昼夜穿戴紧身的聚酯材料阴囊托，平均 140 d 就可使所有受试者变成无精子症。移除阴囊托后，平均 157 d 后恢复功能[76]。但是，正常内衣，例如拳击内裤（较宽大）或简约风格穿着，尚未证明对精液参数有显著影响[77]。其他类型热暴露，如电焊工职业热暴露，已有研究表明可导致精液质量降低[78]。久坐、加热汽车座椅、桑拿浴室及热水泡澡等生活方式均可提高阴囊温度，降低生育能力[79]。

近来，手机可能在降低男性生育能力方面也有作用，已有几项研究显示了可能的证据。一项观察性研究评估了 361 名使用手机的不育男性的精液参数，其中 60% 的男性每天使用手机超过 2 h，30% 每天使用手机超过 4 h。观察发现，精子数量、活动力、存活率和精子形态都随着手机使用时间的增加趋于变差[80]。手机影响精液参数的作用机制尚未阐明，据推测，手机电磁辐射可改变精子线粒体功能，从而增加活性氧反应。一项研究在一定程度上证实了以上假设，该研究发现，暴露于手机电磁辐射后，精子活性氧含量增高，活动率和存活率降低[81]。

吸烟与许多癌症和内科疾病的发生有关。吸烟显著影响女性生育能力，其对男性生育的影响目前尚不清楚，已证实精液参数包括精子浓度、活动率和形态等随吸烟量和维持时间的增加而变差[82-85]。然而，尚未证实吸烟会造成显著的生育能力降低。

睾丸损伤

睾丸损伤可以是持续性的，不论是直接损伤还是间接损伤。睾丸直接创伤的一般处理是清除失活曲细精管和关闭白膜[86]，继发于曲细精管数量减少和瘢痕造成的梗阻，是导致生育能力下降的可能原因之一。有关双侧损伤后睾丸抢救的报道表明，睾丸体积保留是保存生育能力的关键[86-91]。

暴露于感染或炎症导致的睾丸间接损伤可能是持续的。引起不育的经典感染因素是流行性腮腺炎。约 20% 的青春期后腮腺炎男性会继发睾丸炎，其中双侧并发约占 30%[92]。青春期后患腮腺炎合并双侧睾丸炎的男性中有 25% 会出现不育。换言之，青春期后男性，约 1.5% 患者因腮腺炎导致不育。但实际上，似乎很多国家腮腺炎疫苗都是强制接种的，腮腺炎所致睾丸炎对睾丸的损伤机制是压迫性萎缩。腮腺炎病毒感染睾丸组织引起炎症和肿胀，由于白膜的限制，导致睾丸萎缩[93]。

其他细菌和病毒病原体也可能会在睾丸水平导致不育，最常见的是从附睾迁延过来的感染[94-95]，其导致不育的机制可能是持续性炎症抑制睾丸功能或炎症机化后继发的梗阻。

原发性纤毛运动障碍

原发性纤毛运动障碍（primary ciliary dyskinesia，PCD）是一种罕见的、表现多样的遗传疾病，发病率为 1/60 000~1/20 000[96]，研究发现一些原发生纤毛运动障碍患者表现为因超微结构缺陷而影响精子活力。虽然 80% 以上的患者存在动力蛋白缺陷[97]，但同时其纤毛和鞭毛的许多组分均受到影响。临床主要表现为慢性呼吸道感染并导致支气管扩张，除此之外，如果还存在内脏转位，则称为卡塔格内（Kartagener）综合征。此类患者的精子鞭毛尾部功能紊乱，造成精子运动障碍，导致男性不育。虽然不普遍，但却是常见表现，可能与遗传异质性有关。

唯支持细胞综合征

唯支持细胞综合征（Sertoli cell-only syndrome，SCOS）可以是原发的，也可以是继发的，主要通过组织学检测鉴别[98]。原发性唯支持细胞综合征被认为是胚胎发育过程中，生精细胞未能迁移到生精小管所致。继发性唯支持细胞综合征与出生后生殖腺毒物损伤睾丸组织有关。基于病因不同，人们直观上认为继发性唯支持细胞综合征从睾丸活检中获取精子的可能性较高，但却无文献支持[99]。

抗精子抗体

正常男性的精子存在于免疫豁免区。血睾屏障可防止精子蛋白质与免疫系统的相互作用，从而避免对精子产生免疫反应。外伤、感染和炎症都可能会破坏血睾屏障，导致针对生精上皮细胞和精子的免疫反应。

抗精子抗体（antisperm antibodies，ASA）很常见，不育夫妇中8%～17%的男性和1%～22%女性的血清ASA检测为阳性[100-101]。正如所料，因ASA结合位点具有异质性，由此对精子功能的影响相差甚大。有些ASA不会显著影响生育，而有0.9%～2.5%的生育男性的血清ASA检测也呈阳性[102-103]。针对精子头部区域蛋白的ASA可能影响精卵结合和精子穿透，而针对精子尾部的ASA可能降低精子的运动性和穿透宫颈黏液的能力，并导致精子凝集[104]。抗体类型也在生育力下降中起重要作用。一项对输精管结扎复通术后男性的ASA研究发现，IgA类ASA导致生育力的下降比IgG类ASA更显著[105]。虽然在某些情况下ASA明确会影响生育，但血清ASA阳性并不是不育强有力的预测指标。

精子DNA损伤

精子DNA损伤的病因较多。辐射、毒素、生殖道炎症、精索静脉曲张、男性高龄，以及睾丸温度升高均可引起显著的DNA损伤，后文将有详细讨论[106-107]。

● 睾丸后因素

输精管缺如

先天性双侧输精管缺如（congenital bilateral absence of the vas deferens，CBAVD）与囊性纤维化密切相关，甚至认为是囊性纤维化的一项诊断标准，尽管目前结论认为几乎所有囊性纤维化患者都有双侧输精管缺如，但是很少有数据来支持这一观点。事实上，最近的两篇文章表明，CBAVD仅出现在一半或更少的囊性纤维化患者中。在一组接受了腹股沟疝修补术的囊性纤维化患儿中，CBAVD发病率仅24%（6/25）[108]。在另一组平均年龄约30岁的20例囊性纤维化成年男性中，CBAVD的发病率为55%[109]，该组中仅1例男性的精液分析结果与其可能的生育力一致，更常见的表现是精囊萎缩（18/20）。

然而，CBAVD与囊性纤维化还是密切相关的，两者相同的遗传学因素是*CFTR*基因突变[110]。因此，虽然囊性纤维化男性患者不一定同时患有CBAVD，但大多数存在CBAVD的男性必有*CFTR*基因突变[111-113]。大多数CBAVD的病理生理学过程与氯化物转运改变密切相关，类似于囊性纤维化中呼吸系统和胰腺的后遗症，有证据表明，囊性纤维化导致的生殖系统异常和病理学改变是一种进展性疾病。患囊性纤维化的胎儿人工流产后检测发现其输精管正常，分泌物充满了管腔，据此推测 CBAVD 发病机制为 *CFTR* 突变造成输精管闭锁，而不是发育不全[114]。另外一个令人感兴趣的后遗症是肾发育不全，但与 CBAVD 不相关[115]。

先天性单侧输精管缺如（congenital unilateral absence of the vas deferens, CUAVD）是完全不同的情况[116]。虽然 CUAVD 男性仍然存在有意义的 *CFTR* 突变率，特别在梗阻性无精子症的男性中[110]，但大多数 CUAVD 源于胚胎期中肾管（Wolffian 管）发育异常[117]。CUAVD 男性肾脏发育不全比较常见，但在单侧肾发育不全男性中 CUAVD 并不常见，因为胚胎期许多阶段发育异常都可能导致肾发育不全。单侧肾发育不全男性 CUAVD 发病率仅 20%，而男性 CUAVD 中单侧肾发育不全的发病率却为 79%。CUAVD 因与 *CFTR* 突变不相关，往往是单侧、孤立的现象，所以其生育能力往往得以保留。

Young 综合征

Young 综合征是一种罕见的异常，其临床表现为梗阻性无精子症和慢性鼻窦及肺部感染[118]。因此，临床上很难区分变异型囊性纤维化和原发性纤毛运动障碍。事实上，Young 综合征的确诊不仅需要 *CFTR* 基因检测阴性，也要检测纤毛超微结构以排除原发性纤毛运动障碍[119]。Young 综合征精子发生正常，并且梗阻性无精子症是由输精管内黏稠分泌物引起的。

Young 综合征的病因尚不清楚，过去曾认为儿童时期汞暴露是可能的病因之一[120]。有趣的是，Young 综合征发病率从 20 世纪 80 年代估算的 1/500 骤然下降到仅有个案报道，时至今日仍有文章质疑 Young 综合征的存在[121]。Young 综合征在过去 50 年发病率大幅度下降，恰逢汞使用的减少，且中毒学说也被迅速发展的遗传学知识淡化。因此，Young 综合征发生率降低，更可能是因为对囊性纤维化谱系疾病基因诊断准确性的提高。

射精管梗阻/精囊功能障碍

射精管梗阻是男性不育的常见病因，在不育男性中的发病率为 1%~5%[122]。射精管梗阻病因很多，包括囊性纤维化谱系疾病、中肾管或米勒（Müllerian）管起源的囊肿、钙化、结核和生殖泌尿系统的感染、结石，以及泌尿道的仪器检查所致[123-124]。此外，慢性射精管梗阻可能影响精囊功能，某种程度上类似于膀胱出口梗阻对膀胱的影响。即长期梗阻使精囊失去收缩性，即使解剖梗阻解除后，也不会改善射精时精囊的排空作用。精囊功能障碍还可出现在非前述梗阻情况，可继发于多发性硬化症、糖尿病、脊髓损伤或其他神经损伤和药物。一个有趣的现象是，25%~50% 的脊髓损伤男性会出现棕褐色精液，这可能与精囊功能障碍有关[125]。

这种棕褐色着色不是来源于血红素，且与精液淤滞本身不相关。

输精管结扎术和输精管复通

输精管结扎术可人为造成不育，成功率在90%以上[126]。手术成功的关键与手术技术有关。组织学证实行输精管结扎术失败的主要原因是输精管再通[127-128]。关于何种绝育手术再通率最低仍存争议，包括结扎末端、非结扎、剪裁、缝合结扎、输精管长度移除及是否折叠输精管末端等[129-130]，而管腔烧灼和筋膜包裹这两种方法均可带来益处[131-132]。

输精管结扎复通术可使育龄男性恢复生育能力。输精管结扎复通术的结果依赖许多因素，外科技术是其中一个因素，使用显微镜比放大镜辅助进行输精管吻合带来的妊娠率显著提高[133]。输精管结扎术后的持续时间对复通结果影响显著，输精管结扎术后3年内输精管复通率为97%，妊娠率约76%。复通率及妊娠率随时间延长而下降，输精管结扎术后9~14年的复通率和妊娠率分别为79%和44%；而结扎手术时间超过15年，复通率和妊娠率分别为71%和30%[134]。输精管结扎术复通手术类型也对术后结果有一定影响，输精管-附睾吻合术（vaso-epididymostomy，VE）的复通率和妊娠率低于输精管-输精管吻合术（vasovaso-stomy，VV）[135]。输精管复通术后产生的不同类型的ASA也可降低男性生育率[105]。以往认为，精子肉芽肿降低睾丸压力，预示输精管结扎术后复通效果会更好。虽然有精子肉芽肿的患者术中可见质量较好的精子，但复通率及妊娠率未见显著差异[134,136]。同样，睾丸端输精管残余达2.7cm或更长，预示在输精管内液中可发现完整的精子，尽管尚无其对复通率和妊娠率影响的相关研究[137]。反复尝试输精管复通虽看似不易成功，但有报道，如果梗阻年限不超过10年，联合VV/VE的复通率高达89%，妊娠率可达58%[138]。

神经损伤

影响射精的神经损伤可能会出现在多个层面，病因也多种多样，有脊髓损伤、腹膜后或盆腔手术中的神经损伤，还有全身性疾病中的神经病变。90%脊髓损伤患者存在射精功能障碍[139]。射精功能障碍类型和严重程度取决于脊髓损伤层面和范围。高位脊髓损伤会保留完整射精反射弧，阴茎振动刺激可诱发射精。对于骶神经损伤或传出副交感神经病变男性，阴茎振动刺激无反应，可经直肠电刺激诱导射精[140]。

保留交感神经纤维的睾丸癌腹膜后淋巴结清扫术（retroperitoneal lymph node dissection，RPLND）降低了术后较高的射精功能障碍发生率。排精和膀胱颈收缩均由交感神经系统介导，损伤交感神经链和覆盖在大血管表面的腹下神经丛可导致射精功能障碍发生率升高。过去，55%~60%的射精功能障碍与RPLND有关[141-142]，改良手术有助于减少逆行射精发生率。一项研究表明，改良后单侧手术顺行射精发生率为82%[143]；另一项研究表明，改良后双侧手术顺行射精率达88%以上[144]。

20世纪80年代末出现的保留神经RPLND，逆行射精发生率已经进一步降低到0~7%[145-146]。保留神经RPLND也可在化疗后进行，但在对一组病例的研究中发现，341例男性中仅有136例符合实施保留神经RPLND的条件，且与标准RPLND相比，其术后射精功能障碍的发生率也高达21%[147]。

药 物

药物通过改变肾上腺素信号通路影响射精。最常见的是α-1受体拮抗剂，特别是坦索罗辛和西洛多辛，已明确可引起射精功能障碍[148-149]。以往认为α-1受体拮抗剂引起射精功能障碍是因为出现了逆行射精，最近研究认为实际是排精失败[150-151]。

抗精神病药物一直被认为与性功能障碍相关，包括射精功能障碍。抗精神病药物影响许多神经递质，包括多巴胺、去甲肾上腺素、乙酰胆碱和5-羟色胺。可预见的是，抗精神病药物引起射精功能改变与药物的抗肾上腺素作用相关[152]，非典型抗精神病药物如利培酮同样会影响射精功能[153-154]。

前列腺切除术

众所周知，前列腺手术可导致逆行射精。经尿道前列腺切除术及激光气化术和摘除术可能诱发逆行射精，因为切除前列腺近端尿道可严重降低精液的逆流阻力。

性生活

不正常的性生活会影响精子进入阴道或不能使女性在排卵期受孕，从而导致不育。类似的，勃起功能障碍和阴茎异常（如尿道下裂、阴茎痛性勃起）会影响精子进入阴道，并可能导致不育。

在不育夫妇中润滑剂的使用比较常见，许多阴道润滑剂已被证明会对生育产生不利影响。许多合成润滑油不仅影响精子活力，还会增加精子DNA碎片指数。一项研究指出，FemGlide、Replens和Astroglide润滑剂均会影响精子活动力，FemGlide和K-Y凝胶可增加精子DNA碎片。Pre-Seed润滑剂尚未证明会显著影响精子活力或精子DNA碎片[155]。另一项研究得出相似结果，精子暴露于K-Y胶状物和Touch润滑剂，活动率会减低。精子暴露于Replens和Astroglide两种润滑剂中堪比精子暴露于杀精剂nonoxylnol-9，精子均无存活[156]。该项研究还发现，菜籽油不影响精子活力或存活率。然而，另一项研究表明，K-Y凝胶、唾液和橄榄油降低精子活动力，而婴儿油并不显著影响精子活动力[157]。

专家评论

本章描述了已知影响男性生育的睾丸前、睾丸和睾丸后一系列因素，列出的许多原因源于活性氧及其降解产物。睾丸前因素常改变精子发生所需的正常激素环境，提供给精子的环境不是最佳的，可能使精子更多接触自由基或对自由基损伤更敏感。导致不育的睾丸性因素如辐射、毒素、生殖道炎症、精索静脉曲张和睾丸温度升高，均可诱发显著的精子 DNA 损伤，进而提高活性氧含量。最后，导致男性不育的睾丸后因素常影响精子运送时间，加大了自由基对精子损伤的可能性。尽管男性不育原因众多，但在评估男性生殖问题时，特发性不育仍占大部分。随着活性氧机制的深入研究及 DNA 完整性分析原理的阐明，特发性不育症比例将会降低。

所有不育夫妇中男性伴侣必须进行检查和评估。不育症本身是睾丸癌和遗传性疾病的独立危险因素。育龄男性往往放弃就医，事实上，不育咨询可提供健康筛查和建议。需要强调的是，大部分男性不育症的病因是可以预防和治疗的。成功治疗的意义超出单纯为辅助生殖技术获取精子。通过精索静脉曲张修复术联合宫腔内人工授精，与输精管复通术促进自然怀孕的意义是相同的。最后，不能忽视精子库的重要性，在有损生殖功能的化疗或手术前，对生殖组织的低温保存相对简单，而且是保护未来生育能力的唯一机会。

5 年展望

虽然近年来对已知男性不育的某些病因的细节和认识已经阐明，先前及未来的辅助生殖教科书中的相关章节也会如此阐述，但随着 DNA 完整性检测的发展和完善、活性氧测定相对重要性降低，先前的男性不育评估可能不再需要。例如，如果明确证明精索静脉曲张修复术可以减少精子 DNA 损伤，而减少精子 DNA 损伤已被明确证实可提高辅助生殖技术成功率，那么女性生殖专家会更积极地建议男性患者进行精索静脉曲张修复术。由于需要向公众及供应商提供有关男性不育就诊及精子库需求等方面的健康教育，因此需要培养更多擅长男性不育诊治的专家。此外，由于在女性不孕生殖技术中心内，由男科专家为病患提供的服务是远远不够的，这本身也会带来进一步的挑战[158]。

关键问题

● 大部分男性不育的原因是可以预防或治疗的。

- 男性不育是睾丸癌及遗传疾病的独立危险因素。
- 在暴露于潜在的性腺毒性物质前，应行精子冷冻保存于精子库。
- 睾丸前因素一般通过使精子发生的激素环境失衡导致不育。性功能也会受到各种层面的不利影响，也包括勃起功能、射精功能和性欲。
- 药物会对睾丸前、睾丸及睾丸后功能造成不利影响。
- 精索静脉曲张是导致男性不育最常见的因素。
- 考虑到生育潜能，隐睾特别是双侧隐睾应尽早治疗。
- 睾丸创伤后，生育能力最依赖于术后睾丸组织的体积保留。
- 严重少、弱精子症或无精子症，需行遗传学检测，应考虑到相关的有较高发病率的克氏综合征、核型异常及 Y 染色体微缺失。
- 囊性纤维化患者并非一定发生双侧输精管缺如，但对单侧输精管缺如患者评估肾脏发育不全是非常重要的。
- 许多导致男性不育的睾丸因素（如辐射、毒物、环境因素、生殖道感染、精索静脉曲张及睾丸温度升高）都可直接导致精子 DNA 损伤。
- 许多导致男性不育的睾丸后因素源于外科手术。

（刘玉林　庄炫　周辉良 译）

参考文献

[1] Mosher WE. Reproductive impairments in the United States，1965 – 1982. Demography，1985，22：415 – 430.
[2] Tielemans E，Burdorf A，te Velde E，et al. Sources of bias in studies among infertility clients. Am J Epidemiol，2002，156：86 – 92.
[3] Sigman M，Male Infertility. Med Health R I，1997，80（12）：406 – 409.
[4] Buvat J. Hyperprolactinemia and sexual function in men：a short review. Int J Impot Res，2003，15（5）：373 – 377.
[5] Carter JN，Tyson JE，Tolis G，et al. Prolactin-screening tumors and hypogonadism in 22 men. N Engl J Med，1978，299（16）：1847 – 1852.
[6] Patel SS，Bamigboye V. Hyperprolactinaemia. J Obstet Gynaecol，2007，27（5）：455 – 459.
[7] Fasano S，Meecariello R，Cobellis G，et al. The endocannabinoid system：an ancient signaling involved in the control of male fertility. Ann N Y Acad Sci，2009，1163：112 – 124.
[8] Rettori V，De Laurentiis A，Fernandez-Solari J. Alcohol and endocannabinoids：neuroendocrine interactions in the reproductive axis. Exp Neurol，2010，224（1）：15 – 22.
[9] Hallinan R，Byrne A，Agho K，et al. Hypogonadism in men receiving methadone and buprenorphine maintenance treatment. lnt J Androl，2009，32（2）：131 – 139.
[10] Dodé C，Hardelin JP. Kallmann syndrome. Eur J Hum Genet，2009，17：139 – 146.
[11] Fechner A，Fong S，McGovern P. A review of Kallmann syndrome：genetics, pathophysiology, and clinical management. Obstet Gynecol Surv，2008，63（3）：189 – 194.
[12] Hardelin JP，Dode C. The complex genetics of Kallmann syndrome：KAL 1，FGFR 1，FGF8，PROKR2，PROK2，et al. Sex Dev，2008，2：181 – 193.

［13］Kamischke A，Baumgardt A，Horst J，et al. Clinical and diagnostic features of patients with suspected Klinefelter Syndrome. J Androl，2003，24：41－48.

［14］Blanco J，Egozcue J，Vidal F. Meiotic behavior of the sex chromosomes in three patients with sex chromosome abnormalities（47，XXY，mosaic 46，XY/47，XXY，and 47，XYY）assessed by flourescence in-situ hybridization. Hum Reprod，2001，16（5）：887－892.

［15］Bergere M，Wainer R，Nataf V，et al. Biopsied testis cells of four 47，XXY patients：fluorescence in-situ hybridization and ICSI results. Hum Reprod，2002，17：32－37.

［16］Wikström AM，Dunkel L. Testicular function in Klinefelter syndrome. Horm Res，2008，69（6）：317－326.

［17］Nagler HM，Grotas AB. Varicocele//Lipshultz LI，Howards SS，Niederberger CS. Infertility in the male. 4th ed. New York City：Cambridge University，2009.

［18］World Health Organization. The influence of varicocele on parameters of fertility in a large group of men presenting to infertility clinics. Fertil Steril，1992，57：1289－1293.

［19］MacLeod J. Seminal cytology in the presence of varicocele. Fertil Steril，1965，16（6）：735－757.

［20］Paduch DA，Niedzielski J. Semen analysis in young men with varicocele：preliminary study. J Urol，1996，156：778－790.

［21］Hjollund NH，Storgaard L，Ernst E，et al. The relation between daily activities and scrotal temperature. Reprod Toxicol，2002，16（3）：209－214.

［22］Ivell R. Lifestyle impact and the biology of the human scrotum. Reprod Biol Endocrinol，2007：5－15.

［23］Paul C，Murray AA，Spears N，et al. A single，mild，transient scrotal heat stress causes DNA damage，subfertility and impairs formation of blastocysts in mice. Reproduction，2008，136（1）：73－84.

［24］Dada R，Gupta NP，Kucheria K. Spermatogenic arrest in men with testicular hyperthermia. Teratog Carcinog Mutagen，2003，S1：235－243.

［25］Esfandiari N，Saleh RA，Blaut AP，et al. Effects of temperature on sperm motion characteristics and reactive oxygen species. Int J Fertil Womens Med，2002，47（5）：227－233.

［26］Bedford JM. Effects of elevated temperature on the epididymis and testis：experimental studies. Adv Exp Med Biol，1991，286：19－32.

［27］Hjollund NH，Bonde JP，Jensen TK，et al. Diurnal scrotal skin temperature and semen quality. The Danish first pregnancy planner study team. Int J Androl，2000，23（5）：309－318.

［28］Wang C，McDonald V，Leung A，et al. Effect of increased scrotal temperature on sperm production in normal men. Fertil Steril，1997，69（2）：334－339.

［29］Zorgniotti AW，MacLeod J Studies in temperature，human semen quality，and varicocele. Fertil Steril，1973，24（11）：854－863.

［30］Jung A，Ellerl M，Schill WB. Improvement of semen quality by nocturnal scrotal cooling and moderate behavioral change to reduce genital heat stress in men with oligoasthenoteratozoospermia. Reproduction，2001，121（4）：595－603.

［31］Goldstein M，Eid JF. Elevation of intratesticular and scrotal skin surface temperature in men with varicocele. J Urol，1989，142（3）：743－745.

［32］Trsinar B，Muravec UR. Fertility potential after unilateral and bilateral orchidopexy for cryptorchidism. World J Urol，2009，27（4）：513－519.

［33］Gracia J，Sánchez Zalabardo J，Sánchez García J，et al. Clinical，physical，sperm and homonal data in 251 adults operated on for cryptorchidism in childhood. BJU lnt，2000，85（9）：1100－1103.

［34］Lee PA，O'Leary LA，Songer NJ，et al. Paternity after unilateral cryptorchidism：a controlled study. Pediatrics，1996，98：676－679.

［35］Lee PA，O'Leary LA，Songer NJ，et al. Paternity after bilateral cryptorchidism. A controlled study. Arch Pediatr Adolesc Med, 1997, 151 (3): 260 – 263.

[36] Canavese F, Mussa A, Manenti M, et al. Sperm count of young men surgically treated for cryp-torchidism in the first and second year of life: ferlility is better in children treated at a younger age. Eur J Pediatr Surg, 2009, 19 (6): 388 – 391.

[37] Wiser A, Raviv G, Weissenberg R, et al. Does age at orchidopexy impact on the results of tes-ticular sperm extraction? Reprod Biomed Online, 2009, 19 (6): 778 – 783.

[38] Cooper ER. The histology of the retained testis in the human subject at different ages and its comparison to the testis. J Anal, 1929, 64: 5 – 10.

[39] Murphy F, Paran TS, Puri P. Orchidopexy and its impact on fertility. Pediatr Surg Int, 2007, 23 (7): 625032. Epub 13 Mar 2007.

[40] Setchell BP. The Parkes Lecture: heat and the testis. J Reprod Fertil, 1998, 114 (2): 179 – 194.

[41] Leissner J, Filipas D, Wolf HK, et al. The undescended testis: considerations and impact on fertility. BJU Int, 1999, 83 (8): 885 – 891.

[42] Hadziselimovic F, Zivkovic D, Bica DTG, et al. The importance of mini-puberty for fertility in cryptorchidism. J Urol, 2005, 174: 1536 – 1539.

[43] Kurpisz M, Havryluk A, Nakonechnyj A, et al. Cryptorchidism and long-term consequences. Reprod Biol, 2010, 10 (1): 19 – 35.

[44] Jørgenson N, Meyts ER, Main KM, et al. Testicular dysgenesis syndrome comprises some but not all cases of hypospadias and impaired spermatogenesis. lnt J Androl, 2010, 33 (2): 298 – 303. Epub 4 Feb 2010.

[45] Abe T, Takaha N, Tsujimura A, et al. Leydig cell tumor of the testis presenting male inferti-lity: a case report. Hinyokika Kiyo, 2003, 49 (1): 39 – 42.

[46] Shiraishi Y, Nishiyama H, Okubo K, et al. Testicular Leydig cell tumor presenting as male in-fertility: a case report. Hinyokika Kiyo, 2009, 55 (12): 777 – 781.

[47] Chovelidze S, Kochiashvili D, Gogesohvili G, et al. Cases of Leydig cell tumor in male inferti-lity. Georgian Med News, 2007, 143: 76 – 79.

[48] Hayashi T, Arai G, Hyochi N, et al. Suppression of spermatogenesis in ipsilateral and contrala-teral testicular tissues in patients with seminoma by human chorionic gonadotropin beta subunit. Urology, 2001, 58 (2): 251 – 257.

[49] Ho GT, Gardner H, DeWolf WC, et al. Influence of testicular carcinoma on ipsilateral spermat-ogenesis. J Urol, 1992, 148 (3): 821 – 825.

[50] Carmignani L, Gadda F, Paffoni A, et al. Azoospemia and severe oligospermia in testicular cancer. Arch Ital Urol Androl, 2009, 81 (1): 21 – 23.

[51] Rowley MJ, Leach DR, Warner GA, et al. Effect of graded doses of ionizing radiation on the human testis. Radiat Res, 1974, 59 (3): 665 – 678.

[52] Paulsen CA. The study of radiation effects on the human testis: including histologic, chromo-somal and hormonal aspects. Final progress report of AEC contract AT (45 – 1) – 2225, Task Agreement 6. RLO – 2225 – 2, 1973.

[53] Speiser B, Rubin P, Casarett G. Aspermia following lower truncal irradiation in Hodgkin's di-sease. Cancer, 1973, 32 (3): 692 – 698.

[54] Ash P. The influence of radiation on fertility in man. Br J Radiol, 1980, 53: 271 – 278.

[55] Giwercman A, von der Maase H, Berthelsen JG, et al. Localized irradiation of testes with carci-noma in situ: effects of Leydig cell function and eradication of malignant germ cells in 20 pa-tients. J Clin Endocrinol Metab, 1991, 73 (3): 596 – 603.

[56] Shapiro E, Kinsella TJ, Makuch RW, et al. Effects of fractionated irradiation on endocrine as-pects of testicular function. J Clin Oncol, 1985, 3 (9): 1232 – 1239.

[57] Spitz S. The histological effects of nitrogen mustard on human tumours and tissues. Cancer,

1948, 1（3）: 383 - 398.

[58] Watson AR, Rance CP, Bain J. Long term effects of cyclophosphamide on testicular function. BMJ, 1985, 291: 1457 - 1460.

[59] Pryzant RM, Meistrich ML, Wilson G, et al. Long-term reduction in sperm count after chemotherapy with and without radiation therapy for non-Hodgkin's lymphomas. J Clin Oncol, 1993, 11（2）: 239 - 247.

[60] Da Cunha MF, Meistrich ML, Fuller LM, et al. Recovery of sperrnatogenesis after treatment for Hodgkin's disease: limiting dose of MOPP chemotherapy. J Clin Oncol, 1984, 2（6）: 571 - 577.

[61] Meistrich ML, Chawla SP, Da Cunha MF, et al. Recovery of sperm production after chemotherapy for osteosarcoma. Cancer, 1989, 63（11）: 2115 - 2123.

[62] Pectasides D, Pectasides M, Farmakis D. Testicular function in patients with testicular cancer treated with Bleomycin-Etoposide-Carboplatin（BEC90）combination chemotherapy. Eur Urol, 2004, 45（2）: 187 - 193.

[63] Pont J, Albrect W. Fertility after chemotherapy for testicular germ cell cancer. Fertil Steril, 1997, 68: 1 - 5.

[64] Ishikawa T, Kamidono S, Fujisawa M. Fertility after high-dose chemotherapy for testicular cancer. Urology, 2004, 63: 137 - 140.

[65] Sakamoto H, Oohta M, Inoue K, el al. Testicular sperm extraction in patients with persistent azoospermia after chemotherapy for testicular germ cell tumor. Int J Urol, 2007, 14（2）: 167 - 170.

[66] Ferlin A, Raicu F, Gatta V, et al. Male infertility: role of genetic background. Reprod Biomed Online, 2007, 14（6）: 734 - 745.

[67] Foresta C, Moro E, Ferlin A. Y chromosome microdeletions and alterations of spermatogenesis. Endocr Rev, 2001, 22（2）: 226 - 239.

[68] Vogt PH. Azoospemia factor（AZF）in Yq11 : towards a molecular understanding of its function for human male fertility and spermatogenesis. Reprod Biomed Online, 2005, 10（1）: 81 - 93.

[69] Stahl PJ, Masson P, Mielnik A, et al. A decade of experience emphasizes that testing for Y microdeletions is essential in American men with azoospermia and severe oligozoospermia. Fertil Steril, 2010, 94（5）: 1753 - 1756.

[70] Bojesen A, Gravholt CH. Klinefelter syndrome in clinical practice. Nat Clin Pract Urol, 2007, 4（4）: 192 - 204.

[71] Ferlin A, Garolla A, Foresta C. Chromosome abnormalities in sperm of individuals with constitutional sex chromosomal abnormalities. Cytogenet Genome Res, 2005, 111: 310 - 316.

[72] Zhou-Cun A, Yang Y, Zhang SZ, et al. Chromosomal abnormality and Y chromosome microdeletion in Chinese patients with azoospermia or severe oligozoospermia. Yi Chuan Xue Bao, 2006, 33（2）: 111 - 116.

[73] Foresta C, Garolla A, Bartoloni L, et al. Genetic abnormalities among severely oligospermic men who are candidates for intracytoplasmic sperm injection. J Clin Endocrinol Metab, 2005, 90（1）: 152 - 156.

[74] Schiff JD. Palermo GD, Veeck LL, et al. Intracytoplasmic sperm injection in men with Klinefelter syndrome. J Clin Enclocrinol Metab, 2005, 90（11）: 6263 - 6267.

[75] O'FlynnO' Brien KL, Varghese AC, Agarwal A. The genetic causes of male factor infertility: a review. Fertil Steril, 2010, 93（1）: 1 - 12.

[76] Shafik A. Contraceptive efficacy of polyester-induced azoospermia in normal men. Contraception, 1992, 45（5）: 439 - 451.

[77] Munkelwitz R, Gilbert BR. Are boxer shorts really better? A critical analysis of the role of underwear type in male subfertility. J Urol, 1998, 160（4）: 1329 - 1333.

[78] Bonde JP. Semen quality in welders exposed to radiant heat. Br J Ind Med, 1992, 49（1）: 5 - 10.

[79] Jung A, Schuppe HC. Influence of genital heat stress on semen quality in humans. Andrologia, 2007, 39: 203 – 215.

[80] Agarwal A, Deepinder F, Sharma RK, et al. Effect of cell phone usage on semen analysis in men attending infertility clinic: an observtional study. Fertil Steril, 2008, 89: 124 – 128.

[81] Agarwal A, Desai NR, Makker K, et al. Effects of radiofrequency electromagnetic waves (RF-EMW) from cellular phones on human ejaculated semen: an in vitro pilot study. Fertil Steril, 2009, 92: 1318 – 1325.

[82] Collodel G, Capitani S, Pammolli A, et al. Semen quality of male idiopathic infertile smokers and nonsmokers: an utrastruotural study. J Androl, 2010, 31: 108 – 113.

[83] Calogero A, Polosa R, Perdichizzi A, et al. Cigarette smoke extract immobilizes human spermatozoa and induces sperm apoptosis. Reprod Biomed Online, 2009, 19: 564 – 571.

[84] Gaur DS, Talekar MS, Pathak VP. Alcohol intake and cigarette smoking: impact of two major lifestyle factors on male fertility. Indian J Pathol Microbiol, 2010, 53: 35 – 40.

[85] Künzle R, Mueller MD, Hänggi W, et al. Semen quality of male smokers and nonsmokers in infertile couples. Fertil Steril, 2003, 79: 287 – 291.

[86] Brandes SB, Buckman RF, Chelsky MJ, et al. External genitalia gunshot wounds: a ten-year experience with fifty-six cases. J Trauma, 1995, 39: 266 – 271.

[87] Cass AS, Ferrara L, Wolpert J, et al. Bilateral testicular injury from external trauma. J Urol, 1988, 140: 1435 – 1436.

[88] Kuhlmann J, Bohme H, Tauber R. Bilateral testicular gunshot injuries. Urologe A, 2005, 44: 918 – 920.

[89] Tomomasa H, Oshio S, Amemiya H, et al. Testicular injury: late results of semen analyses after uniorchiectomy. Arch Androl, 1992, 29: 59 – 63.

[90] Lin WW, Kim ED, Quesada ET, et al. Unilateral testicular injury from external trauma: evaluation of semen quality and endocrine parameters. J Urol, 1998, 159: 841 – 843.

[91] Kukadia AN, Ercole CJ, Cleich P, et al. Testicular trauma: potential impact on reproductive function. J Urol, 1996, 156: 1643 – 1646.

[92] Philip J, Selvan D, Desmond A. Mumps orchitis in the non-immune postpubertal male: a resurgent threat to male fertility? BJU Int, 2006, 97: 138 – 141.

[93] Masarani M, Wazait H, Dinneen M. Mumps orchitis. J R Soc Med, 2006, 99: 573 – 575.

[94] Osegbe DN. Testicular function after unilateral bacterial epididymo-orchitis. Eur Urol, 1991, 19: 204 – 208.

[95] Schuppe HC, Meinhardt A, Allam JR, et al. Chronic orchitis: a neglected cause of male infertility? Andrologia, 2008, 40: 84 – 91.

[96] Zariwala MA, Knowles MR, Omran H. Genetic defects in ciliary structure and function. Annu Rev Physiol, 2007, 69: 423 – 450.

[97] Leigh MW, Pittman JE, Carson JL, et al. Clinical and genetic aspects of primary ciliary dyskinesia/Kartagener syndrome. Genet Med, 2009, 11: 473 – 487.

[98] Terada T, Hatakeyama S. Morphological evidence for two types of idiopathic "Sertoli-cell-only" syndrome. Int J Androl, 1991, 14 (2): 117 – 126.

[99] Weller O, Yogev L, Yavetz H. et al. Differentiating between primary and secondary Sertoli-cell-only syndrome by histologic and hormonal parameters. Fertil Steril, 2005, 83 (6): 1856 – 1858.

[100] Collins JA, Burrows EA, Yeo J, et al. Frequency and predictive value of antisperm antibodies among infertile couples. Hum Reprod, 1993, 8 (4): 592 – 598.

[101] Menge AC, Medley NE, Mangione CM, et al. The incidence and influence of antisperm antibodies in infertile human couples on sperm-cervical mucus interactions and subsequent fertility. Fertil Steril, 1982, 38: 439 – 446.

[102] Sinisi AA, Di Finizio B, Pasquali D, et al. Prevalence of antisperm antibodies by Sperm MAR

test in subjects undergoing a routine sperm analysis for infertility. Int J Androl, 1993, 16: 311 – 314.

[103] Heidenreich A, Bonfig R, Wilbert DM, et al. Risk factors for antisperm antibodies in infertile men. Am J Reprod Immunol, 1994, 31: 69 – 76.

[104] Walsh T, Turek P. Immunologic infertility//Lipshultz LI, Howards SS, Niederberger CS. Infertility in the male. 4th ed. New York City: Cambridge University, 2009.

[105] Meinertz H, Linnet L, Fogh-Andersen P, et al. Antisperm antibodies and fertility after vasovasostomy: a follow-up study of 216 men. Fertil Steril, 1990, 54: 315 – 321.

[106] Hammiche F, Laven J, Boxmeer J, et al. Semen quality decline among men below 60 years of age undergoing IVF or ICSI treatment. J Androl, 2010, 32: 70 – 76. Epub ahead of print.

[107] Belloc S, Benkhalifa M, Junca AM, et al. Paternal age and sperm DNA decay: discrepancy between chromomycin and aniline blue staining. Reprod Biomed Online, 2009, 19: 264 – 269.

[108] Escobar MA, Grosfeld JL, Burdick JJ, et al. Surgical considerations in cystic fibrosis: a 32 – year evaluation of outcomes. Surgery, 2005, 133: 560 – 571.

[109] Wilschanski M, Corey M, Durie P, et al. Diversity of reproductive tract abnormalities in men with cystic fibrosis. JAMA, 1996, 276: 607 – 608.

[110] Lissens W, Mercier B, Tournaye H, et al. Cystic fibrosis and infertility caused by congenital bilateral absence of the vas deferens and related cilnical entities. Hum Reprod, 1996, S4: 55 – 78.

[111] Donat R, McNeill AS, Fitzpatrick DR, et al. The incidence of cystic fibrosis gene mutations in patients with congenital bilateral absence of the vas deferens in Scotland. Br J Urol, 1997, 79: 74 – 77.

[112] Sokol RZ. Infertility in men with cystic fibrosis. Curr Opin Pulm Med, 2001, 7: 421 – 426.

[113] Dörk T, Dworniczak B, Aulehla-Scholz C, et al. Distinct spectrum of CFTR gene mutations in congenital absence of vas deferens. Hum Genet, 1997, 100: 365 – 377.

[114] Gaillard DA, Carré-Pigeon F, Lallemand A. Normal vas deferens in fetuses with cystic fibrosis. J Urol, 1997, 158: 1549 – 1552.

[115] Radpour R, Gourabi H, Gilani M, et al. Correlation between CFTR gene mutations in Iranian men with congenital absence of the vas deferens and anatomical genial phenotype. J Androl, 2008, 29: 35 – 40.

[116] Donohue RE, Fauver HE. Unilateral absence of the vas deferens. A useful clinical sign. JAMA, 1989, 261: 1180 – 1182.

[117] Shapiro E, Coldfarb DA, Ritchey ML. The congenital and acquired solitary kidney. Rev Urol, 2003, 5: 2 – 8.

[118] Handolsman DJ, Conway AJ, Boylan LM, et al. Young's syndrome. Obstructive azoospermia and chronic sinopulmonary infections. N Engl J Med, 1984, 310: 3 – 9.

[119] Domingo C, Mirapeix RM, Encabo B, et al. Clinical features and ultrastructure of primary ciliary dyskinesia and Young syndrome. Rev Clin Esp, 1997, 197: 100 – 103.

[120] Coeminne PC, Dupont LJ. The sinusitis-infertility syndrome: Young's saint, old devil. Eur Respir J, 2010, 35: 698.

[121] Arya AK, Beer HL. Benton J, et al. Does Young's syndrome exist? J Laryngol Otol, 2009, 123: 477 – 481.

[122] Smith JF, Walsh TJ, Turek PJ. Ejaculatory duct obstruction. Urol Clin North Am, 2008, 35: 221 – 227.

[123] Paick JS, Kim SH, Kim SW. Ejaculatory duct obstruction in infertile men. BJU Int, 2000, 85: 720 – 724.

[124] Carson CC. Transurethral resection for ejaculatory duct stenosis and oligospermia. Fertil Steril, 1984, 41: 432 – 434.

［125］Wieder JA, Lynne CM, Ferrell SM, et al. Brown-colored semen in men with spinal cord injury. J Androl, 1999, 20: 594－600.

［126］Labrecque M, Nazerali H, Mondor M, et al. Effectiveness and complications associated with 2 vasectomy occlusion techniques. J Urol, 2002, 168: 2495－2498.

［127］Freund MJ, Weidmann JE, Goldstein M, et al. Microrecanalization after vasectomy in man. J Aadrol, 1989, 10: 120－132.

［128］Cruickshank B, Eidus L, Barkin M. Regeneration of vas deferens after vasectomy. Urology, 1987, 30: 137－142.

［129］Hallan RI, May AR. Vasectomy: how much is enough? Br J Urol, 1988, 62: 377－379.

［130］Adams CE, Wald M. Risks and complications of vasectomy. Urol Clin North Am, 2009, 36: 331－336.

［131］Sokal DC, Labrecque M. Effectiveness of vasectomy techniques. Urol Clin North Am, 2009, 36: 317－329.

［132］Cook LA, Van Vliet H, Lopez LM, et al. Vasectomy occlusion techniques for male sterilization. Cochrane Database Syst Rev, 2007, 2: CD003991.

［133］Jee SH, Hong YK. One-layer vasovasostomy: microsurgical versus loupe-assisted. Fertil Steril, 2010, 94 (6): 2308－2311.

［134］Belker AM, Thomas Jr AJ, Fechs EF, et al. Results of 1469 microsurgical vasectomy reversals by the Vasovasostomy Study Group. J Urol, 1991, 145: 505－511.

［135］Nagler HM, Jung H. Factors predicting successful microsurgical vasectomy reversal. Urol Clin North Am, 2009, 36: 383－390.

［136］Magheli A, Rais-Bahrami S, Kempkensteffen C, et al. Impact of obstructive interval and sperm granuloma on patency and pregnancy after vasectomy reversal. Int J Androl, 2010, 41 (1): 52－57.

［137］Witt MA, Heron S, Lipshultz LI. The post-vasectomy length of the testicular vasal remnant: a predictor of surgical outcome in microscopic vasectomy reversal. J Urol, 1994, 151: 892－894.

［138］Hollingsworth MR, Sandlow JI, Schrepferman CG, et al. Repeat vasectomy reversal yields high success rates. Fertil Steril, 2007, 88: 217－219.

［139］Talbot HS. The sexual function in paraplegia. J Urol, 1955, 73: 91－100.

［140］Utida C, Truzzi JC, Bruschini H, et al. Male infertility in spinal cord trauma. Int Braz J Urol, 2005, 31: 375－383.

［141］Narayan P, Lange PH, Fraley EE. Ejaculalion and fertility after extended retroperitoneal lymph node dissection for testicular cancer. J Urol, 1982, 127: 685－688.

［142］Lange PH, Nanyan P, Vogelzang NJ, et al. Return of fertility after treatment for nonseminomatous testicular cancer : changing concepts. J Urol, 1983, 129: 1131－1135.

［143］Pizzocaro G, Salvioni R, Zanoni F. Unilataral lymphadenectomy in intraoperative stage I nonseminomatous germinal testis cancer. J Urol, 1985, 134: 485－489.

［144］Richie JP. Clinical stage 1 testicular cancer: the role of modified retroperitoneal lymphadenectomy. J Urol, 1990, 144: 1160－1163.

［145］Donohue JR, Foster RS, Rowland RG, et al. Nerve-sparing retroperitoneal lymphadenectomy with preservation of ejaculation. J Urol, 1990, 144: 287－291.

［146］Heidenreich A, Albers P, Hartmann M, et al. Complications of primary nerve sparing relroperitoneal lymph node dissection for clinical stage I nonseminomatous germ cell tumors of the testis: experience of the German Testicular Cancer Study Group. J Urol, 2003, 169: 1710－1714.

［147］Pettus JA, Carver BS, Masterson T, et al. Preservation of ejaculation in patients undergoing nerve-sparing postchemotherapy retroperitoneal lymph node dissection for metastatic testicular cancer. Urology, 2009, 73: 328－331

［148］Hellstrom WJ, Sikka SC. Effects of acute treatment with tamsulosin versus alfuzosin on ejaculatory function in normal volunteers. J Urol, 2006, 176：1529 – 1533.

[149] Marks LS, Gittelman MC, Hill LA, et al. Rapid efficacy of the highly selective alpha l Aadre-noceptor antagonist silodosin in men with signs and symptoms of benign prostatic hyperplasia：pooled results of 2 phase 3 studies. J Urol, 2009, 181：2634 – 2640.

[150] Hisasue S, Furuya R, Itoh N, et al. Ejaculatory disorder caused by α-1 adrenoceptor antago-nists is not retrograde ejaculation but a loss of seminal emission. Int J Urol, 2006, 13：1311 – 1316.

[151] Kobayashi K, Masumori N, Hisasue S, et al. Inhibition of seminal emission is the main cause of an ejaculation induced by a new highly selective α1A-blocker in normal volunteers. J Sex Med, 2008, 5：2185 – 2190.

[152] Smith SM, O'Keane V, Murray R. Sexual dysfunction in patients taking conventional antipsy-chotic medication. Br J Psychiatry, 2002, 181：49 – 55.

[153] Loh C, Leckband SG, Meyer JM, et al. Risperidone-induced retrograde ejaculation：case re-port and review of the literature. Int Clin Psychopharmacol, 2004, 19：111 – 112.

[154] Haefliger T, Bonsack C. Atypical antipsychotics and sexual dysfunction：five case-reports asso-ciated with risperidone. Encéphale, 2006, 32：97 – 105.

[155] Agarwal A, Deepinder F, Cocuzza M, et al. Effect of vaginal lubricants on sperm motility and chromatin integrity：a prospective comparative study. Fertil Steril, 2008, 89：375 – 379.

[156] Kutteh WH, Chao CH, Ritter JO, et al. Vaginal lubricants for the infertile couple：effect on sperm activity. Int J Fertil Menopausal Stud, 1996, 41：400 – 404.

[157] Anderson L, Lewis SE, McClure N. The effects of coital lubricants on sperm motility in vitro. Hum Reprod, 1998, 13：3351 – 3356.

[158] Nangia AK, Likosky DS, Wang D. Distribution of male infertility specialists in relation to the male population and assisted reproductive technology centers in the United States. Fertil Steril, 2010, 94（2）：599 – 609.

延伸阅读

[1] Blau H, Freud E, Mussaffi H, et al. Urogenital abnormalities in male children with cystic fibro-sis. Arch Dis Child, 2002, 87：135 – 138.

[2] Chen-Mork M, Bangdiwala SI, Dominik R, et al. Termination of a randomized controlled trail of two vasectomy techniques. Control Clin Trails, 2003, 24：78 – 84.

[3] Fejes I, Závaczki Z, Koloszár S, et al. Hyporthesis：safety of using moblie phones on male ferti-lity. Arch Androl, 2007, 53：105 – 106.

第2章　男性不育的实验室评估

Ryan Mori　　*Edmund Sabanegh Jr.*

随着分子生物学、遗传学和医学检验技术的进步与发展，近年来，男性不育症的诊断和治疗方案发生了巨大变化。此外，辅助生殖技术（assisted reproductive technologies，ART）的发展已为低生育力和不育夫妇的妊娠提供了各种方案。随着人们对生育和不育的认识及治疗的变化，需要一套更为详细的评估方法来为不孕夫妇服务。该评估是基于对男性因素不育的经验性、方法学上的评价，包括对尿液、血清和精液的实验室评估，影像学和遗传学研究。

妊娠须男女双方内分泌系统和生殖系统均衡协调。研究表明，正常育龄夫妇，在未采取避孕措施进行正常性生活情况下，1年内有60%~75%的夫妇可获得妊娠，90%的夫妇1年后获得妊娠[1]。因此，目前美国生殖医学会（American Society for Reproductive Medicine，ASRM）公认不育症的定义是：经12个月的规律、未避孕的性生活而未能怀孕[2]。

不育症为特殊性疾病，其检查和诊断涉及男女双方多个器官系统。考虑到其复杂性，病理学上很难定义。20%的不育症由单纯男性因素导致，如果连同女方因素，夫妇共有因素达30%[3]。尽管诊断技术不断发展，但男性因素所占比例基本未改变[4-5]。

对经12个月未避孕的性生活后未能怀孕的夫妇，应对男女双方同时进行检查。此外，美国泌尿外科学会（American Urological Association，AUA）和美国生殖医学会的临床实践委员会都建议，如有下列3种情况时对不育症的检查应早于

R. Mori, MD, MS (✉)
Cleveland Clinic Lerner College of Medicine and Glickman Urological and Kidney Institute,
Cleveland Clinic Foundation, Cleveland, OH, USA

E. Sabanegh Jr., MD
Department of Urology, Glickman Urological and Kidney Institute, Center for Reproductive
Medicine, Cleveland Clinic, 9500 Euclid Avenue/Q10-1, Cleveland, OH 44195, USA
e-mail: sabanee@ccf.org

S. J. Parekattil, A. Agarwal(eds.), *Male Infertility for the Clinician*,
© Springer Science + Business Media New York 2013

12 个月，包括：①导致不育的男性危险因素；②高龄孕妇（>35 岁）；③担心男性因素导致不育时[2]。对男性初始的病情检查应考虑基本方法和成本 – 效益。若拟对患者采用较昂贵的 ART，对个别病理类型应进行个体化治疗。对此类男性的初步评估建议进行更昂贵的深入检查。有许多治疗手段，通过使用男性自身的精子，加或不加 ART 技术，可使男性因素不育或低生育力男性的配偶受孕。男性不育的原因无法纠正时，可采用供精给其健康女性伴侣授精，或者领养。

男性因素不育的临床和实验室评估

● 男性因素不育初步评估

男性不育患者初步评估通常包括详细病史、体格检查和系统回顾，以及有针对性的生育史和体格检查。许多全身性疾病可能导致不育与性功能改变，而这些疾病可能在进行泌尿检查前未能被确诊（表 2.1）。在不育评估中，多达 1.3% 的男性被诊断出重要的、潜在危及生命的全身性疾病[6]。基础实验室检查是初步评估男性因素的重要组成部分，包括尿常规、基本精液分析和常规血清激素检查。初步评估结果将指导更深入的不育相关检查，并需兼顾方法学和成本 – 效益。

病史和系统回顾

完整病史的采集尤为重要，因为多种疾病（表 2.1）可导致男性生育或性功能出现异常。应注意近期的急性全身性疾病，如病毒血症、发热等。人类精子发生周期是 64 d，加上附睾运输精子所需的 5 ~ 10 d[7-9]，因此，任何损害精子发生的因素如发热性疾病，可能在 2 ~ 3 个月的精液分析结果中都不会表现出来。此外，糖尿病、高血压、甲状腺疾病、某些肿瘤及中枢和周围神经系统等疾病都可能对生育力、勃起或射精功能产生实质性的影响。

表 2.1 男性不育评估中的相关病史

既往病史

- 不育史

  既往怀孕史

  持续时间

  既往评估/治疗

  女性伴侣生育状况：既往妊娠/结局、评估、既往治疗史

- 性生活

  勃起/射精功能

  润滑剂的使用

续表

性交时间/知识

- 儿童期

    感染：腮腺炎性睾丸炎、性传播疾病/尿道炎

    创伤：腹股沟/睾丸损伤、扭转，既往腹股沟区手术

    青春期开始时间

- 成人期

    全身/系统性疾病：肥胖、高血压

    代谢/内分泌疾病：糖尿病、代谢综合征、甲状腺功能异常

    感染：性传播疾病/尿道炎、尿路感染、睾丸附睾炎/前列腺炎

    肿瘤：治疗史（放疗、化疗）

    神经系统：脊髓损伤、多发性硬化症

    创伤：睾丸、中枢/周围神经系统

既往外科手术史

- 腹股沟：睾丸固定术、疝修补术
- 骨盆/腹膜后：前列腺、膀胱/膀胱颈、腹膜后淋巴结清扫
- 阴囊：输精管结扎术、鞘膜积液

个人史

- 环境/职业暴露
- 吸烟
- 酗酒
- 娱乐性药物：大麻、可卡因、合成类固醇

家族史

- 染色体异常：克氏综合征
- 不育症
- 囊性纤维化

药　物

- 射精功能障碍：抗高血压药、α 受体阻滞剂
- 勃起功能障碍：抗抑郁药、精神药品
- 性腺功能减退：合成类固醇
- 精子发生：抗生素

　　生育史方面应注意鉴别原发性与继发性不育，关注双方既往生育史、生育治疗方案等细节，评估性欲、勃起和射精功能。原发性不育定义为其配偶从未怀孕

过，而继发性不育是指其现伴侣或既往伴侣有怀孕史。性生活史应包括性生活时间和频率。鉴于精子在宫颈黏液可存活 2 ~ 5 d[10]，排卵期最佳同房频率为至少每 48h 1 次[11]。可用商用排卵预测试剂盒帮助夫妻确定确切的排卵时间。此外，也应注意使用的润滑剂种类，因为许多商用润滑剂已被证实会降低精子质量[12-13]。

注意患者的既往病史，以及一些儿童期可能对将来生育能力产生负面影响的疾病和状态，包括但不限于腮腺炎性睾丸炎、隐睾、睾丸扭转或损伤、既往腹股沟手术等。研究表明，单侧隐睾男性成为父亲的概率仅略有下降，而双侧隐睾则明显下降[14]。睾丸固定术后精子质量和生育能力存在争议。应评估青春期开始时间，延迟或性早熟都可能预示潜在的内分泌异常。

全面回顾全身及家族医疗史，有助于辨别可能影响生育能力的遗传疾病，包括克氏综合征、卡尔曼综合征和囊性纤维化。尽管大部分基因病为新发突变而非遗传，男方的兄弟同时患不育症可能提示存在 Y 染色体微缺失或其他染色体异常。囊性纤维化与先天性双侧输精管缺如（CBAVD）有关。不育的遗传因素可以传递给下一代，尤其在 ART 中。随着 ART 的广泛应用，可以预测，因遗传导致的不育概率未来将会增加。

应注意既往手术史，包括男性泌尿生殖道、腹膜后或腹股沟区域的手术，这些手术与射精功能障碍或生殖道梗阻、勃起功能障碍有关。既往的电离辐射暴露也应注意，因其已被证实可影响精子质量。个人史应明确任何危险职业暴露，还有摄入潜在的性腺毒性物质，包括酒精、烟草、大麻及其他娱乐性药物。对部分人群，应评估其使用合成类固醇或其他增强体能药物的情况。回顾用药情况是有价值的，包括处方药、非处方药和草药的使用情况，特别注意可导致射精功能受损的药物（α 受体阻滞剂、抗高血压药）或性功能障碍的药物（抗抑郁剂、抗精神病药物）。

体格检查

体格检查包括一般性体检及详细的生殖器检查。整体外观和男性化程度可提供有关雄性激素不足的线索。评估男性体型、头发生长方式及乳房发育情况，可提示潜在的内分泌或激素异常。原发不育史的男性如表现为不协调长四肢和小体积睾丸时，则高度提示克氏综合征。

生殖器检查包括对阴茎、睾丸及睾丸旁结构的全面评估。阴茎评估应检查可能改变精液存储的因素，包括阴茎弯曲、尿道下裂及尿道口狭窄。对患者睾丸的检查，仰卧位和站立位两个体位都要检查。检查时通常通过提高室温或使用阴囊保暖包给阴囊升温，防止提睾反射时睾丸回缩。睾丸触诊看有无肿块，注意睾丸体积和对称性差异。正常成人睾丸体积应不小于 20 ml，或 4 cm × 3 cm[15]，睾丸测量器或卡尺可以协助测量。附睾肿大或触痛提示存在梗阻或炎症。检查精索时，应嘱患者处于直立位，如发现精索静脉异常扩张，就可定义为精索静脉曲张。对于明显的精索静脉曲张，经典的描述是体检时摸到"一袋虫"的感觉。如果存在精索静脉曲张，需要采用 Valsalva 动作进行正确的分级：Ⅰ度，仅 Valsalva 动作时可触及曲张的精索静脉；Ⅱ度，未行 Valsalva 动作即可触及曲张的精索静脉；Ⅲ度，阴囊皮肤部即可见曲张静脉。精索静脉曲张是常见表现，可见于约 15% 的正常男性。在评估不育的男性人群中，19%～41% 具有精索静脉曲张。90% 的单侧精索静脉曲张发生在左侧，被认为由左精索内静脉呈直角注入左肾静脉所致。单纯右侧中、重度精索静脉曲张，高度怀疑精索内静脉腹膜后径路受阻，如腹膜后肿块、大块肾肿瘤伴静脉栓子在更近端阻断精索静脉的汇入。

　　检查精索时，应触诊输精管。输精管缺如应高度怀疑遗传因素导致的不育，如囊性纤维化跨膜转运调节基因（*CFTR*）的突变。前列腺触诊时，应排除与射精管梗阻相关的前列腺中线囊肿或米勒管囊肿。精囊通常无法触及，梗阻时可能触及。

男性因素不育的实验室评估

基本检查

　　初步评估男性因素不育应包括基本的精液实验室检查，根据体检和实验室检查结果，再进一步行血清内分泌测定或基因检测。

　　精液分析　精液分析是对男性不育进行初次检查的重要组成部分。虽然精液分析可为不育或生育力低下的病因提供很好的信息，但它仅是表象，不能反映真实的生育能力。精液分析异常者的配偶有可能成功妊娠，而精液参数正常者的配偶却可能妊娠失败。目前，表现为不育的男性中只有 15% 在精液分析方面存在可识别的异常[16]。表 2.2 为男性不育评估中精液分析异常情况的分布，表 2.3 列出了目前世界卫生组织（world health organization，WHO）公认的诊断命名法。除了判断精液外观和显微镜下精子情况，通常还需要进行精子功能学研究，以评估真实的受孕潜能。此外，在基本精液分析的提示下，可能需要进一步检测，并将在下面进行更深入的探讨。

表2.2　不育男性患者初始评估中精液分析参数分布情况

精液参数	发生率（%）
任何异常状况	37
活动力异常	26
弱精子症	24
少精子症	8
凝集异常	2
体积异常	2
形态异常	1

续表

精液参数	发生率（%）
无精子症	8
正常精液分析	55

经 Elsevier 许可，引自 Lipshultz[58]

表 2.3　WHO 与精液质量相关的术语

无精液症	无精液
弱精子症	前向运动精子 <32%
弱畸精子症	前向运动精子百分比与正常形态精子百分比均低于参考值下限
无精子症	精液中无精子
隐匿精子症	新鲜精液制备的玻片中没有精子，但在离心沉淀团中可观察到精子
血精症	精液中存在红细胞
白细胞精液症	精液中白细胞数 >临界值（$1 \times 10^6/ml$）
死精子症	精液中活精子百分比低，不活动精子百分比高
正常精子	精子数量与活动力在正常范围内
少弱精子症	精子总数与前向运动精子百分比低于参考值下限
少弱畸精子症	精子总数、前向运动精子百分比与正常形态精子百分比均低于参考值下限
少畸精子症	精子总数与正常形态精子百分比均低于正常参考值下限
少精子症	精子总数低于参考值下限
畸形精子症	正常形态精子百分比低于参考值下限

经 WHO 生殖健康与研究机构许可引自附录 1：参考值和精液术语[59]

基本精液分析评估

样本收集　在分析之前，精液必须正确收集到无菌容器中。精子数量和精液体积每天都在变化，因此，有必要评估至少两份精液样本以说明患者的基线数据特征[17]。精液参数和射精量也可因射精频率出现较大变化，目前建议样本收集前禁欲 2～5d。禁欲期患者应保持状态恒定以确保精液样本的可比性。

精液样本最好在实验室附近的私人房间通过自慰收集，以减少收集和分析之间的间期，并确保样本恒温。润滑油可能导致精子活动力的改变，应尽量避免使用。精液样本应完整，患者应注意收集全部精液成分。精液第一部分是富含精子的前列腺液[18]，体外射精时应避免第一部分的丢失。不含杀精子润滑剂的精液采集装置并非最佳选择，但在患者用常规方法取精困难时可采用。精液收集后应在 1h 内进行分析，避免因延误分析而导致精液参数的改变。现场无法取精时，应嘱患者以接近体温的温度将样本保温，1h 内送到实验室。

部分患者因勃起或射精障碍而无法提供精液样本时，需要口服或海绵体内注射药物促进排精。这方面技术不属于本章探讨的范畴。

肉眼评估 精液分析首先是对液化后的精液进行肉眼评估。应注意液化时间，如果液化时间超过 60 min，则视为异常。精液量、黏稠度、颜色、凝集和 pH 为精液的 5 个肉眼观性状（表 2.4）。

表 2.4 精液肉眼观察内容

观察内容	正常值
液化	均匀，<60min
外观	均匀，灰白色
黏稠度	拉丝 <2cm
体积	>1.5ml
pH	>7.2

精液量最好通过称重来测量，但也可直接测量。射出的精液量主要由精囊液和前列腺液组成，部分来源于尿道球腺和附睾。黏稠度可以通过如下方式评估：将样本吸入一个广口、直径为 1.5mm 的移液管中，并使精液下滴，如拉丝长度大于 2cm 视为黏稠度异常。黏稠度虽是一个稳定的可测量参数，但对黏稠度异常的临床意义尚有争议，许多专家并不完全认同它的重要性。正常已液化的精液样本颜色呈均匀灰白色。精液 pH 是酸性前列腺液与碱性精囊液平衡的结果。这一原理在低精液量和异常 pH 情况时具有临床价值，可从逻辑上推断出梗阻的部位在射精管所处水平。

镜下评估 接着在光学显微镜下检查精液湿涂片。基本的显微镜下精液分析包括评估精子凝集/聚集、精子数量、活动力、形态和非精子细胞的存在情况。WHO 已经公布有关上述各精液参数"正常"的参考范围。关于以往接受的正常参考值下限的实用性和适用性，一直缺乏某些共识。基于对证实有生育能力，并使女方在 12 个月内怀孕的男性精液样本的分析，最近更新了参考下限值[19]。参考值下限（取第 5 百分位数）与 1999 年 WHO 下限标准比较[20]结果如表 2.5 所示。

表 2.5 1999 年与 2010 年 WHO 精液参数正常参考值的比较

精液参数	1999 年 WHO 正常参考值	2010 年 WHO 参考值下限（第 5 百分位数；95% CI）
精液体积（ml）	2～6	1.5（1.4～1.7）
总活动力（PR + NP）（%）	50 +	40（38～42）

续表

精液参数	1999 年 WHO 正常参考值	2010 年 WHO 参考值下限（第 5 百分位数，95% CI）
前向运动（PR,%）	25 +	32（31~34）
存活率（活精子,%）	50 +	58（55~63）
精子数（10^6/一次射精）	>40	39（33~46）
精子浓度（10^6/ml）	20	15（12~16）
形态（正常精子%）	>30	4（3.0~4.0）

PR＝前向运动精子，NP＝非前向运动精子。引自 WHO 的数据[21]。WHO 生殖与健康研究机构. WHO 人类精液检查和精子 - 宫颈黏液相互作用实验室手册，1999[59]。Cooper 等. WHO 人类精液检查与处理实验室手册[19]. 5 版，2010

● 精子聚集和凝集：精液首先做成湿片样本进行分析。注意精子与精子、精子与非精子成分间的凝集或聚集，还应注意结合部位（头对头、尾对尾或混合方式）。虽然某种程度上的精子凝集被认为是正常的，但更大量的精子凝集可能提示抗精子抗体（ASA）的存在[21]。聚集是指不活动的精子丛集在一起。出现凝集可提示存在 ASA，精子与非精子成分凝集可能存在感染，因此，显微镜下可见凝集应进一步检测精液白细胞和抗精子抗体。

● 精子活动力：前向精子活动力的高低与妊娠率相关[22]。精子分为活动精子与不活动精子。活动的精子进一步分析其前向活动的程度。如果精子沿直线或大圆周活跃移动，称为前向运动（progressive motility，PR）。非前向运动（non-progressive motility，NP）是指缺乏向前的运动，如沿小圆周移动。基本精液分析报告中，总体活动力（PR + NP）和前向运动（PR）以占总体精子的百分比表示。精子完全无活动力可能提示纤毛超微结构异常如卡尔曼综合征和死精子症。死精子症通过检测精子存活率来鉴定，详情如下。

● 精子存活率：通过检测精子细胞膜完整性来判断精子存活率，以占总精子的百分比来表示。当存在大量不活动精子时，这个检测尤其重要，可以排除死精子症[16]。评估细胞膜完整性的两种常用方法是染料拒染试验和低渗肿胀试验。染料拒染试验是基于完整的细胞膜不会被染色这一原理。低渗肿胀试验的原理是：具有完整细胞膜的精子置于低渗溶液后，5min 内会肿胀。在判定活精子用于卵胞浆内单精子显微注射（intracytoplasmic sperm injection，ICSI）时，这个试验尤其有用。最新公布的正常精子存活率参考值下限是 58%，与以往评估一致[19]。

● 精子数量与浓度：男性因素不育评估中最重要的是精液中有精子存在。无精子症或精液中无精子，可继发于射精功能障碍、生殖道阻塞或精子发生异常。每次射精的精子数量和精子浓度都与妊娠时间和妊娠率有关[23]。精子浓度可直接检测，以 $10^6/ml$ 表示，精子总数根据精子浓度和精液体积计算得出。精液中的精子总数与睾丸体积有关，但精子浓度受腺体分泌液体积的显著影响。根据 1999 年 WHO 取值[20]，正常精子浓度公认为 $>20 \times 10^6/ml$。然而，根据这个临界值，20% 的 18 岁男性会被归为少精子症[24]。WHO 最近公布的数据显示，在育龄男性中，精子浓度的参考下限降低到 $15 \times 10^6/ml$[19]，如表 2.5 所示。精子浓度低于 $20 \times 10^6/ml$ 仍常被定义为少精子症。目前 WHO 关于不育术语和定义的详细目录参见表 2.3。

• 非精子细胞：应分析精液样本中存在的非精子细胞的数量，可提示有关的潜在病理问题。精液中最常见的非精子细胞为上皮细胞、未成熟生精细胞和白细胞[25]。后两种细胞类型因其镜下外观而统称为圆细胞，单靠显微镜检查很难区别。如估计圆细胞浓度超过 $1 \times 10^6/ml$，应进一步测试以评估细胞类型的性质。最可靠的方法是通过免疫组织化学法染色白细胞特异标记物。Endtz 试验成本 - 效益好，它通过可见的邻甲苯染色检测白细胞过氧化物酶活性来识别白细胞[26]。精液中存在的白细胞可对精液质量产生不利影响，包括降低精子活动力和精子 DNA 完整性[27-28]，增加精液中的活性氧[29]。

• 精子形态：精子细胞在成熟过程中天然具有不同的形态。精子形态检查受操作者影响，故较基本精液分析的其他项目而言更为主观。通过对性交后宫颈黏液或透明带回收精子的研究，可更好地了解具有生育潜力的精子形态[30-32]。尽管存在多种分类方式，但目前应用最广泛的是 WHO 标准和克鲁格（Kruger）精确标准。Kruger 及其同事证实，当精子浓度大于 $20 \times 10^6/ml$ 和活动力大于 30% 时，按精确标准，那些形态正常精子超过 14% 的男性的受精率显著增高[13]。根据 WHO 的标准，畸形精子症表现为形态正常精子低于 15%[20]。关于异常形态对辅助生殖中宫腔内人工授精和卵胞浆内单精子显微注射的结局的预测意义仍存在较大争议。

正常精子包括头部、中段和尾部（图 2.1），一个精子必须具有正常的头部和尾部，才能被认为形态学正常。头部应呈平滑卵圆形，含清晰顶体区（淡染区），占头部体积的 40% ~ 70%，且不含大的空泡。沿头部相同轴线，头部呈锥形延续为中段。尾部粗细均匀，长度大约为头部的 10 倍。成环的尾部尚可视为正常，但任何的锐角弯曲都应视为异常。过量残留胞浆也属于形态异常。精子头部、中段和尾部常见畸形如图 2.1 所示。

异常精子形态见于精子发生缺陷或某些附睾病理改变，一般表现为受精能力低，并与精子 DNA 碎片增加[33]和染色体异常相关[34]。

镜下每个观察区域内所有完整的精子都要评估，并记录正常精子的百分比。按严格标准，有生育力男性的精子正常形态参考值下限，最近更新为 4%[19,21]，显著低于以往公认的参考值下限。部分精子可有多种缺陷，因此，特殊缺陷的百分比应基于精子总数。

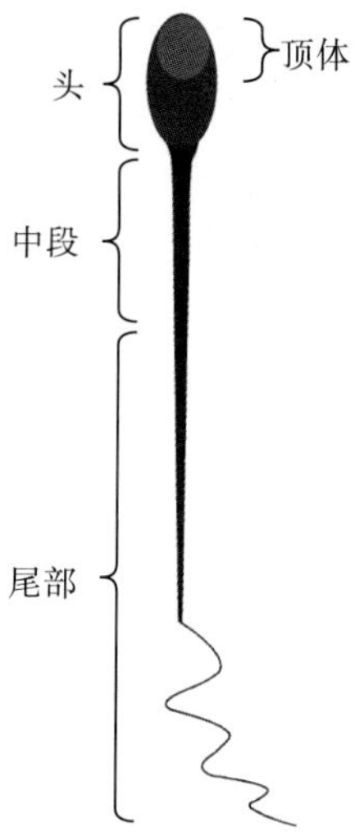

正常形态	常见异常
头	小头畸形、大头畸形、锥形头、圆头
平滑、椭圆形	
顶体占精子头部前端的 40%～70%	
长 3～5mm	
宽 2～3mm	
中段	细长、扩张、弯曲
长度是头部的 1.5 倍	
宽度＜1mm	
尾部	短、多尾、弯曲、折断、盘绕
均一、不卷曲	
长度为头部的 10 倍	

图 2.1　精子形态（克鲁格精确标准）

计算机辅助精液分析　随着科技的进步，目前可采用计算机辅助精液分析来测量精子活动力、运动轨迹和浓度。与传统检测方法相比，其在检测精子精确度和量化精子运动学特性方面更具优势。目前，这一技术需要昂贵的设备和培训，更常在研究中作为一种工具使用，而非基本实验设备。

精子功能检测

精子细胞的受精潜能常无法从基本精液分析中推断出来。精子功能检测会评估正常受精周期的各个过程，包括精子运输、卵母细胞透明带的穿透及最后的受精。精子－宫颈黏液相互作用可通过宫颈黏液迁移法来测定，检测穿过黏液的精子率。精子穿透试验（sperm penetration assay，SPA）是衡量人精子穿透经特别处理的、去外层透明带仓鼠卵的能力，即跨物种受精能力。这将提供有用的信息，包括精子能否成功进行获能、顶体反应、与卵母细胞膜融合及染色质解聚。SPA结果良好者可建议继续自然妊娠或进行宫腔内人工授精（intrauterine insemination，IUI），而 SPA 结果差者则提示需行体外受精（in vitro fertilization，IVF）结合 ICSI 助孕。

顶体反应是检测精子细胞建立有效顶体反应的能力，有助于发现以头部异常为主的严重畸形精子，这种情况无法成功实施 IVF。目前对精子头部形态异常或常规 IVF 周期不能使卵母细胞受精的，建议进行该项目检测。然而，该项目一直难以标准化，从而限制了其应用。

● 额外/高级精液检测

抗精子抗体检测 在正常解剖情况下，支持细胞之间的紧密连接形成了血－睾屏障，使生精小管对体液环境产生免疫耐受。然而，睾丸炎、阴囊创伤或手术后破坏此屏障，使"外来"的精子抗原暴露于免疫系统，导致抗精子抗体（ASA）产生。精子出现凝集，尤其是头对头，提示 ASA 存在的可能性。此外，损伤或手术（如输精管结扎术）后精子活动力降低、白细胞精子症或其他不明原因不育也提示临床医生应进行 ASA 检测。

ASA 可存在血清和精浆中，并与精子自身结合，造成精子凝集、不能游动，或具有精子毒性，但这取决于抗体的类型。既往研究表明，不育男性中多达 10% 的人伴有 ASA，而可生育男性仅 2% 有 ASA[35]。然而，存在 ASA 者也可有正常精液参数[36]。直接 ASA 检测是测定与精子结合的免疫球蛋白，而间接 ASA 检测是测定循环中 ASA 的生物活性。直接检测与精子结合的免疫球蛋白这种方法比较好，因为大多学者认为与精子结合的抗体和临床相关性最大。血清 ASA 检测曾广泛应用，但由于精液检测更为敏感，因此血清 ASA 检测基本被淘汰。

精子 DNA 损伤 已证明精子 DNA 损伤与精液参数异常呈正相关[37]。许多因素及药物与精子 DNA 损伤有关，包括睾丸癌、吸烟和某些化疗药物[27]；此时，精子 DNA 损伤的病因涉及异常染色质包装、活性氧升高[27]和细胞凋亡[38]。目前有几种方法可用于评估精子 DNA 的完整性（通过原位分析 DNA 链断裂来评价）[39]。可用单细胞凝胶电泳法或彗星凝胶电泳法来检测精子 DNA 片段。脱氧核糖核苷酸末端转移酶介导的三磷酸脱氧核糖核苷酸缺口末端标记（terminal-deoxynucleoitidyl transferase mediated nick-end labeling，TUNEL）测定法、荧光标记的核苷酸转移到断裂 DNA 链的羟基末端，以及流式细胞仪可用于评估 DNA 缺口。精子染色质结构分析（sperm chromatin structure assay，SCSA）利用低 pH 在精子 DNA 断裂处使精子 DNA 变性，随后通过吖啶橙染色和流式细胞仪来测量变性 DNA 百分比。meta 分析结果表明：精子 DNA 碎片指数小于 30% 的夫妇，体外受精（IVF）妊娠率提高 2 倍[40-41]。虽然 DNA 完整性检测不是基本精液检查内容，但对大部分精液参数都正常的不明原因不育患者来说特别有用。

● 活性氧检测

活性氧（ROS）又称自由基，是正常细胞间和细胞内的代谢副产品，并与多个器官系统的多种疾病病因相关。它们是所有健康组织氧化代谢的必然产物，通过还原过程将不成对电子添加到氧分子上。氧分子加入一个电子后形成超氧阴离子自由基而产生活性。ROS 包括羟基自由基、过氧自由基和过氧化氢。ROS 对正常细胞生理活动很重要，但含量过高对细胞生存和功能有害。过量 ROS 通过氧化细胞内和细胞膜的成分诱导细胞损伤，通过碱基修饰、缺失、框架改变和染色体移位导致 DNA 损伤。

氧化应激的定义是指活性氧与其清除剂之间的失衡，后者通常被称为抗氧化剂。抗氧化剂是宿主防御中对抗 ROS 的关键物质，通过酶和非酶途径形成。主要酶类抗氧化剂包括超氧化物歧化酶、过氧化氢酶和谷胱甘肽过氧化物酶。超氧化物歧化酶使超氧化物转化成 O_2 和 H_2O_2，过氧化氢酶和谷胱甘肽过氧化物酶进一步将 H_2O_2 降解成水和 O_2。谷胱甘肽是主要的非酶抗氧化剂，其半胱氨酸亚单位含有的巯基可直接清除自由基。维生素 E 和维生素 C 也是重要的非酶类自由基清除剂。

已证实 ROS 在正常精子发生与受精，尤其在精子获能[42]和精卵融合[43]过程中起到关键作用。精液中含有超氧化物歧化酶、过氧化氢酶、谷胱甘肽过氧化物酶和谷胱甘肽还原酶。高含量的 ROS 与精子的质量和功能差有关。与 ROS 共培养过夜的精子会加剧脂质过氧化反应。而在体外[11]或体内试验中，加入自由基清除剂如 α - 生育酚，证实精子活动力得到恢复。

精子暴露于精液中的自由基，后者有内源性和外源性两种，外部和环境来源的包括吸烟、接触某些工业化合物以及阴囊温度的升高。

正常精液中，存在低水平的氧化应激反应，因自由基是某些细胞信号传导过程所必需的，受抗氧化剂调控，以避免细胞损伤。然而，自由基生成过多或可用的抗氧化剂缓冲能力降低，会导致该平衡破坏。白细胞和精子都是精液中自由基的主要来源。正常精液中含有一些白细胞，主要是中性粒细胞。中性粒细胞发挥其细胞毒性作用，部分是通过释放高浓度 ROS 实施的。尽管与白细胞之间的关系尚未明确，但 WHO 还是定义了白细胞精液症，即精液中过氧化物酶阳性白细胞浓度大于 $1 \times 10^6/ml$[21]，并与精液参数的改变有关，包括降低精子浓度、活动力和正常形态精子比例[4]。虽然精液白细胞与不育相关[10]，但一些研究未发现白细胞精液症中精液参数的改变[5]。然而，某些研究已证实促炎性细胞因子包括 IL-6、IL-8 和 TNF-α 可改变精子的功能[38,44-45]。

ROS 除了来源于精液白细胞外，还来自精子本身。随着精子成熟，它们排出丰富的胞浆来减小分子。精子成熟异常导致胞浆滞留和精液中 ROS 水平提高。ROS 对精子所有功能的影响，可能与 ROS 产生的部位有关，如来源于精子内部或者外部。某些学者认为，高水平外源性 ROS，例如产生于白细胞精子症，对精子数量、活动力和形态影响较大，而内源性 ROS 增加与精子 DNA 碎片率增高相关[37]。

ROS 检测并非男性因素不育的标准初始检查项目。尽管缺乏随机对照试验，但关于此方面的研究逐渐增多，显而易见的是，那些精液有高氧化应激水平的男性不育患者能从抗氧化剂治疗中获益[46-47]。此外，已证实伴有精索静脉曲张不育男性的精液 ROS 水平增高[48]，增高程度与精索静脉曲张程度相关[49]，并有许多研究表明精索静脉曲张手术可降低精液氧化应激水平，升高精液抗氧化能力，并改善精子质量[20,50-51]。

各种直接和间接检测方式可以确定精液氧化应激水平。ROS 检测最常用的方法是一种化学发光探针测定法，可用于量化精子氧化还原活性[52]。该技术利用 luminol 探针（5－氨基－2，3－二氢－1，4－酞嗪二酮），常用于检测细胞内和细胞外的 ROS。也可采用 lucigen 探针测量释放到胞外的超氧自由基。氧化应激直接测定法是可行的，但目前其成本和实用性问题限制了这些研究测定工具的临床应用。

● 激素检测

除了基本的精液分析，许多患者就诊时需要测定血清激素。该检测的目的是评估"下丘脑—垂体—性腺"轴的功能，排除潜在的内分泌疾病或原发性睾丸功能衰竭。所有表现为不育的患者是否都需要激素检查尚存争议，但也有一致意见认为，下述情况需进行包括血清促卵泡激素（FSH）和清晨血清总睾酮在内的基础激素测定：①异常低的精子数（$<10^6/ml$）；②性功能受损；③临床表现提示内分泌异常如睾丸体积小或男子乳腺发育的患者[1,53]。

垂体及性腺激素以脉冲的方式释放，这种节律由下丘脑调控，后者接收来自多重皮层和皮层下大脑发出的输入信号。下丘脑与垂体前叶，两者通过神经元传递信息，也可通过垂体门脉系统将高浓度下丘脑激素直接运输到垂体前叶。最重要的下丘脑激素是促黄体生成素释放激素（LHRH）或促性腺激素释放激素（GnRH），它们刺激黄体生成素（LH）和 FSH 分泌。GnRH 的分泌受多种因素调节，并受循环中性腺激素包括睾酮和抑制素的直接负反馈调节。

LH、FSH 和催乳素（泌乳素）是垂体前叶释放进入全身循环的主要激素。LH 刺激睾丸间质细胞分泌睾酮，而 FSH 作用于睾丸支持细胞促进精子的发生与成长。

睾丸组织主要包括间质细胞、支持细胞和生精小管。睾丸体积的大部分由生精小管和生发组分组成，睾丸体积变小意味着精子发生受损[54]。睾丸内的间质细胞负责雄激素的合成。睾酮是循环中主要的男性雄激素，以脉冲方式分泌，规则的昼夜节律周期高峰出现在清晨。在全身循环中，只有 2% 的血清睾酮是游离的，其余以大致相等的比例与性激素结合球蛋白（SHBG）和白蛋白结合。血清 SHBG 改变可导致血清游离睾酮水平升高，而 SHBG 受若干因素影响，包括肝脏和甲状腺疾病、药物、高龄及肥胖。外周血中睾酮由 5α－还原酶转化为双氢睾酮，也可由芳香化酶转换为雌二醇。

支持细胞沿生精小管排列成行，通过致密连接形成血－睾屏障，为精子发生提供天然免疫耐受环境。支持细胞受 FSH 调控，产生的多种旁分泌因子在刺激和促进精子发生方面起重要作用。FSH 刺激睾丸支持细胞分泌抑制素 B，后者是在垂体和下丘脑水平负反馈调节"下丘脑—垂体—性腺"轴的重要因子。FSH 也可刺激支持细胞表达雄激素结合蛋白，使生精小管腔内获得非常高水平的睾酮，通过旁分泌机制促进精子发生。

血清 FSH 升高是不育男性激素分析中最常见的异常，提示精子发生功能受损，但 FSH 升高并不总是存在于睾丸衰竭病例中[55]。初筛检测结果异常时应做更多涉及内分泌系统的检查，包括总睾酮和游离睾酮、催乳素、促甲状腺激素（thyroid stimulating hormone，TSH）、LH、FSH。临床上出现头痛、视野改变或催乳素水平升高症状者，要进行蝶鞍 MRI 检查，以确定潜在的垂体巨腺瘤。

● 遗传学评估

已排除梗阻因素的无精子症或严重少精子症患者，染色体数目和结构的检查就变得重要了。核型分析可排除与不育有关的最常见遗传性疾病，包括克氏综合征（47，XXY）、46XX、47XYY、努南（Noonan）综合征。还应检查 Y 染色体结构，可通过 Y 染色体微缺失检测。Y 染色体上各基因位点的中断或缺失与精子发生严重缺陷相关。早期研究发现 Y 染色体短臂关键区域与精子发生相关，称为无精子症因子（AZF）[56]。这一区域进一步划分成 3 个区域：AZFa、AZFb 和 AZFc 区[57]。AZFa 和 AZFb 区域缺失并不常见，通常与辅助生殖技术中精子获取率低相关。AZFc 区缺失是无精子症男性中最常见的微缺失，最有希望获取精子[36]。虽然 Y 染色体微缺失对患者健康无明显影响，但通过辅助生殖技术生育的后代可能存在遗传性不育，应进行合适的遗传咨询。

专家评论

本章主要介绍男性不育的评估，重点是实验室评估。在人类基因工程新时代，随着对分子生物学和遗传学的更深入了解，男性因素不育症的诊断能力和管理方案正在迅速进步。此外，辅助生殖技术的强化使许多原本不能生育的夫妇有了生育的机会。由于辅助妊娠更依赖于实验室技术，因此，对不育男性或夫妇的实验室评估仍然最为重要。

5 年展望

从妊娠频率和质量的角度而言，常规精液参数所提供的预后信息仍有限。短期内的主要研究工作将致力于进一步阐明精子功能，重点将继续研究氧化应激和精子 DNA 碎片对生育能力低下的作用。代谢组学和精子代谢分析的新领域研究为阐明特发性不育的病因提供了新希望。

关键问题

- 不育是指经过 12 个月规律的、未采取避孕措施的性生活而未获得妊娠，高达 50% 的病例与男性因素有关。
- 男性因素不育初始临床评估应该包括详细、完整的病史和体格检查，重点是性生活史和泌尿生殖系统检查。
- 初始评估应包括对恰当收集的两份精液分别进行基础的肉眼和镜下评估。根据基础检查结果选择进一步的检查。
- 有关生育男性精液参数参考值下限的新数据表明，精液参数正常参考范围较以往更宽。
- 更高级的精液检测不应作为常规，但根据评估，可能需要做包括抗精子抗体检测、精子 DNA 损伤测定、精液氧化应激和抗氧化剂水平分析。
- 根据初始检查结果，进一步行基础和全面激素检查，以及基因检测。
- 在许多生育能力低下或不育的病例中广泛涉及内源性或外源性活性氧因素，并通过 DNA 断裂和脂质过氧化等多种机制影响精液质量。抗氧化治疗及改变外源性活性氧的暴露程度，有助于不育的治疗。

致谢　感谢克利夫兰诊所基金会格利克曼泌尿和肾脏研究所所长 Eric Klein 博士的支持。

（吴金香　梅利斌　周辉良 译）

参考文献

[1] The optimal evaluation of the infertile male：American Urological Society Best Practice Statement. American Urological Society：Education and Research Inc，2010.

[2] Said TM, Agarwal A, Sharma RK, et al. Impact of sperm morphology on DNA damage caused by oxidative stress induced by beta-nicotinamide adenine dinucleotide phosphate. Fertil Steril, 2005, 83：95 – 103.

[3] Slama R, et al. Time to pregnancy and semen parameters：a cross-sectional study among fertile couples from four European cities. Hum Reprod, 2002, 17（2）：503 – 515.

[4] Moskovtsev SI, Willis J, White J, et al. Leukocytospermia：relationship to sperm deoxyribonucleic acid integrity in patients evaluated for male factor infertility. Fertil Steril, 2007, 88（3）：737 – 740. Epub 6 Mar 2007.

［5］ Tomlinson MJ, Barratt CL, Cooke ID. Prospective study of leukocytes and leukocyte subpopulations in semen suggests they are not a cause of male infertility. Fertil Steril, 1993, 60: 1069 – 1075.

［6］ Kolettis PN, Sabanegh ES. Significant medical pathology discovered during a male infertility evaluation. J Urol, 2001, 166 (1): 1178 – 1180.

［7］ Franca LR, Avelar GF, Almeida FFL. Spermatogenesis and sperm transit through the epididymis with emphasis on pigs. Theriogenology, 2005, 63: 300 – 318.

［8］ Mortimer D, Leslie EE, Kelly RW, et al. Morphological selection of human spermatozoa in vivo and in vitro. J Reprod Fertil, 1982, 64: 391 – 399.

［9］ Clermont Y, Heller C. Spermatogenesis in man: an estimate of its duration. Science, 1963, 140: 184 – 185.

［10］ Wolff H. The biologic significance of white blood cells in semen. Fertil Steril, 1995, 63 (6): 1143 – 1157, Review.

［11］ Verma A, Kanwar KC. Effect of vitamin E on human sperm motility and lipid peroxidation in vitro. Asian J Androl, 1999, 1 (3): 151 – 154.

［12］ Agarwal A, Deepinder F, Cocuzza M, et al. Effect of vaginal lubricants on sperm motility and chromatin integrity: a prospective comparative study. Fertil Steril, 2008, 89 (2): 375 – 379.

［13］ Kruger TF, Acosta AA, Simmons KF, et al. Predictive value of abnormal sperm morphology in in vitro fertilization. Fertil Steril, 1988, 49: 112 – 127.

［14］ Cendron M, Keating MA, Huff DS, et al. Cryptorchidism, orchiopexy and infertility: a critical long-term retrospective analysis. J Urol, 1989, 142: 559 – 562.

［15］ Charny CW. The spematogenic potential of the undescended testis before and after treatment. J Urol, 1960, 83: 697.

［16］ Misell LM, Holochwost D, Boban D, et al. A stable isotope/mass spectrometric method for measuring the kinetics of human spermatogenesis in vivo. J Urol, 2006, 175: 242 – 246.

［17］ Carlsen E, et al. Effects of ejaculatory frequency and season on variations in semen quality. Fertil Steril, 2004, 82 (2): 358 – 366.

［18］ Bjorndahl L, Kvist U. Sequence of ejaculation affects the spermatozoon as a carrier and its message. Reprod Biomed Online, 2003, 7 (4): 440 – 448.

［19］ Cooper TG, Noonan E, von Eckardstein S, et al. World Health Organization reference values for human semen characteristics. Hum Reprod Update, 2010, 16 (3): 231 – 245.

［20］ Zini A, Blumenfield A, Libman J, et al. Beneficial effect of microsurgioal varicocelectomy on human sperm DNA integrity. Hum Reprod, 2005, 20: 1018 – 1021.

［21］ World Health Organization. World Health Organization: WHO Laboratory Manual for the Examination of Human Semen and Sperm-Cervical Mucus Interaction, 1999.

［22］ Jouannet P, Ducot B, Feneux D, et al. Male factors and the likelihood of pregnancy in infertile couples. I. Study of sperm characteristics. Int J Androl, 1988, 11 (5): 379 – 394.

［23］ Spira A. Eipidemiology of human reproduction. Hum Reprod, 1986, 1: 111 – 115.

［24］ Andersen AG, Jensen TK, Carlsen E, et al. High frequency of sub-optimal semen quality in an unselected population of young men. Hum Reprod, 2000, 15 (2): 366 – 372.

［25］ Fedder J. Nonsperm cells in human semen: with special reference to seminal leukocytes and their possible influence on fertility. Arch Androl, 1996, 36 (1): 41 – 65.

［26］ Sigma M, Jarow J. Male infertility//Wein AJ, Kavoussi LR, Novick AC, et al. Campbell-Walsh urology. 9th ed. Philadelphia: Saunders Elsevier, 2007.

［27］ Agarwal A, Salch RA, Bedaiwy MA. Role of reactive oxygen species in the pathophysiology of human reproduction. Fertil Steril, 2003, 79: 829 – 843.

［28］ Zini A, Libman J. Sperm DNA damage: importance in the era of assisted reproduction. Curr Opin Urol, 2006, 16 (6): 428 – 434.

［29］ Athayde KS, et al. Development of normal reference values for seminal reactive oxygen species and their correlation with leukocytes and semen parameters in a fertile population. J Androl, 2007, 28 (4): 613 –620.

[30] Fredricsson B, Bjork G, Morphology of postcoital spermatozoa in the cervical secretion and its clinical significance. Fertil Steril, 1977, 28: 841 –845.

[31] Mosher WD, Pratt WF. Fecundity and infertility in the United States: incidence and trends. Fertil Steril, 1991, 56: 192.

[32] Mark JL, McMahon R, Lipshultz LI. Predictive parameters of successful varicocele repair. J Urol, 1986, 136: 609 –612.

[33] Gandini L, Lombardo F, Paoli D, et al. Study of apoptotic DNA fragmentation in human spermatozoa. Hum Reprod, 2000, 15 (4): 830 –839.

[34] Lee JD, Kamiguchi Y, Yanagimachi R. Analysis of chromosome constitution of human spermatozoa with normal and aberrant head morphologies after injection into mouse oocytes. Hum Reprod, 1996, 11 (9): 1942 –1946.

[35] Guzick DS, Overstreet JW, Factor-Litvak P, et al. National Cooperative Reproductive Medicine Network. Sperm morphology, molility, and concentration in fertile and infertile men. N Engl J Med, 2001, 345 (19): 1388 –1393.

[36] Oates RD, Silber S, Brown LG, et al. Clinical characterization of 42 oligospermic or azoospermic men with microdeletion of the AZFc region of the Y chromosome, and of 18 children conceived via ICSI. Hum Reprod, 2002, 17 (11): 2813 –2824.

[37] Agarwal A, Said TM. Role of sperm chromatin abnormalities and DNA damage in male infertility. Hum Reprod Update, 2003, 9 (4): 331 –345.

[38] Sanocka D, et al. Male geaital tract inflammation: The role of selected interleukins in regulation of pro-oxidant and antioxidant enzymatic substances in seminal plasma. J Androl, 2003, 24: 448 –455.

[39] Evenson DP, Wixon R. Clinical aspects of sperm DNA fragmentation detection and male infertility. Theriogenology, 2006, 65: 979 –991.

[40] Evenson DP, Larson KL, Jost LK. Sperm chromatin structure assay: Its clinical use for detecing sperm DNA fragmentation in male infertility and comparisons with other techniques. J Androl, 2002, 23: 25 –43.

[41] Li Z, Wang L, Cai J, Huang H. Correlation of sperm DNA damage with IVF and ICSI outcomes: a systematic review and meta-analysis. J Assist Reprod Genet, 2006, 23 (9 –10): 367 –376. Epub 4 Oct 2006.

[42] Griveau JF, Grizard C, Boucher D, et al. Influence of oxygen tension on function of isolated spermatozoa from ejaculates of oligozoospemic patients and normozoospermic fertile donors. Hum Reprod, 1998, 13 (11): 3108 –3113.

[43] O'Flaherty C, de Lamirande E, Gagnon C. Positive role of reactive oxygen species in mammalian sperm capacitation: triggering and modulation of phosphorylation events. Free Radic Biol Med, 2006, 41 (4): 528 –540.

[44] Camejo MI, Segnini A, Proverbio F. Intgerleukin-6 in seminal plasma of infertile men, and lipid peroxidation in their sperm. Arch Androl, 2001, 47: 97 –101.

[45] Martinez P, Provel-bio F, Camejo MI. Sperm lipid peroxidation and pro-inflammatory cytokines. Asian J Androl, 2007, 9: 102 –107.

[46] Silver EW, et al. Effect of antioxidant intake on sperm chromatin stability in healthy nonsmoking men. J Androl, 2005, 26: 550 –556.

[47] Keskes-Ammar L, Feki-Chakroun N, Rebai T, et al. Sperm oxidative stress and the effect of an oral vitamin E and selenium supplement on semen quality in infertile men. Arch Androl, 2003, 49: 83 –94.

[48] Köksal IT, Tefekli A, Usta M, et al. The role of reactive oxygen species in testicular dysfunction

associated with varicocele. BJU Int, 2000, 86（4）: 549 - 552.

［49］ Allamaneni SS, Naughton CK, Shama RK, et al. Increased seminal reactive oxygen species levels in patients with varicoceles correlate with varicocele grade but not with testis size. Fertil Steril, 2004, 82（6）: 1684 - 1686.

［50］ Mostafa T, et al. Varicocelectomy reduces reactive oxygen species levels and increases antioxidant activity of seminal plasma from infertile men with varicocele. Int J Androl, 2001, 24: 261 - 265.

［51］ Evers JLH, Collins JA. Assessment of efficacy of varicocele repair for male subfertility: A systematic review. Lancet, 2003, 361: 1849 - 1852.

［52］ Baker MA, Aitken RJ. Reactive oxygen species in spermatozoa: methods for monitoring and significance for the origins of genetic disease and infertility. Reprod Biol Endocrinol, 2005, 3: 67.

［53］ Report on optimal evaluation of the infertile male. AUA Best Practice Policy and ASRM Practice Committee Report, Volume 1, 2001 ［2009 - 12 - 20］. http: //www. auanet. org.

［54］ Lipshultz LI, Corriere Jr JN. Progressive testicular atrophy in the varicocele patient. J Urol, 1977, 117（2）: 175 - 176.

［55］ Turek PJ, Kim M, Gilbaugh 3rd JH, et al. The clinical characteristics of 82 patients with Sertoli cell-only testis histology. Fertil Steril, 1995, 64（6）: 1197 - 1200.

［56］ Tiepolo L, Zuffardi O. Localization of factors controlling spermatogenesis in the nonfluorescent portion of the human Y chromosome long arm. Hum Genet, 1976, 34: 119 - 124.

［57］ Vogt PH. Human chromosome deletions in Yq11, AZF candidate genes and male infertility: history and update. Mol Hum Reprod, 1998, 4（8）: 739 - 744.

［58］ Lipshultz L. Subfertility//Kaufman JJ. Current urologic therapy. Philadelphia: WB Saunders, 1980.

［59］ World Health Organization, Department of Reproductive Health and Research. WHO laboratory manual for the examination and processing of human semen. 5th ed. Geneva: World Health Organization, 2010.

延伸阅读

［1］ Griveau JF, Renard P, Le Lannou D. Superoxide anion production by human spermatozoa as a part of the ionophore-induced acrosome reaction process. Int J Androl, 199,（2）: 67 - 74.

［2］ Kefer JC, Agarwal A, Sabanegh EC. Role of antioxidants in the treatment of male infertility. Int J Urol, 2009, 16: 449 - 457.

［3］ Kutteh WH, Chao CH, Ritter JO, et al. Vaginal lubricants of the infertile couple: effect on sperm activity. Int J Ferti Menoapusal Stud, 1996, 41: 400 - 404.

［4］ Lampiao F, du Plessis SS. TNF-alpha and IL-6 affect human sperm function by elevation nitric oxide production. Repord Biomed Oline, 2008, 17（5）: 628 - 631.

［5］ Liu DY, Baker HW. Morphology of spermatozoa bound to the zona pellucida of human oocytes that failed to fertilize in vitro. J Repord Fertil, 1992, 94: 71 - 84.

［6］ McLachlan RI, et al. Semen analysis: its place in modern reproductive medical practice. Pathology, 2003, 35（1）: 25 - 33.

［7］ Munuce MJ, Berta CL, Pauluzzi F, et al. Relationship between antisperm antibodies, sperm movement, and semen quality. Urol Int, 2000, 65（4）: 200 - 203.

［8］ Sakkas D, Mariethoz E, Manicardi G, et al. Origin of DNA damage in ejaculated human spermatozoa. Rev Repord, 1999, 4（1）: 31 - 37.

［9］ Shekarriz M, Sharma RK, Thomas Jr AJ, et al. Positive myeloperoxidase staining（Endtz test） as an indictor of excessive reactive oxygen species formation in semen. J Assist Repord Genet, 1995, 12 (2): 70 – 74.

[10] Simmons FA. Human infertility. New Engl J Med, 1956, 255: 1140.

[11] Thonneau P, Marchand S, Tallec A, et al. Incidence and main causes of infertility in a resident population (1 850 000) of three French regions (1988 – 1989). Hum Repord, 1991, 6: 811 – 816.

[12] Tur-Kaspa I, Maor Y, Levran D, et al. How often should infertile men have intercourse to a-chieve conception? Fert Steril, 1994, 62 (2): 370 – 375.

[13] Wilcox AJ, Weinberg CR, Baird DD. Timing of sexual intercourse in relation to ovulation. Effects on the probability of conception, survival of the pregnancy, and sex of the baby. New Engl J Med, 1995, 333 (23): 1517 – 1521.

[14] World Health Organization, Department of Reproductive Health and Research. WHO Laboratory Manual for the Examination and Processing of Human Semen. 5th ed. Geneva: World Health Organization, 2010.

第3章 男性不育诊断中的成像技术

Marcello Cocuzza Sijo J. Parekattil

　　不孕不育影响大约15%的拟生育夫妇，几乎一半的病例是由于男性不育所致。辅助生殖技术（assisted reproductive techniques，ART）越来越多地应用于治疗各种原因引起的精子缺陷，且因其治疗的有效性，甚至有人建议对所有男性因素不育，不管其病因如何，均应采用辅助生殖技术。虽然辅助生殖技术（ART）可以使不孕不育夫妇快速达到怀孕的目的，但较高的费用、潜在的安全问题、非必要的侵入性治疗负担转移给健康女性伴侣等问题，大大缩小了这一治疗方案的应用范围。

　　诊断成像技术可作为男性生育力全面评估的一部分。只有在对详细、直接的病史和体检等彻底评估完成后，才能制订出有效的治疗方法。随着更新的成像方式的引入和改进，影像学临床检查已成为可靠的辅助临床检查，用于诊断各种原因导致的男性不育，包括精索静脉曲张、附睾梗阻、睾丸微小结石、精囊发育不全和射精管梗阻等。影像学在少精子症或无精子症患者评估中起关键作用，可检查到可修复的异常，从而解决妊娠问题。在不育评估过程中，影像学还可以发现潜在危及生命的疾病如睾丸肿瘤。本章介绍了全面评估男性因素的基础方法，以及可以改善可逆性病因男性不育治疗的新兴技术。

M. Cocuzza, MD (✉)
Department of Urology, University of Sao Paulo (USP),
Ave. Dr. Eneas de Carvalho Aguiar, 255, 7 andar, Sala 710F, Sao Paulo, Brazil
e-mail: mcocuzza@uol.com.br

S. J. Parekattil, MD
Director of Urology, Winter Haven Hospital, University of Florida,
200 Avenue F. N. E., Winter Haven, FL 33881, USA
e-mail: sijo.parekattil@winterhavenhospital.org

S. J. Parekattil. A. Agarwal(eds.), *Male Infertility for the Clinician*,
© Springer Science + Business Media New York 2013

引导取精的睾丸组织成像

● 复式多普勒血流成像

睾丸活检并行精子冷冻保存是针对疑似非梗阻性无精子症（nonobstructive azoospermia，NOA）男性的一项操作，有时也用于既往行输精管结扎术的男性（拒绝行输精管复通术）及脊髓损伤（电刺激取精或振动装置取精失败）的男性。最近的研究表明，睾丸内血供良好的区域有可能发现活跃的精子发生。此研究利用详细的彩色多普勒超声和细针引导技术，定位睾丸内精子发生的可能区域。在睾丸活检过程中，作者一直在探索利用经皮手持式多普勒相位测量技术来定位精子发生区域的有效性。

2008 年 9 月至 2009 年 8 月，我们对 6 例睾丸活检患者进行前瞻性双盲对照试验，包括 2 例 NOA 患者、2 例既往行输精管结扎术患者、2 例脊髓损伤患者。采用经皮手持式多普勒（Vascular Technology™，Nashua，NH），对每例患者一侧睾丸的 12 个不同的标记区域进行血流相位测量（扫描每例患者的睾丸，选择体积较大的睾丸）。外科医生随后从同一睾丸标记的 12 个区域（与多普勒分析互盲）活检。然后活检结果与活检前多普勒相位图比较，评估多普勒读数在发现睾丸精子发生部位上是否有预测价值。

分析多普勒相位读数，并开发了一种用于识别具有特殊血流模式睾丸区域的方法。通过分析这些血流模式以评估其与精子发生的相关性，然后创建一个优化的识别精子发生区域的预测模型。基于多普勒相位读数，该模型识别睾丸内有精子区域的准确率为 85%［ROC 曲线下面积（AUC）= 0.8，95% CI 0.6～0.9］。

在睾丸活检时，对睾丸的手持式多普勒相位血流图的初步评估有助于判断精子发生区域。然而，更多患者的数据分析表明其预测价值并未达到最初预期的那样高。因此，在这项技术应用之前，还需要做更多的工作。

● 磁共振波谱成像

原发性少精子症或无精子症，尤其是血清促性腺激素和体检正常的患者，总是存在诊断上的困难。这两种情况可能因输精管道阻塞或因睾丸功能障碍，但预后却完全不同。目前睾丸功能评估采用比较间接的方式，即通过精液参数和激素测定来评判。组织学分析包括通过活检或手术探查获取标本，直接评估睾丸组织。然而，因其可能损害睾丸功能以及它的有创性，因此未被广泛应用于临床。因此，需要无创检查技术在体内评估睾丸功能[1]。

超声是最早用于评估睾丸功能的影像学方法。然而，随着磁共振成像可用性的增强，使其成为进一步评估睾丸功能的非侵入性诊断工具。该技术已用于许多有关睾丸的试验研究[1-2]。在人类，少有磁共振波谱（magnetic resonance spectroscopy，MRS）的报道：一则报道描述其用于监测 1 例睾丸非霍奇金淋巴瘤患者对放疗的反应[3]，其他报道则显示了睾丸原位癌患者睾丸内部的组织特征[4]。此外，MRI 可区分正常健康睾丸与少精子症或无精子症的睾丸[5-6]。

MRS 是一种基于脂质与胆碱水平峰值比的不同来获取活体组织代谢信息的非侵入性技术[7]。这种代谢产物可用于评估生育状态和观察缺血 - 再灌注障碍。

最近，体内氢原子 MRS 采用受激回波采集模式，用短回波时间测量，不仅在正常状态，也可在缺血等疾病的情况下使用，提高对来自包括谷氨酸、胆碱、肌酐和甘氨酸等低分子量代谢产物信号的检测[8]。除了这些代谢产物外，在缺血性睾丸中还可观察到乳酸信号。在氢原子光谱中乳酸信号的存在可用于区分正常和缺血的睾丸[8]。

MRS 是评估睾丸代谢完整性的敏感工具，并能将正常睾丸组织与精子发生显著减少的睾丸组织区分开来。在对非梗阻性无精子症患者获取睾丸精子时，MRS 可通过更好地识别睾丸内孤立的精子发生区域，从而提高精子获取率。睾丸 MRS 可能是一种很有前途的新方法，需要进一步的临床研究来评估其诊断和治疗能力。

精索静脉曲张结扎术中睾丸动脉成像

目前的数据表明，精索静脉曲张的修复确实有效，在大多数对照研究中，通过改善精液参数，可逆转精索静脉曲张对部分患者睾丸功能的有害影响[9]。许多开放式手术已用于修复精索静脉曲张，包括腹膜后、腹股沟和腹股沟下路径手术。与常规精索静脉结扎术相比较，最近对不育男性的开放性腹股沟或腹股沟下显微精索静脉结扎术，已显示出术后自然怀孕率更高、复发率和并发症率更低的优势[10]。腹股沟下途径与腹股沟途径的原理是一样的，但手术切口在腹股沟外环下，不需要打开腹外斜肌腱膜，从而可减少术后疼痛。

腹股沟下显微精索静脉结扎术是大多数专家的首选方法。手术显微镜的使用可以保留睾丸动脉和淋巴管，术后复发率及鞘膜积液发生率较低[11]。另一方面，精索在腹股沟下水平有更多数量的精索内静脉，并可能遇到多支精索动脉[12]，既往研究表明，在腹股沟下水平行显微精索静脉结扎过程中，约 40% 的精索内发现多支精索动脉[12-13]。主要精索动脉的识别可通过清晰可见的动脉搏动和（或）经轻提及部分夹闭血管后出现的前向搏动血流加以确认。然而，细小、次要的动脉的识别并不总是显而易见的，一个连接 9.3 MHz VTI 公司生产的手术多普勒无菌术中探头和一次性血流探测探头（Vascular Technology Inc.，USA）（彩

图 3.1，P$_{309}$）已应用于此[14-15]。因此，意外的、无法识别的精索小动脉被结扎的发生率比报道的要高[16]。以下是可以解释损伤发生的一些原因：首先，动脉尺寸小到难以识别其搏动；其次，解剖时对血管的积极操作会导致血管痉挛，致难以辨识的动脉搏动；再者，动脉趋向接近或包埋于复杂的静脉分支中[16]。此时，使用血管多普勒有助于保留动脉分支（彩图 3.2，P$_{309}$）。尽管对精索静脉曲张术中保留所有睾丸动脉分支的必要性尚未达成共识[17-18]，但如果不这样做，在某些情况下可能导致精液参数无法获得最佳改善[19]。

最近一项研究表明，腹股沟下方精索静脉结扎术中合并使用血管多普勒，可使更多的动脉分支得以识别和保留[20]。研究表明，使用或不使用多普勒血管手术设备时，精索单根动脉的识别率分别为 45.5% 和 69.5%，2 根动脉的识别率分别为 43.5% 和 28.5%，3 根及 3 根以上的动脉识别率分别为 11% 和 2%。此外，作者认为术中使用多普勒可结扎更多的精索内静脉（表 3.1）。腹股沟下途径手术中使用多普勒，可给外科医生更多的信心，以解剖围绕在动脉周围的密集、复杂的贴壁静脉（95% 的病例存在这种情况）[12]。动脉意外被结扎后，在显微镜放大下表现为结扎血管残端的搏动，应用多普勒后，这种现象较少见[20]。

最近研究显示，静脉结扎总数量与总的精子活动率和精子浓度的改善显著相关，具有临床意义[21-22]。这些结果表明，结扎大量的静脉可减少反流，进而减少对精子发生的损害。

表 3.1　在腹股沟下显微精索静脉手术中，对 377 条精索解剖时使用或不使用血管多普勒，评估术中精索内静脉结扎数量、淋巴管保留数量、动脉保留及损伤数量

变量	使用多普勒 （225 条精索）	未使用多普勒 （152 条精索）	P
静脉结扎数量[a]	8.0（3.1）	7.3（2.8）	0.02
动脉保留数量[a]	1.6（0.6）	1.3（0.5）	<0.01
动脉损伤数量[b]	0	2.0（1.1%）	0.06
淋巴管保留数量[a]	2.2（1.2）	2.0（1.5）	0.21
单侧修复手术时间（min）[a]	52.8±17.8	53.0±36.7	0.98
双侧修复手术时间（min）[a]	101.0±16.2	101.9±16.3	0.37

[a]值为均数±标准差，比较采用 Student 单侧 t 检验

[b]值为数量（%），比较采用卡方检验，P<0.05 认为有统计学意义

经 Elsevier Inc. 许可，引自 Cocuzza 等[20]

译者注：对表中 a、b 标注似有疑问，因未能与原作者取得联系，故保留原书表述

不育患者睾丸病变的处理

● 不育患者保留器官的睾丸肿瘤显微切除术

流行病学研究发现，在过去的 20 年中，睾丸癌的发病率在全球范围内可能有所增加，尤其是在工业化发达国家[23]。解释之一是，超声作为筛选方法在医疗实践各领域的广泛应用，包括泌尿系中的阴囊超声[24-25]。

对于双侧睾丸肿瘤（图 3.3）或者单个睾丸肿瘤患者，金标准治疗方法是进行根治性睾丸切除术，但会导致永久性不育、终身依赖雄激素替代治疗，以及年轻患者去势后的心理问题[26]。因此，有报道器官保留手术对选择性患者是一个安全的处理方式，特别是对渴望保留生育能力的不育男性[27-29]。德国睾丸癌研究组为睾丸肿瘤行保留睾丸手术制订了一个指导原则，包括在精索夹闭过程中冷缺血，限应用于小于 20mm 的未侵入睾丸网的局限性肿瘤、瘤床的多点活检，并辅助性应用局部放疗根除原位癌，避免局部复发[29]。

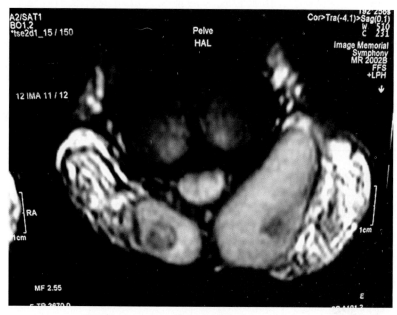

图 3.3　磁共振显示双侧睾丸内实质性病变

睾丸生殖细胞肿瘤是育龄男性最常见的恶性肿瘤类型[30-31]。然而，在男科检查过程中，由阴囊超声诊断的大多数偶发、不可触及、标志物阴性的睾丸病变表现出良性病程，手术方式应尽可能保守地保留睾丸实质[32]。此时，最重要的一步是冷冻切片分析的确认，它是经验丰富的病理学家评估小的偶发睾丸肿瘤所采用的有效方法[33]。睾丸肿块切除过程中，高效的肿瘤冷冻切片分析效率，有助于手术保留器官，降低术中面临艰难决定出现的概率[34]。

由于显微外科技术的进步，部分睾丸切除术被当作不育男性的一线治疗方法，甚至对于不可触及的小的睾丸病变[27,35-36]。而且，表现为无精子症和偶发睾丸病变的不育患者，目前也有机会成为其遗传学上子代的父亲[37]。器官保留手术、显微睾丸切开取精、精子冷冻保存和辅助生殖技术的结合，为保存男性生育能力提供了有效的方法，即便是无精子症患者[38]。Hallak 等对完整的步骤详尽描述如下[35]：在操作过程中，睾丸可以通过腹股沟切口显露，遵守无瘤原则，以避免任何潜在的肿瘤细胞溢出。输精管需从精索中小心游离出来，用精细血管钳横跨精索以阻断血流（彩图 3.4，P310）。可用冰块防止热缺血，在远离肿瘤的位置插入温度探头，控制温度在 12～15℃（彩图 3.5 和 3.6，P310）。线性超声传感器在 15MHz 下，实时术中引导 30 号 10cm 长立体定位钩形针（Guiding-Marker System；Hakko，Tokyo，Japan）放置于邻近肿瘤部位，指导显微手术切除（彩图 3.7，P311；图 3.8）。使用外科手术显微镜，沿着肿瘤邻近实质组织，可以轻柔地切除肿瘤（彩图 3.9，P311）。必须行冷冻切片分析，若证实为恶性，瘤腔边缘应活检，确保留下的实质无残余肿瘤。活检组织送冷冻切片后，睾丸实质必须精细显微切割，以鉴别功能性生精小管，正如 Schlegel 所报道的[38]。选择扩张的、不透明的生精小管进行切割后，80% 的病例可获得可用的精子用于冷冻保存[35]。这一过程整合了男性不育领域的现代技术，结合了睾丸血管解剖、肿瘤学、显微外科、器官保存、组织制备和精子冷冻保存等知识。

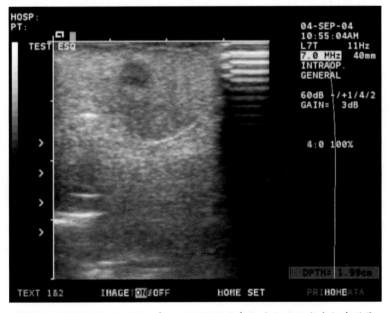

图 3.8　图像显示对一低回声、不可触及的睾丸病变施行术中超声引导实时穿刺定位

应用冷冻睾丸精子行胞浆内单精子注射这一可能性，为无精子的不育男性提供了拥有他们自身遗传学上的后代的机会[37]。需要谨记的是，这种方法仅适用于对想保留生育力的睾丸肿瘤患者处置经验丰富的生殖中心。

● **睾丸微石症**

睾丸微石症（testicular microlithiasis，TM）是一种病因不明、导致生精小管内钙化的病变。对临床有指征行阴囊超声检查的成年男性，TM 检出率为0.6%[39]。虽然 TM 并不常见，但其与许多疾病如克氏综合征、隐睾、精索静脉曲张、睾丸萎缩、睾丸扭转、睾丸肿瘤及不育相关[40-43]。结石影响精子发生的机制不明[43]。阴囊超声具有诊断价值，典型表现为睾丸内小回声灶（1~3mm）。

TM 的临床意义存在争议，因其文献报道结果不一。因此，有关 TM 患者后续的随访间隔及持续时间存在相互矛盾的建议，其初始的处置策略也一样。引起泌尿科医师关注的是其与睾丸癌可能存在联系[44]。尽管 TM 通常存在于患有生殖细胞肿瘤的患者，但 TM 和睾丸肿瘤似乎无明确关联[45]。因此，此时应根据睾丸癌发生的危险因素来决定随访，而不应考虑 TM 的存在与否[46]。对至少有一种额外的睾丸生殖细胞肿瘤危险因素的选择性患者群，Casteren 等建议行睾丸活检[47]。同样，目前尚无确切证据证明 TM 本身可造成不育。TM 可能不是直接导致生殖功能下降的原因，而是由潜在的睾丸异常或相关疾病如隐睾所致[48]。

精囊及射精管成像

Turek 等最近展示了经直肠精道动力学检测（精囊的压力 - 血流研究）技术，评估部分射精管梗阻（ejaculatory duct obstruction，EDO）[49]。研究者一直通过 3D 经直肠超声成像和探针定位系统（Target Scan Touch，Envisioneering，St. Louis，MO）进行精囊动力学研究，以治疗部分 EDO 引起的死精子症。2008 年 1月，对 1 例死精子症（精子存活染色）和低射精量（<0.5 ml）的男性采用 3D经直肠超声探针引导系统行精囊动力学检测来评估 EDO。这个系统是利用插入并维持在精囊内的一个可弯曲探针，行精道动力学检测。是否行经尿道射精管去顶术取决于动力学检测时测得的压力读数。

该患者没有可见的左侧精囊，右侧精囊扩大（>1.5cm）。该系统提供了一个简单稳定的引导平台，便于可弯曲探针放置并保留在右侧精囊内。患者右侧精囊的排空延迟（同时用膀胱镜检查尿道内射精管），压力读数为41cm H_2O。行经尿道右射精管去顶术，术后精囊压力读数下降至31cm H_2O。膀胱镜检查发现右侧精囊术后排空及时。术后，患者早期有逆行性射精；术后 1 年，患者射精量达1ml，每高倍视野含 70×10^6 个精子，活力为64%。

运用 3D 经直肠超声探针引导系统行精道动力学检测，对治疗死精子症和局部 EDO 患者是可行的，并且可提高外科医生进行动力学检测时的舒适度；未来仍需对其行进一步测试和评估。

专家评论

约半数的不孕不育病例与男性因素有关。因此，明确病理并治疗男性因素，可以让不育夫妇恢复生育能力并通过自然受孕获得子代。不育症管理的目标是诊断不育症的可逆性病因并进行治疗，以改善精液参数、获得妊娠。尽管对不育男性的诊断检查取得了进步，但仍有高达 25% 的患者表现为无法确定病因的精液异常[50]。这种情况被称为特发性男性不育症，通常采用基于理论概念的非特异性治疗。各种经验治疗方案被推荐用于治疗这些患者，且大多数经验疗法已被重复的随机对照研究证实有效。尽管辅助生殖技术可解决严重男性因素导致的不育，但对归类为特发性不育的不育夫妇采用辅助生殖技术属于过度治疗。

研究者对未来充满期待和希望，所讨论的先进技术不仅提供了新的治疗方案，而且将减少未能明确诊断怀孕失败原因的夫妇数量。毫无疑问，本章所述的技术进步，都将通过男科专家的努力，不断推动不育男性管理先驱手段的发展。不育领域的影像学应用不再仅用于诊断，也成为如上所述的更精确外科手术程序的一部分。

5 年展望

近几年来，生殖医学取得了许多进展。以往认为无法治疗的不育夫妇，现在有机会成为遗传学上的父母。辅助生殖技术为不育家庭提供了极好的机会，已经成为治疗不育夫妇的常规手段。卵胞浆内单精子显微注射（ICSI）作为男性不育的一个有效治疗方法，得到越来越多的应用，已成为克服多种精子缺陷的适用手段。即便那些潜在的、可治疗的病因导致的男性不育，也可以通过辅助生殖技术代替特殊治疗获得生育。

本章旨在探讨影像成像方式在男性不育治疗中的潜在作用。与影像科医生的协作，为泌尿外科手术中成像技术的探索和扩展提供了丰富的机会。由于各种成像和组织特征化方法的不断改进，未来的外科医生将有许多工具可用于改善术中的外科决策。只有通过循证医学的评估和评价，才能深入了解这些新技术对泌尿外科领域的真正影响。然而，需要进一步的研究来确认这些技术是否可以广泛用于临床实践。

精索静脉结扎术中的技术进步包括显微镜的光学放大、显微外科操作技能和血管多普勒应用，最大限度地保护了患者的睾丸动脉血供。然而，需要更多的研究才能更好地阐明精索静脉曲张手术中使用多普勒是否能改善睾丸功能和精液参数。

睾丸筛查新方法如 MRS，似乎有望用于睾丸精子获取。通过确定非梗阻性无精子症男性睾丸内部可能含有可用精子的位置，会降低睾丸损伤的可能性。

关键问题

MRS 是评估睾丸代谢完整性的敏感手段，并能将正常睾丸组织与精子发生显著减退的睾丸组织区分开。MRS 可通过更好地识别睾丸内孤立精子发生区域，提高非梗阻性无精子症男性睾丸精子穿刺过程中的精子获取率。睾丸 MRS 可能是一个有前景的技术，需要进一步临床研究，以充分评估其诊断和治疗效能。

显微外科技术仍然是精索静脉曲张治疗的金标准，但术中同时使用多普勒应视为一种提高手术疗效和安全性的方法。

显微精索静脉结扎术中使用血管多普勒，有利于保留更多动脉分支，并结扎更多精索内静脉。

对于无精子症的不育男性及偶发性睾丸占位患者而言，保留器官的睾丸肿瘤显微切除术与睾丸显微取精及组织冷冻相结合，可能是一个吸引人的选择，尤其是单睾或双侧睾丸肿瘤的患者。本章所描述的技术是一种精确的方法，可重复性很高。

尽管对睾丸微石症有更多的认知，但是目前尚缺乏明确定义，而且发病原因仍未阐明，这导致治疗和随访因无统一标准而比较混乱。无令人信服的证据表明单独的睾丸微石症是癌前病变。然而，当伴随着其他潜在癌前病变特征时，作者建议每年进行 1 次超声随访。随着对睾丸微石症患者更长期的随访，其导致癌症的真正可能性将被阐明，并可建立更多的以证据为基础的指南。

致谢 感谢克利夫兰诊所 Ashok Agarwal 的支持与鼓励。

（刘玉林　夏欣一　周辉良 译）

参考文献

[1] Sasagawa I, Nakada T, Kubota Y, et al. In vivo 31P magnetic resonance spectroscopy for evaluation of testicular function in cryptorchid rats. J Urol, 1995, 154 (4): 1557 – 1559.

[2] Srinivas M, Degaonkar M, Chandrasekharam VV, et al. Potential of MRI and 31P MRS in the evaluation of experimental testicular trauma. Urology, 2002, 59 (6): 969 – 972.

[3] Kiricuta IC, Bluemm RG, Ruhl J, et al. 31 – P MR spectroscopy and MRI of a testicular non-

Hodgkin lymphoma recurrence to monitor response to irradiation. A case report. Strahlenther Onkol, 1994, 170 (6): 359 – 364.

[4] Thomsen C, Jensen KE, Giwercman A, et al. Magnetic resonance: in vivo tissue characterization of the testes in patients with carcinoma-in-situ of the testis and healthy subjects. Int J Androl, 1987, 10 (1): 191 – 198.

[5] Chew WM, Hricak H, McClure RD, et al. In vivo human testicular function assessed with P-31 MR spectroscopy. Radiology, 1990, 177 (3): 743 – 747.

[6] van der Grond J, Laven JS, te Velde ER, et al. Abnormal testicular function: potential of P-31 MR spectroscopy in diagnosis. Radiology, 1991, 179 (2): 433 – 436.

[7] Navon G, Cogol E, Weissenberg R. Phosphorus-31 and proton NMR analysis of reproductive organs of male rats. Arch Androl, 1985, 15 (2 – 3): 153 – 157.

[8] Yamaguchi M, Mitsumori F, Watanabe H, et al. In vivo localized 1 H MR spectroscopy of rat testes: stimulated echo acquisitlon mode (STEAM) combined with short TI inversion recovery (STIR) improves the detection of metabolite sigrnals. Magn Reson Med, 2006, 55 (4): 749 – 754.

[9] Agarwal A, Deepinlier F, Cocuzza M, et al. Efficacy of varicocelectomy in improving semen parameters: new meta-analytical approach. Urology, 2007, 70 (3): 532 – 528.

[10] Cayan S, Shavakhabov S, Kadioglu A. Treatment of palpable varicocele in infertile men: a meta-analysis to define the best technique. J Androl, 2009, 30 (1): 33 – 40.

[11] Goldstein M, Gilbert BR, Dicker AP, et al. Microsurgical inguinal varicocelectomy with delivery of the testis: an artery and lymphatic sparing technique. J Urol, 1992, 148 (6): 1808 – 1811.

[12] Hopps CV, Lemer ML, Schlegel PN, et al. Intraoperative varicocele anatomy: a microscopic study of the inguinal versus subinguinal approach. J Urol, 2003, 170 (6 Pt 1): 2366 – 2370.

[13] Grober ED, O'Brien J, Jarvi KA, et al. Preservation of testicular arteries during subinguinal microsurgical varicocelectomy: clinlcal considerations. J Androl, 2004, 25 (5): 740 – 743.

[14] Minevich E, Wacksman J, Lewis AG, et al. Inguinal microsurgical varicocelectomy in the adolescent: technique and preliminary results. J Urol, 1998, 159 (3): 1022 – 1024.

[15] Wosnitzer M, Roth JA. Optical magnification and Doppler ultrasound probe for varicocelectomy. Urology, 1983, 22 (1): 24 – 26.

[16] Chan PT, Wright EJ, Goldstein M. Incidence and postoperative outcomes of accidental ligation of the testicular artery during microsurgical varicocelectomy. J Urol, 2005, 173 (2): 482 – 484.

[17] Matsuda T, Horii Y, Yoshida O. Should the testicular artery be preserved atvaricocelectomy? J Urol, 1993, 149 (5 Pt 2): 1357 – 1360.

[18] Student V, Zatura F. Scheinar J, et al. Testicle hemodynamics in patients after laparoscopic varlcoceleclomy evaluated using color Doppler sonography. Eur Urol, 1998, 33 (1): 91 – 93.

[19] Penn I, Mackie G. Halgrimson CG, et al. Testicular complications following renal transplantation. Ann Surg, 1972, 176 (6): 697 – 699.

[20] Cocuzza. M, Pagani R, Coelho R, et al. The systematic use of intraoperative vascular Doppler ultrasound during microsurgical subinguinal varicocelectomy improves precise identification and preservation of testicular blood supply. Fertil Steril, 2010, 93 (7): 2396 – 2399.

[21] Belani JS, Yan Y, Naughton CK. Does varicocele grade predict vein number and size at microsurgical subinguinal repair? Urology, 2004, 64 (1): 137 – 139.

[22] Pasqualotto FF, Lucon AM, de Goes PM, et al. Relationship between the number of veins ligated in a varicocelectomy with testicular volume, hormonal levels and semen parameters outcome. J Assist Reprod Genet, 2005, 22 (6): 245 – 249.

[23] Huyghe E, Matsuda T, Thonneau P. Increasing incidence of testicular cancer worldwide: a review. J Urol, 2003, 170 (1): 5 – 11.

[24] Horstman WG, Haluszka MM, Burkhard TK. Management of testicular masses incidentally discovered by ultrasound. J Urol, 1994, 151 (5): 1263 – 1265.

[25] Carmignani L, Gadda F, Mancini M, et al. Detection of testicular ultrasonographic lesions in severe male infertility. J Urol, 2004, 172 (3): 1045 – 1047.

[26] Fossa SD, Opjordsmoen S. Haug E. Androgen replacement and quality of life in patients treated for bilateral testicular cancer. Eur J Cancer, 1999, 35 (8): 1220 – 1225.

[27] Colpi GM, Carmignani L, Nerva F, et al. Testicular-sparing microsurgery for suspected testicular masses. BJU Int, 2005, 96 (1): 67 – 69.

[28] Yossepowitch O, Baniel J. Role of organ-sparing surgery in germ cell tumors of the testis. Urology, 2004, 63 (3): 421 – 427.

[29] Heidenreich A. Weissbach L, Holtl W, et al. Organ sparing surgery for malignant germ cell tumor of the testis. J Urol, 2001, 166 (6): 2161 – 2165.

[30] Bokemeyer C, Schmoll HJ, Sohoffski P, et al. Bilateral testicular tumours: prevalence and clinical implications. Eur J Cancer, 1993, 29A (6): 874 – 876.

[31] Coleman MP, Esteve J, Damiecki P, et al. Trends in cancer incidence and mortality. IARC Sci Publ, 1993, 121: 1 – 806.

[32] Carmignani L, Gadda F, Gazzano O, et al. High incidence of benign testicular neoplasms diagnosed by ultrasound. J Urol, 2003, 170 (5): 1783 – 1786.

[33] Leroy X, Rigot JM, Aubert S, et al. Value of frozen section examination for the management of nonpalpable incidental testicular tumors. Eur Urol, 2003, 44 (4): 458 – 460.

[34] Steiner H, Holtl L, Maneschg C, et al. Frozen section analysis-guided organ-sparing approach in testicular tumors: technique, feasibility, and long-terrn results. Urology, 2003, 62 (3): 508 – 513.

[35] Hallak J, Cocuzza M, Sarkis AS, et al. Organ-sparing microsurgical resection of incidental testicular tumors plus microdissection for sperm extraction and cryopreservation in azoospermic patients: surgical aspects and teohnical refinements. Urology, 2009, 73 (4): 887 – 891, discussion 891 – 82.

[36] Binsaleh S, Sircar K, Chan PT. Feasibility of simultaneous testicular microdissection for sperm retrieval and ipsilateral testicular tumor resection in azoospermic men. J Androl, 2004, 25 (6): 867 – 871.

[37] Oates RD, Mulhall J, Burgess C, et al. Fertilization and pregnancy using intentionally cryopreserved testicular tissue as the sperm source for intracytoplasmic sperm injection in 10 men with non-obstructive azoospermia. Hum Reprod, 1997, 12 (4): 734 – 739.

[38] Schlegel PN. Testicular sperm extraction: microdissection improves sperm yield with minimal tissue excision. Hum Reprod, 1999, 14 (1): 131 – 135.

[39] Hobarth K, Susani M, Szabo N, et al. Incidence of testicular microlithiasis. Urology, 1992, 40 (5): 464 – 467.

[40] Ganem JP, Workman KR, Shaban SF. Testicular microlithiasis is associated with testicular pathology. Urology, 1999, 53 (1): 209 – 213.

[41] Aizenstein RI, DiDomenico D, Wilbur AC, et al. Testicular microlithiasis: association with male infertility. J Clin Ultrasound, 1998, 26 (4): 195 – 198.

[42] Vrachliotis TG, Neal DE. Unilateral testicular microlithiasis associated with a seminoma. J Clin Ultrasound, 1997, 25 (9): 505 – 507.

[43] Qublan HS, Al-Okoor K, Al-Ghoweri AS, et al. Sonographic spectrum of scrotal abnormalities in infertile men. J Clin Ultrasound, 2007, 35 (8): 437 – 441.

[44] Ringdahl E, Claybrook K, Teague JL, et al. Testicular microlithiasis and its relation to testicu-

lar cancer on ultrasound findings of symptomatic men. J Urol, 2004, 172 (5 Pt 1): 1904 – 1906.

[45] Rashid HH, Cos LR, Weinberg E, et al. Testicular microlithiasis: a review and its association with testicular cancer. Urol Oncol, 2004, 22 (4): 285 – 289.

[46] Dagash H, Macklnnon EA. Testicular microlithiasis: what does it mean clinically? BJU Int, 2007, 99 (1): 157 – 160.

[47] van Casteren NJ, Looijenga LH, Dohle GR. Testicular microlithiasis and carcinoma in situ overview and proposed clinical guideline. Int J Androl, 2009, 32 (4): 279 – 287.

[48] Miller RL, Wissman R, White S, et al. Testicular microlithiasis: a benign condition with a malignant association. J Clin Ultrasound, 1996, 24 (4): 197 – 202.

[49] Eisenberg ML, Walsh TJ, Oarcia MM, et al. Ejaculatory duct manometry in normal men and in patients with ejaculatory duct obstruction. J Urol, 2008, 180 (1): 255 – 260, discussion 260.

[50] Greenberg SH, Lipshultz LI, Wei AJ. Experience with 425 subfertile male patients. J Urol, 1978, 119 (4): 507 – 510.

第 4 章　男性不育的遗传因素

Orhan Bukulmez

遗传异常可能占男性不育症的 15% ~ 30%[1]，男性生殖道发育、性腺发育及与精子发生有关的功能基因和基因组调控异常均可能与男性不育有关。尽管许多遗传因素还有待阐明，许多预测性的遗传异常也并未用于临床诊断，但仍有必要评估目前有关男性生殖系统疾病的遗传学基础。

男性性发育的基因组调控

性别特异性发育简单地取决于胚胎时期双向潜能性结构——生殖嵴——是发育成睾丸还是卵巢组织。男性决定基因位于 Y 染色体上，即 *Sry* 基因（性别决定区域 Y），其存在及功能正常是男性发育的前提。*Sry* 基因可刺激一组特异的生殖嵴细胞分化成支持细胞，与生殖细胞相互作用并滋养之。支持细胞在睾丸形成所需的其他类型细胞（如生殖细胞与类固醇激素生成细胞）的分化中发挥调节作用[2]。如果 *Sry* 功能缺失，发育路径将向女性分化，尽管事实上性发育更为复杂，并涉及多个分子信号网络，而这些路径的脆弱反映了一个事实，即性发育异常是最常见的一种出生缺陷。这些性别发育异常从尿道下裂到完全性性别模糊，乃至性反转，常与不育有关。

● 睾丸发育

未分化生殖嵴的早期形成是睾丸发育的必要条件。对小鼠的研究已经显示一些转录因子基因为这一过程所必需。这些基因包括空通气孔同源盒 2 基因

O. Bukulmez, MD
Division of Reproductive Endocrinology and Infertility, Department of Obstetrics and
Gynecology, University of Texas Southwestern Medical Center, 5323 Harry Hines Boulevard,
Dallas, TX 75390 – 9032, USA
e-mail: orhan. bukulmez@ utsouthwestern. edu, obukulmez@ obgyn. ufl. edu

S. J. Parekattil, A. Agarwal (eds.), *Male Infertility for the Clinician*,
© Springer Science + Business Media New York 2013

（*Emx*2）、GATA 结合蛋白 4 基因（*GATA*4）、Lim 同源盒蛋白 9 基因（*Lhx*9）、类固醇生成因子 1 基因（*SF* – 1/*NR5A1*）、X 染色体上剂量敏感的性别反转先天性肾上腺发育不良基因 1（*DAX* – 1/*NrOb1*）及 Wilms 瘤基因 1（*WT* –1）[3-8]。*WT* –1 与 *SF* – 1 在人类生殖嵴形成中起着关键作用，且两者在性别特异性性腺发育中均起重要作用[9-10]。另一方面，*DAX* – 1 水平和表达阈值在男性与女性的功能发育中发挥重要作用[8]。

  Sry 的适时表达对睾丸发育起重要作用[11]。正如在小鼠的研究中所证实，*Sry* 在空间上呈动态表达，在生殖嵴中的表达呈波状起始，有一短暂的峰值，然后表达下降[12-13]。目前还不清楚 *Sry* 基因这种特异、严谨的调控机制。当出现 *WT* –1、*GATA*4、*FOG*2（friend of *GATA*）和胰岛素受体家族基因的剪接变异体时，*Sry* 表达降低[14-15]。在 XY 性反转、单侧或双侧卵睾体中，*Sry* 延迟表达，使睾丸延迟形成[16-17]。目前的研究显示，在支持细胞的前体细胞中，*Sry* 的表达必须在一个特异性时间窗内达到某个阈值，才有助于睾丸发育。*Sry* 编码能结合弯曲 DNA 的高迁移率族（high mobility group，HMG）核蛋白。

  Sry 下游的其他因子，例如 SRY 盒基因 9（*SOX*9）、*SOX*8 基因、*DAX* – 1 及成纤维细胞生长因子 9（FGF9），这些因子在支持细胞分化及功能中发挥重要作用[2]。*SOX*9 被视为男性发育路径中的重要组分并在早期发挥重要作用。

  对睾丸精索的发育及其完整性而言，睾丸生精小管周围肌样细胞是必需的。这些细胞的分化与支持细胞特异性分泌沙漠刺猬因子（desert hedgehog，DHH）有关。DHH 受体碎片蛋白（DHH receptor patched，PTC）在管周肌样细胞与间质细胞上表达。研究证实，小鼠 *DHH* 的无效突变可导致管周肌样细胞与间质细胞分化受损，进而导致雄性雌性化[18-19]。人类 *DHH* 突变导致部分或完全性 XY 性腺发育不全，并伴随精索形成受损及睾酮水平降低[20-21]。

  胎儿睾丸间质细胞发育对男性性分化至关重要。在间质细胞分化中起重要作用的候选基因包括无芒相关同源盒基因（*ARX*）、X – 连锁 α 地中海贫血/智力发育迟缓综合征基因（*ATRX*），以及血小板源性生长因子（platelet derived growth factor，PDGF）及其受体（PDGFRA）基因[22-24]。

  原始生殖细胞从其位于胚胎后部的起源处，通过后肠迁移到达生殖嵴，并在生殖嵴与体细胞相互作用形成原始性索。原始生殖细胞迁移借助于干扰素诱导的跨膜蛋白 1 和 3（IFITM1 和 IFITM3）[25]。基质细胞衍生因子 1（SDF1）及其受体 CXCR4 在生殖嵴的形成中发挥作用[26]。

● 睾丸下降

  睾丸下降发生在两个阶段。人类睾丸下降的经腹阶段发生在孕 8～15 周，受间质细胞分泌的胰岛素样激素 3（INSL3）控制，通过其受体 LGR8（亦称

GREAT）发挥作用[27]。睾丸下降的腹股沟阴囊阶段通常在孕35周完成，神经递质降钙素基因相关多肽（CGRP或CALCA）促进这一阶段的完成，这些因子在雄激素的影响下由生殖股神经释放。与雄激素信号通路及那些编码转录因子HOXA10、HOXA11有关的基因发生突变，以及伴有短暂免疫异常的发育迟缓和性发育迟缓（developmentally and sexually retarded with transient immune abnormalities，DESRT）均可导致睾丸下降停滞于第二个阶段[28]。

精子发生

精子发生涉及许多基因及分子。例如，仅精子特异性膜蛋白的数量估计已超过200个[29]。通过使用cDNA微阵列芯片，已知人类有超过100个基因参与精子发生的调节[30]。一项研究显示，随着减数分裂的开始，1652个基因的表达增加，其中351个基因只在男性生殖系中表达[31]。同样，有许多基因参与精子DNA浓缩、精子成熟、黏附及运动。已有综述全面阐述了与男性生殖细胞及精子发生有关的基因与蛋白[32]。该综述报道有178个基因与精原细胞、精母细胞及支持细胞有关[32]。这些基因都位于常染色体与性染色体上。

在无精子症患者中，Yq上缺失的区域已备受临床关注。从无精症患者Y染色体上检测到的 DAZ 基因隶属于一个由3个基因构成的基因家族：DAZ、BOULE 及 DAZ 样基因。它们的蛋白包含一组高度保守的RNA结合基序[33]。DAZ蛋白与RNAs结合，可能参与mRNA表达的转录后调节[34]。DAZ 基因家族仅在生殖细胞中表达。

在一些男性不育患者中，可见多种类型的Y染色体部分缺失[35]。这些与不育相关的缺失并不是遗传来的[36]，且大多数不育男性并没有显示Yq上有突变或缺失。事实上，与精子发生有关的主要基因位于常染色体上[32,37]。例如，位于常染色体上的鱼精蛋白（protamine，PRM）与过渡蛋白（transition protein，TPN）基因参与组蛋白向鱼精蛋白的转换，这些基因突变可见于1/300～1/200的日本男性不育患者[37]。

对小鼠的研究显示，X染色体也富含产生精子的基因，这些基因在减数分裂前及减数分裂后的生殖细胞中发挥作用[38]。在人类，X染色体上的基因在精子发生中起重要作用，例如在Xp11.22－p11.21上有染色体结构维持蛋白1A（减数分裂凝聚复合体组分，SMC1A），在Xq13.1上有睾丸表达蛋白11（仅在男性生殖细胞表达的结合蛋白，TEX11）。X染色体似乎在哺乳动物精子发生的减数分裂前期发挥更重要的作用。

男性生殖道发育

成熟男性的生殖道由Wolffian管（中肾管）发育而来。尿生殖窦通过发育形成前列腺参与生殖道形成。在 XY 胚胎中，睾丸支持细胞分泌抗米勒管激素（anti-Müllerian hormone，AMH），促进米勒管（副中肾管）的主动退化。AMH 与位于米勒管间充质细胞表面的受体 AMHR2 结合，诱导分泌基质金属蛋白酶 2（MMP2），导致米勒管上皮细胞凋亡[39]。在人类，这一过程发生障碍可导致持续性米勒管综合征（persistent Müllerian duct syndrome，PMDS），即一种常染色体隐性遗传病，可导致男性不育[40-41]。

在睾酮的作用下，Wolffian 管分化形成附睾、输精管及精囊[42]。缺乏雄激素受体的小鼠表现为附睾、输精管或精囊发育不全。骨形态发生蛋白 4（BMP4）、BMP7、BMP8，*HOXA*10 及 *HOXA*11 基因在附睾发育过程中起重要作用。成纤维细胞生长因子 10（FGF10）和生长分化因子 7（GDF7）在精囊的正常发育过程中必不可少[2]。

● 男性外生殖器发育

男性外生殖器发育很大程度上依赖于生殖结节间充质中 5α 还原酶的表达，5α 还原酶将睾酮转化为 5α 双氢睾酮，即雄激素受体最有效的配体。5α 还原酶的突变可导致男性外生殖器及前列腺发育异常。

完全性雄激素不敏感综合征因 X-连锁的 *AR* 基因突变，导致 XY 性反转。但是部分雄激素不敏感综合征的表型多样，从性别不明到男性不育。其他参与男性外生殖器发育的重要调节因子包括细胞表面分子如 ephrins 及其受体（Ephs）、Wnts、FGFs、BMPs、头蛋白及 *Hox* 基因[2,43]。尿道融合缺陷导致尿道下裂。有研究报道在手足生殖器综合征患者中，可见 *HOXA*13 与 *HOXD*13 基因突变，这些基因在尿道下裂的发病机制中占有重要地位[44]。

男性不育相关遗传缺陷

● 染色体的数目与结构异常

不育男性中染色体异常的发生率比生育男性高 8~10 倍[45]。5% 的不育男性可检测出染色体异常，而在无精子症男性中这一比例可达 15%[1]。一项对 9766 例无精子症与严重少精子症男性的回顾性研究显示，性染色体与常染色体异常分别占不育男性的 4.2% 和 1.5%；而在对照人群中，则分别占 0.14% 与 0.25%[46]。需要注意的是，有报道 0.37% 的精液参数正常的捐精者存在染色体易位[47]。

非整倍体是不育男性最常见的染色体异常[48]。尽管涉及许多常染色体与性染色体，但最常见的是克氏综合征、XYY 综合征、XX 男性综合征、混合型性腺发育不全、染色体易位及 Y 染色体微缺失。尤其是非梗阻性无精子症男性，其非整倍体的发生率高达 13.7%，且主要为染色体数目或结构缺陷[49]。在少精子症男性中，4.6% 为常染色体易位或倒位[50]。性染色体非整倍体可能占不育男性染色体异常的 2/3[51]。

克氏综合征

克氏综合征在活产男婴中的发病率约为 1/500，是无精子症最常见的已知遗传病因，占全部病例的 14%[52]。该病由 X 染色体非整倍体引起，其中 90% 的病例携带一条额外的 X 染色体（47，XXY），另外 10% 为嵌合型，即 47XXY/46XY。在约半数克氏综合征患者中，额外的 X 染色体来自父亲。与克氏综合征相关的典型三联征包括小而硬的睾丸、无精子症、男性乳房发育。克氏综合征也伴有类无睾症表现，包括身高增加、智商分数低、静脉曲张、肥胖、糖尿病，且患性腺外生殖细胞肿瘤、白血病及乳腺癌的概率增加。克氏综合征有很高的表型变异，许多患者可不表现为这些典型特征。非嵌合型患者中唯一不变的临床表现是容积为 2~4ml 的小睾丸。实验室检查结果包括严重少精子或无精子，低睾酮水平伴随增高的 LH 与 FSH。睾丸组织病理学表现为生精小管硬化、透明样变性，有时仅见支持细胞。在一些病例中，可观察到精子发生呈明显的小岛状，有机会获取睾丸精子[53-54]。

克氏综合征的嵌合形式与自然生育有关。睾丸切开活检取精术（TESE）与卵胞浆内单精子显微注射（ICSI）已经成功使非嵌合型克氏综合征患者获得成功妊娠。在这些病例中 27%~69% 可通过 TESE 获取精子[54-55]。有趣的是，从 47XXY 患者获取的成熟精子中，80%~100% 显示正常携带 X 或 Y 单倍体性染色体[56-57]，这可能是由于躯体的生殖细胞系嵌合体或异常的生殖细胞因减数分裂停止，根本不发育。虽然精子染色体非整倍体率绝对数量低，但在克氏综合征患者中有所增加，而非整倍体胚胎（包括性染色体与常染色体）发生率的增高使遗传学咨询与植入前遗传学诊断（preimplantation genetic diagnosis，PGD）成为这类患者诊疗的重要组成部分[58-60]。

XYY 综合征

XYY 综合征见于 1/1000 活产男婴中。表型特征包括身高增加、智商降低、某些恶性肿瘤如白血病的发病风险增高、攻击性或反社会行为[52]。XYY 综合征伴发严重的少精子或无精子，伴随 FSH 增高，而睾酮及 LH 水平正常。睾丸活检结果显示精子成熟停滞或仅见支持细胞。尽管与克氏综合征相似，从 47XYY 患者获取的大部分精子显示正常的单倍性染色体，但有报道显示这些患者中的性染色体与常染色体不平衡的比率增高[61-62]。

XX 男性综合征

XX 男性综合征的主要特征表现为青春期男性乳房发育和无精子症。在活产男婴中发病率约为 1/2000，低于克氏综合征或 XYY 综合征。这类患者通常 FSH 与 LH 水平增高而睾酮水平降低。睾丸组织病理学显示精子发生缺如，伴随生精小管透明样变、纤维化，睾丸间质细胞聚集成簇[52]。研究认为，Sry 易位到 X 染色体上导致睾丸发育，但因 Yq 整体缺失而导致没有精子发生[63]。由于没有精子发生，因此通过外科或药物治疗均不能成功生育。这些患者可以通过使用睾酮来治疗性腺功能减退症。

混合型性腺发育不全

混合型性腺发育不全是一种罕见的遗传性疾病，有男性或女性表型，通常伴随单侧睾丸和对侧条索状性腺。患者可能表现为外生殖器性别不明和腹腔型隐睾，后者病理表现为唯支持细胞。生殖腺易发生恶性生殖细胞肿瘤，因此在青春期前需要被摘除。核型可能为 45X/46XY 或 46XY。大多数病例中不能检测到 Sry 突变，怀疑 Sry 下游的基因有突变[52]。

易位与倒位

常染色体易位或倒位在活产婴儿中的发病率为 1/1000 ~ 1/600。染色体间相互交换可能中断位于断裂点上的重要基因，或可能干扰减数分裂过程中正常的染色体配对。罗伯逊易位涉及 13、14、15、21 及 22 号染色体，罗伯逊易位与相互易位在不育男性中的发病率至少是生育男性的 8 倍[52]。

罗伯逊易位是两条近端着丝粒染色体相互融合伴随短臂缺失，因此染色体数目为 45。罗伯逊易位是人类最常见的染色体异常，可见于 0.1% 的新生儿中。最常发生于 13、14 号染色体及 14、21 号染色体（图 4.1）。罗伯逊易位可见于 1.5% 的少精子症与 0.2% 的无精子症男性[1,64-65]。而且，罗伯逊易位携带者有妊娠流产或出生缺陷的风险。有趣的是，在一些家族中，尽管 t（13；14）（q10；q10）有同样明显的易位，但生育力不受影响[47]。那些易位核型的男性所生成的精子中，大多数有正常平衡的染色体核型，但在 4% ~ 40% 的精子中存在不平衡的染色体核型[66-67]。因此，三倍体或单亲二倍体（一对染色体均来自父或母）发生的风险增加。既然罗伯逊易位携带者可能将不平衡的异常染色体的易位传递给子代，因此，如果使用这类患者射出的精子或睾丸精子进行 ICSI，推荐进行遗传咨询和 PGD。

相互易位是由于常染色体间或者 X/Y 染色体与常染色体间发生遗传物质相互交换，可见于 0.7% 的严重少精子症或无精子症男性[68]。相互易位的染色体数目正常，易位染色体及断裂点可能是特定家族所特有的。表型依丢失的染色体物质而表现多样。产生的精子中超过 50% 有染色体不平衡[66,69]，这使得遗传咨询变得更重要。

染色体倒位可涉及着丝粒区（染色体臂间）或染色体末端区域（染色体臂

内）。尽管许多倒位没有危害，但是根据倒位染色体及涉及的位点，倒位可能会有病理意义。例如，在不育男性中，9 号染色体倒位较常见。由于倒位染色体在染色体配对期间会形成异常的环，染色体不平衡可能会影响精子发生或正在形成中的胚胎[66,70]。

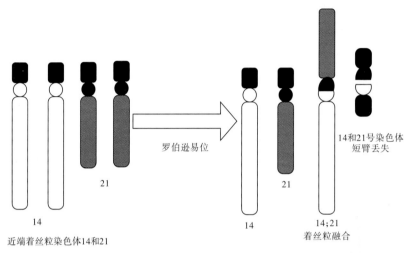

图 4.1　罗伯逊易位包含着丝粒融合的近端着丝粒染色体长臂，而短臂丢失

Y 染色体

人类 Y 染色体长 60Mb，与常染色体相比，其染色体上基因数目最少，但是重复序列的拷贝数最高[71]。有约 104 对编码基因编码的约 48 种蛋白质。这些蛋白质中，在无精子因子（AZF）区域就已经发现了 16 种[72]。在 Y 染色体两端存在更小的拟常染色体区（PAR1 2.6 Mb，PAR2 320 bp）（图 4.2），这些区域在减数分裂过程中与 X 染色体进行配对。过去认为 PARs 以外的区域是 Y 染色体非重组区域，而现在称为 Y 染色体男性特异区（MSY），占 Y 染色体长度的 95%。研究显示，尽管 MSY 两侧有 PARs，但在男性减数分裂中，MSY 可能在某种程度上也参与 X-Y 互换[73]。但是，包括 MSY 的 Y 染色体绝大部分区域很少进行重组，也很少作为一个单独区域携带功能变异体及其连锁的中性多态性进行世代传递[72]。

MSY 是由 3 类富含基因的常染色质（X - 转座序列、X - 退化序列及扩增序列）与异染色质序列构成的重组体（图 4.2）。MSY 编码大约 27 种蛋白质。在 MSY 内，仅编码两个基因（3.4Mb）的 X - 转座序列的 99% 与 Xq21 上的 DNA 序列一致[72]。X - 退化序列是古老常染色体的残留，并编码 16 种 MSY 蛋白。扩增序列是一组编码 9 种蛋白质的核苷酸序列，这段序列以相同（正序）或相反（倒序）方向进行读码，几乎是相同的大片段重复序列。扩增片段中的基因可通过重复序列间的重组进行复制。大部分睾丸中表达的 Y 染色体基因位于扩增区域。Yp（Yp11）及 Yq（Yq11 分为 Yq11.1、11.21、11.22、11.23）的近端部分由常染色质构成，而 Yq 的远端部分则由异染色质构成，它占 Yq（Yq12）的 1/2 ~ 2/3[73-74]（图 4.2）。由于在 Y 染色体上已证实的位点发生微缺失与严重少精子症或非梗阻性无精子症有关，因此认为这些位点参与精子生成与分化。相应的，在 Yp 与 Yq 上描绘了 7 个缺失间隔[75]。

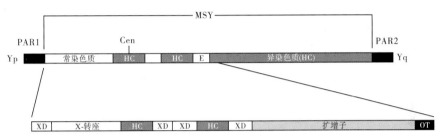

图 4.2 Y 染色体：MSY、Yq、Yp、中心粒（Cen）、拟常染色质区（PAR1 和 PAR2）及异染色质（HC）区，紧随其后为常染色质区的放大视图，其从 PAR1 和 Yp 的分界开始延伸到 Yq 的异染色质区。XD = X 退化序列，OT = 其他（经许可，引自 Li 等[72]）

每 20 个男性中有 1 个患有男性不育，这些患者中约有 50% 是由于原发性精子发生障碍所导致[72]。5% ~ 15% 伴有精子发生障碍的男性可检测出 Yq 微缺失。更为特异的是，这些缺失见于 6% ~ 8% 的严重少精子症与 3% ~ 15% 的无精子症男性[76]。缺失的部分包括全部 Yq12 异染色质区及 Yq11.23 上 Yq 的一部分。因此，将位于 Yq11 末端、精子发生必要的至少一组基因 Y 因子称为无精子因子（AZF），尽管约 6% 的严重少精子症病例发现有 AZF 区以外的基因缺失[74]。

AZF 区 在人类，Yq 上的 AZF 区域是研究最为彻底的男性生育基因位点[77]。AZF 区进一步分为 AZFa、AZFb 及 AZFc 3 个区域[78]（彩图 4.3，P_{312}）。AZFa 区是真正独立且独特的，而 AZFb 与 AZFc 区实际上彼此重叠，是 Yq 在一个更长、涵盖广泛的片段内不同程度的延伸[79]。研究认为 Yq11 上的同源重复序列区域间的染色体内重组导致了 AZF 微缺失[79]。因为该区域没有对应的基因组来进行有丝分裂的配对及减数分裂中 MSY 的重组，所以这一重复的回文序列结构可能已经演化到允许 MSY 进行自我配对及自我修复的程度，以保护 Y 染色体的长期遗传完整性。然而，在罕见情况下，在 Y 染色体复制过程中，当两个空间上分离的扩增序列区永久地连接在一起时，这种非等位的同源重组会发生错误，导致中间部分的所有染色体物质丢失。一些病例中，这种缺失可能是因 DNA 修复所需酶的缺乏。在 Yq 的常染色质区内有 8 个回文序列，从中心粒开始由近及远依次为 P8 ~ P1。P5 ~ P1 区域由于其独特的分子结构，在统计学上更容易发生非等位的同源重组[80]。

• AZFa：AZFa 微缺失可导致无精子症，占非梗阻性无精子症病因的 1%。AZFa 区不是回文结构，长 792 kb，位于 Yq 的近端。AZFa 区的候选基因包括 USP9Y 或 DFFRY、DBY 及 UTY[78,81-84]。USP9Y 占 AZFa 区的小半部分，最容易发生微缺失。然而，少部分患者在这一区域可能有新的位点发生突变[83,85]。DBY 有 17 个外显子，编码一个公认的 ATP 依赖的 RNA 解旋酶，该酶可在核与细胞质间穿梭，但尚不清楚其在精子发生中的特异性功能。AZFa 区缺失最常见于唯支持细胞综合征。在唯支持细胞综合征 I 型患者中，其睾丸生精小管内无生殖细胞。在伴有部分 AZFa 缺失的唯支持细胞综合征 II 型患者中，生精小管内可见一些不完全分化的、成熟的及退化的生殖细胞。

• AZFb：AZFb 区长 6.2Mb，起始于 P5 回文序列，终止于 P1 的近端部分，因此 AZFb 区微缺失又称为 P5/近端 P1 微缺失。所谓的 AZFb/AZFc 微缺失也称为 P5/远端 P1 微缺失。这是由于这部分区域也起始于 P5，但是延伸了一个较大的 7.7Mb 区域，且终止于 P1 远端。AZFb 或 AZFb/AZFc 微缺失在非梗阻性无精子症中占 1% ～ 2%。AZFb 区候选基因包括 EIF1AY 和 RBMY。对于前者，尚无有关特异性移除 EIF1AY 的报道。完全的 AZFb 区缺失与精子成熟停滞于初级精母细胞或精子细胞阶段有关。

• AZFc：AZFc 区长约 3.5Mb，从 P3 回文序列的远端部分延伸到 P1 回文序列的远端部分（彩图 4.3，P312）。以前，一直认为 AZFb 与 AZFc 没有重叠区域，但是随后的研究发现 AZFb 区和 AZFb/AZFc 区都重叠于 AZFc 区。由于 AZFc 区微缺失发生时，在 P3 ～ P1 区间中的 b2 ～ b4 扩增子间会发生非等位的同源重组，伴有之间全部遗传物质的丢失，因此又将 AZFc 区微缺失称为 b2/b4 缺失[79]。AZFc 区微缺失是非梗阻性无精子症男性中最常见的一种微缺失，在无精子症男性中的发病率高达 13%，在严重少精子症男性中的发病率高达 6%。AZFc 区的主要候选基因是 DAZ 基因簇。除 DAZ 外，这一区域也包括一些其他基因，例如 CDY1、BPY2、PRY 及 TTY2。AZFc 区缺失表现多样，从无精子症到中度至重度少精子症。这与精子发生低下或唯支持细胞综合征 II 型的睾丸组织学表现一致，这部分患者更有机会存在局灶性精子发生。

在 Yq 微缺失的所有病例中，包含 DAZ 基因的缺失似乎最为常见。一些研究显示 DAZ 基因缺失可能占男性不育的 13%[77]。研究认为 DAZ 基因是 Y 染色体从 3 号染色体 p24 上一个常染色体的同源体 DAZL（DAZ-like）上所获取的，这是一个单独的 DAZ 重复区域。Y 染色体上的 DAZ 基因簇由 7 个 DAZ 基因拷贝构成，在 Yq11 缺失间隔内，其中 4 个拷贝的位置相对靠近。DAZ 编码一种 RNA 结合蛋白，仅在早期生殖细胞上表达，负责在减数分裂前阶段激活沉默的 mRNAs。有报道认为 AZFc 区可能不是减数分裂重组所必需的，但是 AZFc 区缺失可导致偶线期延长，且染色体凝集减少[86]。尽管大多数缺失涵盖全部 4 个 *DAZ* 基因，但只有两个 *DAZ* 基因的缺失也与精子发生缺陷有关[33]。

在 AZFc 区检测出一些其他部分微缺失，如 b2/b3、b1/b3 或 gr/gr 缺失，尽管有报道认为这些微缺失呈现种属特异多样性表型，似乎并没有任何临床意义[87-88]。事实上，AZFc 区微缺失在荷兰人、西班牙人、中国人及意大利人中可表现为精子发生障碍，但是在健康的法国人、德国人及中国汉族人中，AZFc 区微缺失对男性不育的重要作用却有争议[89-90]。尽管 AZFc 区部分微缺失，如 gr/gr 缺失可由父亲传递给儿子，但是其临床意义仍存争议[91-92]。男性不育患者中 *DAZ* 基因簇的缺失频率表明 *DAZ* 基因簇在精子发生中起重要作用，但 AZFc 区缺失的可变性通常提示其在功能上存在一些冗余。或许微缺失不是一个单独的事件，而可以通过基因复制或剂量补偿激活其他基因来抵消这种微缺失[72]。

Yq 微缺失的临床实践 对于非梗阻性无精子症或严重少精子症的不育男性，在行 TESE 或 ICSI 前，让患者知晓 Y 染色体微缺失的分析结果是很重要的。简而言之，完全的 AZFa、AZFb 及 AZFb/AZFc 微缺失预示着 TESE 将会因找不到精子而失败，且目前对此尚无有效的治疗方法[93]。Y 染色体微缺失男性的精子浓度很少超过 $5 \times 10^6/ml$。尽管绝大多数 AZFc 微缺失是新发的，即患者的父亲没有受到影响，但是仍有罕见的自然遗传的病例被报道[79]。

综上所述，对于完全的 AZFa 区和 AZFb 区缺失患者，在其射出精液中发现精子是非常不寻常的[35]。包括 AZFb 区在内的两个或更多区域的联合缺失，在组织学上可表现为唯支持细胞综合征或精子发生停滞。AZFc 区缺失患者最好的预后就是行 TESE 时找到睾丸精子。许多研究报道指出，50% ~ 60% AZFc 区缺失的无精子症患者有足够的精子进行 ICSI[35]。完全的 AZFa 区或 AZFb 区微缺失患者行 TESE 时，即使有可能，但找到精子的可能性也极低。如果包括 AZFa 区或 AZFb 区在内的一个或更多区域发生微缺失，那么这类患者通常也不能通过 TESE 成功找到精子。

小部分研究并没有明确指出 AZF 缺失男性使用其睾丸精子行 ICSI 的结局。一些报道显示，与那些没有 AZF 缺失的患者相比，AZF 缺失患者行 ICSI 有正常的受精率，但是胚胎质量较差；而另一些研究则显示两者间的受精率及临床妊娠率具有可比性[52]。也有研究显示 AZFc 区微缺失的男性精子生成能力呈现时间依赖性的下降。因此，有必要建议这类患者冷冻保存精子，便于日后使用。

通过辅助生殖获得后代的 AZF 缺失男性可能将 Yq 缺失传递给男性子代[94-95]。尽管使用睾丸精子生育的男孩在体格上似乎是健康的，但他们的 AZFc 区缺失没有改变，推测他们也会有类似的精子发生障碍。

由于常规的细胞遗传学方法不能检测出微缺失，因此使用聚合酶链反应（PCR）对外周血淋巴细胞进行 Yq 分析，该方法是用不同的中心特异性引物扩增

DNA 的序列标记位点（sequence-tagged sites, STSs），这使得对结果的评估充满挑战。回顾过去，以往是通过 PCR 方法扩增每个 AZF 区的特异性序列标记位点，根据一个或更多扩增产物是否存在来判定缺失情况。这种多重 PCR 只能分析一组位点，不能检测出新的 Yq 微缺失或突变。为了减少 PCR 的这种限制，推荐使用如微阵列比较基因组杂交等技术，尽管这种技术的费用问题限制了其在临床的应用[96]。检测报告可能有困难，这是由于常染色质的 Yq 由较大的、几乎相同的扩增子重复序列及回文序列构成，甚至可能出现对微缺失区域的描述并不总是与已知基因缺失有关。当对比白细胞与精子中的 Yq 缺失时，一些病例也有可能表现为嵌合型[97]。

其他 Y 染色体疾病　人类 Y 染色体的大量回文结构含有对精子发生必要的镜像基因配对。这些基因配对通过内在回文结构、臂与臂之间重组得以保持。等臂双着丝粒 Y（idic Y）染色体是由姐妹染色单体上相反的回文序列臂间发生同源性相互交换形成的。该事件通常与 45X 细胞系的嵌合有关，如核型 45X/46X idicY。这些患者保留有两个 Yp 与两个 SRY，但后者因有丝分裂的不稳定而没有功能，导致其呈女性表型。在男性表型的病例中，可能由于 Yq 片段在断裂处丢失，其最终将发展为无精子症[98]。目前还不清楚这些病例进行 TESE 联合 ICSI 和 PGD 是否能够成功。

Y 染色体短臂也包含与精子发生相关的基因。*TSPY* 基因是 Yq 上这些基因拷贝中的一个[99]。对 *TSPY* 拷贝数变异的研究显示，不育男性中发现存在更多的 *TSPY* 拷贝数[100]。

X 染色体

许多 X 染色体基因影响男性不育。来自啮齿类动物的研究表明，X 染色体可能在哺乳动物精子发生的减数分裂前阶段起重要作用[101]。X 染色体的缺失、易位及倒位可导致严重的不育症及无精子症[102-104]。例如，Xq12-25 的臂内倒位或 Xp 部分缺失可导致与克氏综合征一致的表型。已有研究报道，伴有少精子症或无精子症的不育男性存在一些 X-连锁的基因突变。这些基因包括 *SOX3*（性别决定区 Y 框 3）/*FATE* 及 *ZFX*[105-108]。

雄激素受体基因位于 Xq11-12。对基因敲除小鼠的研究表明，在精子发生过程中，睾丸支持细胞的雄激素受体信号在精子发生期间的减数分裂 I 期中起重要作用[109]。睾丸间质细胞雄激素受体缺乏可导致精子发生停滞在圆形精子细胞阶段[110]。然而，未发现生殖细胞中的功能性雄激素受体在精子发生中是必需的[111]。因此，雄激素控制精子发生，但是生殖细胞本身并不表达功能性的雄激素受体。雄激素调控是由睾丸支持细胞与管周肌样细胞介导的。通过研究选择性敲除睾丸支持细胞雄激素受体的小鼠，结果显示雄激素受体在减数分裂及精母细胞向圆形精子细胞发育过程中起重要作用[112]。完全的雄激素受体基因突变与女性表型的雄激素不敏感综合征有关，而不完全的雄激素受体基因突变更常见于不育男性[113]。

X 连锁的脊髓延髓肌肉萎缩症或 Kenndy 病是由雄激素受体基因第一个外显子中的 CAG 重复序列扩增所导致的。CAG 重复序列编码一种雄激素受体蛋白中的多聚谷氨酰胺端。CAG 重复扩增得越多，多聚谷氨酰胺重复扩增得就越多，且发病越早，疾病表现越严重[114]。在普通人群中，位于雄激素受体基因第一个外显子（polyQ 区）上的谷氨酰胺重复基序具有多态性，重复次数为 10 ~ 36。在 Kenndy 病中，多聚谷氨酰胺 polyQ 区扩增，重复达 40 ~ 62 次[114]。

雄激素受体基因中 CAG 重复扩增突变不影响性别分化。这种重复性扩增可能使突变雄激素受体的毒性积聚于运动神经元的细胞核与细胞质内，从而导致运动神经元的退化与丢失[115]。患者表现为肌萎缩，面部、延髓（吞咽困难与发音困难）及肢体肌肉近端或远端无力或瘫痪；偶有感觉障碍；也有内分泌紊乱，如雄激素抵抗、男性乳房发育、睾酮升高，以及由于精子发生障碍或睾丸萎缩引起的生育力降低。通常于 30 ~ 50 岁出现神经系统症状。与这些观察结果并行的是，CAG 重复的多态性已被视为男性不育的一个可能原因[116]。然而，对于 CAG 重复的长短是否与精子质量的高低有关还存有争议[117 - 119]。

USP26（Xq26.2）与 TAF7L（Xq22.1）基因在睾丸中表达，有研究探讨了这两个基因的单核苷酸多态性与男性因素不育的潜在关系[120 - 121]。尽管一些研究已表明，这些单核苷酸多态性与异常的精子发生间有潜在关联，但由于单核苷酸多态性效应很大程度上受人种的影响，这些发现对于男性不育症的确切作用仍不清楚[122 - 124]。

卡尔曼综合征的 X 连锁型与位于 X 染色体短臂（Xp22.32）上的 KAL - 1 基因缺失有关。该基因编码一种细胞黏附蛋白即 anosmin - 1，它参与胚胎发育过程中促性腺激素释放激素（GnRH）神经元的迁移。KAL - 1 基因缺失可导致 GnRH 缺乏，引起的性幼稚型低促性腺激素性性腺功能减退症。该病因嗅球和嗅束缺失或发育不良导致嗅觉缺失或减退，认知及视觉异常，甚至伴有面中线裂及肾缺如[125]。上述症状的 30% ~ 70% 是由 X 连锁的 KAL - 1 突变所致，其余则是一种常染色显性遗传疾病，与位于 8 号染色体上的成纤维细胞生长因子受体 1 基因缺失有关[126]。通过治疗，除了达到第二性征成熟外，也可以获得较好的生育结局。

● 先天性双侧输精管缺如和囊性纤维化

据估计，先天性双侧输精管缺如（CBAVD）的发病率为 1/10 000 ~/1000，占男性不育病因的 1% ~ 2%。在梗阻性无精子症中占 9.6%[127]。尽管尚不清楚输精管缺如是否总是先天的，但它被认为与 Wolffian 管（中肾管）异常发育及中肾管末端衍生物的缺陷和黏性分泌物导致这些小管过早闭塞有关，而不是一种胚胎发育缺陷。大约80%的CBAVD由囊性纤维化跨膜转导调节器（CFTR）基因的两个等位基因突变所引起。CBAVD通常伴有附睾体尾部、输精管、精囊的缺如，但附睾头部完整（表4.1）。

表4.1 *CFTR*突变相关CBAVD的临床表现

无精子症

低精液量（<2.0ml）

精液生化特征：pH<7.2，果糖和α1-4糖苷酶缺失或降低（分别为精囊腺与附睾的专属功
　　　　能标志物）

输精管不可触及

经直肠超声：输精管腹部段缺如，精囊腺有不同程度发育不良

血浆促卵泡激素（FSH）、黄体生成素（LH）及睾酮水平正常

染色核型正常

睾丸大小正常

经许可，引自Dequeker等的研究[134]

考虑到几乎所有囊性纤维化男性患者都因CBAVD而不育，有研究探讨了在单纯因CBAVD所致男性不育中，*CFTR*是否也涉及其中。据一项较早的小规模研究报道，发现41%伴有CBAVD的无精子症男性是F508del *CFTR*突变杂合子，而人群风险为2.8%[128]。随后的研究也发现，CBAVD患者中*R117H*突变的频率更高[129]。在最近的一项大样本研究中，分析*CFTR*基因上的7420个等位基因，结果显示78.9%的CBAVD患者存在*CFTR*突变。患有CBAVD的法国男性中，71%的患者均发生两个*CFTR*基因突变，16%的患者有一个*CFTR*基因突变，其余13%的患者没有发生基因突变[130]。

20%的CBAVD患者存在输精管缺如伴肾脏畸形[131]。尽管少数CBAVD患者可能有轻度肺部疾病或发汗试验阳性，但是大多数CBAVD患者没有肺部疾病。这可能是由于与部分氯离子通道活性有关的CFTR蛋白仅发生了轻度突变，除输精管发育后不能发挥及维持正常功能外，尚能维持一种正常的非疾病表型[132]。

*CFTR*基因长约190kb，含有27个外显子（染色体7q31）。CFTR蛋白是一种糖基化跨膜蛋白，其功能是作为一种氯离子通道。在*CFTR*基因中，目前已报道的1719个序列变异来自不同地域与不同种族的人群（http://www.genet.sickkids.on.ca/cftr/StatisticsPage.html）[133]。这些序列变异既可见于囊性纤维化，也可见于CFTR相关疾病。CFTR相关疾病是指那些伴有CFTR功能障碍但是不能确诊为囊性纤维化的临床疾病。这些疾病包括CBAVD、弥漫性支气管扩张、慢性胰腺炎、慢性鼻窦炎[134]。由于囊性纤维化是一种隐性遗传病，

当两个 *CFTR* 等位基因发生有害性突变时，就会发展为囊性纤维化。如果突变仅发生在一个等位基因上，那么该个体就是携带者。1/2500 的新生儿患有囊性纤维化，1/25 的白种人是囊性纤维化致病基因携带者[132]（表 4.2）。

表 4.2 囊性纤维化检测及检测前后携带者比例

种族	检测率（%）	检测前携带率	检测结果阴性携带风险
德系犹太人	94	1/24	1/400
非西班牙裔白人	88	1/25	1/208
西班牙裔美国人	72	1/46	1/164
非裔美国人	65	1/65	1/186
亚裔美国人	49	1/94	1/184

经 Lippincott Williams & Wilkins 许可，引自美国妇产科医师学会数据[138]

已确定超过 1200 种 *CFTR* 突变可导致囊性纤维化。一名囊性纤维化患者可以携带两个相同或不同的突变；后者因存在两种不同的 *CFTR* 突变而称为混合性杂合子。大多数突变是点突变。这些突变因人种呈不同分布。*F508del* 是一种最常见的突变，可见于 70% 的北欧人群，但是在南欧人群中的突变率较低[132]。在囊性纤维化患者中，有 1%～5% 的突变仍然不确定，而非典型表现的患者则更多。从北欧到南欧人群，未检测出的突变率呈增高趋势[134]。还未检测出的突变可能位于非常规分析的内含子或调控区域中。除了 *F508del* 之外，大多数人群中存在其他突变，每个突变的发生率在 1%～2%，如 *G5542X*、*G551D*、*R553X*、*W1282X* 及 *N1303K*。因此，在大多数人群中，这些突变及一些种族特异性突变占所有 *CFTR* 突变的 85%～95%。其余的突变则很少见，有时可能在单一家族或特定人群中检测出。蛋白水平可预测临床表现的严重程度，根据在蛋白水平所产生的效应，囊性纤维化突变被分为几大类别[132]。一项较大的研究显示，囊性纤维化患者有两个严重的突变（88%）或一个严重和一个轻度/可变突变（12%），而 CBAVD 男性既可携带一个严重和一个轻度/可变突变（88%），也可携带两个轻度/可变突变（12%）[130]。

针对 *CFTR* 突变筛查的大多数商业化遗传学检测只能筛查出最常见的导致囊性纤维化的突变，而不能筛查出较轻微的突变，因此 CBAVD 患者中 *CFTR* 突变的检出率只有 60%[130]。在 CBAVD 患者中，大多数伴有轻度表型的 *CFTR* 突变是 5T 多态性（变异）[135]。

目前认为第 8 内含子受体剪接位点的 5T 剪接变异体并不是一种可导致囊性纤维化的突变，但它可能与 CFTR 相关疾病有关[134]。在第 8 内含子受体剪接位点的多聚嘧啶区域，根据胸腺嘧啶脱氧核苷的数量，这些变异被命名为 5T、7T 及 9T。胸腺嘧啶脱氧核苷的数量越少，第 9 外显子的剪接效率越低。剪接的程度与邻近

TG 重复的数量更为相关，TGs 的数量越多，剪接效率越低。反式（TG）13/5T 是一种可以导致囊性纤维化的突变，携带这种突变的患者可表现为轻度囊性纤维化。在顺式 5T 或 7T 中，可发现 R117H CFTR 相关疾病突变。（R117H；5T）被视为是一种轻度囊性纤维化突变，但（R117H；7T）则被视为一种 CFTR 相关疾病突变。如果反式（R117H；5T）伴有 F508del 这一囊性纤维化严重突变，就可能会出现囊性纤维化的表现；出现（R117H；7T），则表现为无症状[136]。

当携带有严重 CFTR 突变的混合型杂合子出现 5T 时，或即使是其他 5T，则会发生 CBAVD。然而，不是所有的携带有严重 CFTR 突变和 5T 的混合性杂合子男性都发生 CBAVD，例如某些囊性纤维化患儿的父亲[132]。因此，5T 的多态性为一种伴有部分外显率的突变。另外，R117H 突变可与 5T 等位基因相关，也可与 7T 等位基因相关，因此这种突变可能导致囊性纤维化，也可导致 CBAVD[137]。（R117H；7T）可导致 CBAVD，而（R117H；5T）则导致囊性纤维化。囊性纤维化患者较 CBAVD 患者更容易检测出 F508del 突变，而 R117H 突变则更多见于 CBAVD 患者。

最初的囊性纤维化筛查指南包括 25 种泛种族的突变，至少 0.1% 的囊性纤维化患者可检测出这些突变。商业化的自动分析技术是使用等位基因特异的寡核苷酸引物进行 PCR。经过对这些数据进行分析，发现 1078delT 与 I148T 对囊性纤维化致病基因携带者或囊性纤维化的诊断没有较高的敏感性，因此这两种突变被从筛查板中移除[138]。尽管对囊性纤维化致病基因携带者的常规筛查项目中并不包括 5T、7T 及 9T 变异体的检测，但是一些筛查板能够检测出这些突变。如上文所述，5T 等位基因的出现可能会降低 mRNA 的稳定性而影响第 9 外显子[70]。当发生 R117H 错义突变的同一条染色体上出现 5T，并伴随其他染色体发生 CFTR 突变时，可能发生囊性纤维化。因此，如果在筛查板中检测出 R117H，那么反映 5T 的检测就应做。由于在两条染色体上携带 5T 等位基因的男性发生 CBAVD 的风险较高，故应该对 CBAVD 患者预约 5T 检测。携带有两个 5T 变异体的 CBAVD 患者及携带一个顺式 5T 变异体 R117H 突变的女性需要进行遗传咨询，讨论后代患有囊性纤维化的风险性。应该永远记住，普通囊性纤维化筛查试验的主要目的是以一种合理的敏感性来检测囊性纤维化，而不是检测 CBAVD。因此，对于那些进行商业化 CFTR 筛查试验而结果为阴性的囊性纤维化和 CBAVD 患者，有时有必要对 CFTR 基因进行全面的 DNA 测序分析。

使用 CBAVD 患者的精子进行 ICSI 可将 CFTR 突变传递给子代。大多数 CBAVD 患者可能携带严重的致囊性纤维化的 CFTR 突变，有 50% 的概率将这种突变传递给子代。如果一名白人女性的携带风险是 1/25（0.04），她有 50% 的机会将这种突变传递给子代，那么子代患有囊性纤维化的风险可能为 1/100（$0.5 \times 0.04 \times 0.5 = 0.01$），而普通人群的患病风险为 1/2500。因此，对配偶进行遗传咨询是极为重要的。由于商品化的遗传学检测有约 90% 的敏感度（表4.1），当检测中未发现突变，配偶仍有 1/250 的概率是某种未知突变的携带者；因此，CBAVD 夫妇仍可能有 1/1000 的概率生育出囊性纤维化患儿[132]。

● 涉及减数分裂重组的基因

虽然不育男性染色体异常的发病率比普通人群高约 10 倍，但大多数不育男性的染色体核型正常。然而，在这些男性射出的精液或睾丸获取精子中，非整倍体或二倍体精子的发生率却较高[139-140]。研究也显示精子中非整倍体或二倍体发生风险与精子数量及前向运动精子数降低有关[141]。多数情况下，减数分裂障碍是导致上述情况发生的罪魁祸首。

生殖细胞的减数分裂重组发生在减数分裂前期，包括诱导双链 DNA 断裂、亲代同源染色体配对，随后使用完整的同源染色体作为模板修复双链 DNA 断点。一些研究已经表明，不育男性减数分裂重组率显著降低、染色体联会（配对）受损[142-145]。错误的减数分裂重组也可能导致不育问题，尤其是在减数分裂错误不能被校正时；减数分裂检查点分子可以激活细胞凋亡路径，导致睾丸衰竭。而且，估计有 5%～10% 的非梗阻性无精子症可能由减数分裂阻滞所致[145]。减数分裂重组涉及许多基因，所研究的大部分基因与许多癌症的病因有关[146]。在这些基因产物中，Ⅱ型拓扑异构酶、Spo11（20q13.2-13.3）及联会复合体蛋白 SYCP3（12q23.2）的缺乏与人类非梗阻性无精子症有关[146-148]。

● 精子功能缺陷相关的基因突变

原发性纤毛运动障碍表现为有活的、但不活动的精子，伴有不同程度的呼吸道功能障碍、完全内脏反转（卡塔格内综合征）及脑积水。新生儿发病率为1/6000～1/2000[149]。大多数以原发性纤毛运动障碍为特征的遗传学变异表现为基因突变，这些基因包括轴丝动力蛋白重链 5（DNAH5，5p15.2）、轴丝动力蛋白重链 11（DNAH11，7p21）、轴丝动力蛋白中链 1（DNAI1，9p13.3）、轴丝动力蛋白中链 2（DNAI2，17q25），它们负责编码产生纤毛摆动的轴丝动力蛋白臂部分；另外，突变的基因中还包括精子特异性硫氧还蛋白域，包含蛋白 3（TXNDC3，7p14.1），它负责编码一种硫氧还蛋白[150]。一些患者可有色素性视网膜炎 GTP 酶调节器（RPGR）基因突变，该基因位于 Xp11.4，与色素性视网膜炎有关[151]。这些患者最初可表现为严重的弱精子症，还可以观察到原发性纤毛运动障碍的其他临床症状。大部分患者射出的精液中可见精子，且 ICSI 已被成功应用于这些患者[152]。

对西北部非洲（摩洛哥、突尼斯、阿尔及利亚）人群的研究显示，光激酶 C 基因（*AURKC*，丝氨酸/苏氨酸激酶 13，19q13）突变可导致男性不育。在这些国家中，突变的携带率约为 1/50。研究显示，纯合突变的男性精子有 4N 套染色体组，头部大且多尾[153]。对基因敲除小鼠的研究显示，光激酶 C 基因缺失仅与畸形精子比例增高有关，但保有生育能力[154]。是否有必要对其他人群进行光激酶 C 基因突变筛查，尚待阐明。

● 拷贝数变异

不同个体间可存在 1kb 或更长的 DNA 片段上的变异，认为是基因组亚微观的重复和（或）缺失[155]。通过高分辨率的全基因组微阵列比较基因组杂交技术可检测出拷贝数变异，并可以通过基于 PCR 的技术进一步加以验证。事实上，拷贝数变异的复杂性体现在它们的存在可能会导致明显的疾病，也可能会表现为对某一疾病的易感性，或者没有任何症状。通常，拷贝数变异可影响人类基因组的 20%[70]。在很多疾病中已经发现拷贝数变异的存在，但是有关男性不育的数据还很少，需要行进一步的研究。

线粒体遗传

线粒体 DNA 是双链环状 DNA 分子，编码 2 个 rRNAs、22 个 tRNAs 及 13 种氧化磷酸化过程中呼吸链酶复合体所必需的多肽[156]。线粒体 DNA 没有内含子，由于其独特的结构及复制体系，它发生突变的概率比核 DNA 高 10～20 倍[157]。哺乳动物精子的中段包含大约 80 个线粒体，每个线粒体为单拷贝 DNA。精子依赖于线粒体获取其快速前向运动所必需的能量。线粒体 DNA 因活性氧簇或自由基诱导的氧化损伤发生突变，可导致男性不育[158]。通常，约 85% 的精子样本可能存在各种线粒体 DNA 缺失，这可以部分解释男性生育力随年龄下降这一现象。

研究认为，存在多个线粒体突变与少弱畸形精子症有关[159-160]。DNA 聚合酶 γ（PLOG）是一种关键性核酶，参与线粒体 DNA 链的延长和修复。位于染色体 15q24 上的 POLG 基因包含一个 CAG 重复区域，编码 POLG 的催化亚单位[161]。POLG 基因突变与线粒体基因组中的突变有关，继而影响 ATP 产生与精子功能。POLG 基因上的 CAG 重复区域扩增也与严重的神经肌肉疾病有关，这些疾病通常也可以导致男性因素引起的不育。许多这样的疾病，如亨廷顿舞蹈症，是以常染色体显性遗传方式传递给下一代的。

表观遗传学改变

表观遗传是指 DNA 核酸序列没有发生任何变化，而基因表达发生改变。表观遗传学机制与基因组包装方式有关，从而影响基因被激活的能力。这主要与转录或翻译水平的调控有关。

通过生殖系遗传的最为成熟的表观遗传机制是 DNA 甲基化。DNA 甲基化是一种复制后修饰，即 DNA 甲基化转移酶将甲基基团以共价键形式添加到 DNA 的 CpG（胞嘧啶 - 鸟嘌呤）二核苷酸残基上[162]。其他众所周知的表观遗传机制包括染色质浓缩及组蛋白修饰。通过转录抑制因子、功能性 RNAs 或与各种蛋白的相互作用，使染色质区域短暂地发生浓缩或去浓缩，从而改变基因表达[163]。组蛋白经过如磷酸化、乙酰化、甲基化、泛素化、羰基化等修饰，影响基因表达[164]。小的非编码 RNAs，如微小 RNA（miRNAs）或与 Piwi 蛋白相互作用的 RNAs（pi RNAs），是最新的表观遗传机制，通过转录或翻译调控而发挥作用[165-166]。在 Dicer（RNase Ⅲ 核酸内切酶，在 miRNA 生物合成中起重要作用）敲除小鼠中，其 miRNAs 的全部缺失对小鼠精子发生产生不利影响[166]。

哺乳动物中甲基化模式的重新建立通常发生于受精后阶段（植入前阶段），也发生于胎儿生殖细胞系（配子发生）发育阶段，特别是在生殖细胞系分化过程中[167]。在生殖细胞系建立过程中，也划定了等位基因在甲基化上的差异，这种差异是印记基因所具有的特征[168]。印记基因通过传代来保持它们的甲基化模式。因此，如果在印记基因中诱导甲基化改变，或在生殖细胞分化过程中或受精后建立新的甲基化位点，那么遗传因素可能会减弱或持续，并影响子代的最终表型[169]。大多数内分泌干扰物质或环境因素不能促使 DNA 序列发生突变，但能在不改变核苷酸组成的情况下诱导 DNA 修饰，例如表观遗传改变[170-171]。

伴有 Angelman 综合征、Prader-Willi 综合征、Beckwith-Wiedemann 综合征、Silver-Russell 综合征的印记异常，被认为与辅助生殖技术有关，但呈弱相关。这些印记综合征可能与先前存在的甲基化畸变相关的不育因素有关，而不是与辅助生殖技术本身有关[172]。严重少精子症患者的精子中普遍存在表观遗传异常的报道支持了这种假设[173-174]。对啮齿类动物的研究显示，干扰雄性生殖细胞中 DNA 甲基化转移酶或 DNA 甲基化，会影响生育力及精子功能[175]。不育男性中检测出的异常精子染色质组装，可能在甲基化模式和异常鱼精蛋白 1 与鱼精蛋白 2 比值（生育男性中 P1∶P2 接近 1）的形成中发挥作用[176-178]，并可导致印记基因的改变[179]。近期一项研究显示，在少精子症男性的冷冻精子样本和那些精子浓度正常而 P1∶P2 比值异常者的精子样本中，存在异常的父源性去甲基化基因印记模式[180]。推测发生在原始生殖细胞中的 DNA 甲基化擦除与重置，是防止 DNA 甲基化缺陷的重要步骤；然而，在将这些信息应用于临床实践之前，需要进一步研究这些步骤的效应器和调节器[181]。

不育男性中与遗传扰动相关的恶性肿瘤风险

多项研究表明，男性不育与睾丸生殖细胞肿瘤间存在关联，而睾丸生殖细胞肿瘤是 13 ~ 35 岁男性最常见的一种恶性肿瘤[182-183]。在隐藏的睾丸癌发生前，可能表现为不育。这种关联性说明不育与睾丸生殖细胞肿瘤有共同的遗传与环境因素。这些肿瘤的发病风险增高与遗传学和表观遗传学相关因素有关，这些因素包括隐睾、12 号染色体非整倍体、DNA 错配修复基因缺陷、Y 染色体不稳定及异常 RNA 干扰所致的干细胞调控异常[182,184-185]。隐睾本身可能与 HOXA10、IN-SL3、INSL3 受体 LGR8/GREAT、雄激素受体、雌激素受体 α 及 SF-1 的基因突变有关[186]。在需要阐明所有这些因素及途径的同时，需要对所有评估不育的男性进行睾丸肿瘤的充分评价与筛查。

临床实践中的男性遗传学检测

精子发生障碍和梗阻性无精子症的许多潜在遗传学病因已被证实，尽管在动物数据方面取得了很大进展[187]，但是对所提出的遗传学检测进行验证却进展缓慢[188]。因此，只有数量有限的检测技术现被推荐用于不育男性的评估。当精子浓度低于 5×10^6/ml 时就可诊断为严重少精子症，当精子浓度低于检测低限就可诊断为无精子症，对于这两种情况的不育男性，推荐进行遗传学检测。

先天性单侧或双侧输精管缺如的男性应进行 *CFTR* 突变检测，其中也包括对 5T 变异的检测。几乎所有临床囊性纤维化的男性都患有 CBAVD。至少 2/3 患有 CBAVD 的男性有 *CFTR* 基因的突变。然而，对那些通过商业化检测未能证实 *CFTR* 突变的 CBAVD 男性不能完全排除 *CFTR* 有突变，因为目前推荐的筛查仍存在不能检测出的突变，甚至建议假设 CBAVD 患者都有 *CFTR* 突变[51]。尽管大多数 CBAVD 患者有正常的精子发生，但是在获取精子用于 ICSI 前，应该排除共存的精子发生缺陷[189]。而且，由于约 25% 的单侧输精管缺如患者与 10% 的 CBAVD 患者可能有单侧肾缺如，故有必要进行腹部超声检查[190]。

对持续性或严重少精子症（$<10 \times 10^6$/ml 时取决于男性表型，或 $<5 \times 10^6$/ml）或非梗阻性无精子症的不育男性，有必要进行常规染色体核型分析[66]（彩图 4.3，P$_{312}$）。无精子症患者的 Yq 缺失比严重少精子症患者更为常见。然而，在获取睾丸精子前，或在非梗阻性无精子症或严重少精子症患者实施辅助生殖技术前，有必要进行常规 Yq 微缺失的序列标记位点 PCR 检测。染色体异常可能导致睾丸功能受损，而 Y 染色体微缺失导致单纯的精子发生障碍。

目前，由于缺乏准确的数据体系来建立用于辅助临床及 PGD 诊断的异常精子核型百分比的阈值，故不推荐对精液分析结果异常或染色体核型异常的男性进行精子非整倍体检测[70]。当前，常规的拷贝数变异检测及对不育男性或其精子的表观遗传学检测，没有发现任何可以支持临床实践的结果。

男性不育的基因治疗

约 15% 的男性不育患者患有无精子症，其中 40% 为具有正常精子产生的梗阻性无精子症。其余 60% 的无精子症患者伴有精子发生缺陷，其中近一半可能有少量的精子，可通过 TESE 技术获取精子进行 ICSI[191-192]。只有那些睾丸中无任何可用精子的患者，才考虑进行基因治疗。

男性不育的基因治疗面临许多挑战。核型异常，如克氏综合征及 Y 染色体缺失，存在大量 DNA 的增加或缺失。目前，尚没有技术来操控大量 DNA 用于基因治疗。而且，尽管我们在本章中提及一些导致男性不育的遗传因素，但是很多严重的不育症患者即便可能是由遗传因素引起的，却没有任何可识别的基因缺陷。准确的基因方面的知识对进行基因治疗至关重要。在人类，至少 178 个基因只与精子发生有关[32]，雄性不育的小鼠模型表明，超过 150 种单基因缺陷可导致雄性不育[193-194]。

另一个障碍是男性不育的基因治疗涉及体细胞（睾丸支持细胞、睾丸间质细胞）及生殖细胞，这需要采取更加复杂的方法。诱导生殖细胞系的基因改变存在严重的伦理及安全问题，目前是禁止对生殖细胞系进行基因治疗的。有学者提议使用游离基因进行生殖细胞系的基因治疗，它不会被整合到基因组中[195]。对于体细胞，由于使用病毒载体整合野生型基因时不能选择插入位点，因此会有发生插入突变或致癌的风险[196]。有学者尝试使用非病毒载体进行基因治疗，如阳离子脂质体、金属金、纳米粒子及裸 DNA 的电穿孔，尽管这些方法类似于病毒载体，但是这些方法可能仍会诱导宿主发生免疫反应，且它们的效率目前都低于病毒载体[197]。

有人提议用新的方法来解决这些问题，包括使用胚胎干细胞、移植及异种器官移植[198-201]。将移除细胞核的卵母细胞与患者体细胞核结合，细胞核能被重新编程，由于它具有二倍染色体，所以整合后的卵母细胞经刺激可以发育成囊胚。然后，干细胞可以被分化成生殖细胞系，这些细胞可以被移植回患者的生精小管，或在体外进一步发育成可用于 ICSI 的生殖细胞。对于异种器官移植，可以从患者睾丸中获取精原细胞，在体外进行基因修正，然后将修正后的精原细胞移植到生精小管中缺乏灵长类生殖细胞的非人类灵长类动物的睾丸中，以完成精子发生。从异种移植获得的精子可以用于 ICSI。但这些操作存在安全与伦理方面的问题。

5 年展望及关键问题

原发性精子发生障碍占男性不育的 50% 左右。利用临床适用的检测，这些患者中只有少数人可用遗传扰动来解释；其余的被称为"特发性"，其中许多可能有未知的遗传机制在发挥作用。随着遗传学、表观遗传学及基因调控知识的进展，对男性不育症的认识应更加深入。考虑到大部分不育男性可能有某种潜在遗传扰动这一事实，在尝试任何特殊治疗或辅助生殖前，首先应对男性进行一般健康监测。对那些经由辅助生殖技术所出生的子代，也应随后检测与遗传或表观遗传调控异常有关的临床表现。探索精子发生障碍的治疗方法仍将是一项挑战。幸运的是，许多新改进的方法将有助于明确男性不育的病因学，引导靶向治疗。尽管新兴的动物研究为此提供了一些希望，但是今后的研究应该针对如何将这些结果用于人类，并避免发生不良作用。基于上述原因，针对男性因素不育的研究及治疗应整合成一个多学科的方法。就这一点而言，生殖内分泌专家、辅助生殖实验室人员、泌尿科专家、临床遗传学专家、儿科医师、科研人员及不育团队中的其他成员间的合作将变得十分重要。

未来发展方向

诸如微阵列谱系、比较基因组杂交及基因突变筛选等方法将在研究男性不育遗传起源中发挥重要作用。将基因组学、蛋白质组学及代谢组学整合到男性不育的研究中，可能有助于确定涉及生育的基因的人群特异性完整作用[202-205]。这些技术在提供大量数据的同时也会夹杂一些背景"杂音"。因此，来自先进的基因组学、蛋白质组学及代谢组学技术的结果，应该通过 PCR、Western blot、流式细胞技术、质谱与色谱分析、蛋白质功能分析加以验证。这些方法将有助于进行更好的产前咨询，为 PGD 提供更直接的方法。今后的研究方向也应该包括明确男性不育相关的单基因缺陷，以及在基因治疗应用于人类之前，推进该领域的发展以进一步解决其存在的安全及伦理问题。

（王瑞雪　周辉良 译）

参考文献

[1] Ferlin A, Raicu F, Gatta V, et al. Male infertility: role of genetic background. Reprod Biomed Online, 2007, 4: 734 - 745.

［2］ Wilhelm D, Koopman P. The makings of maleness: towards an integrated view of male sexual de-velopment. Nat Rev Genet, 2006, 7: 620 - 631.

［3］ Miyamoto N, Yoshida M, Kuratani S, et al. Defects of urogenital development in mice lacking Emx2. Development, 1997, 124: 1653 - 1664.

［4］ Tevosian SG, Albrecht KH, Crispino JD, et al. Gonadal differentiation, sex determination and normal Sry expression in mice require direct interaction between transcription partners GATA4 and FOG2. Development, 2002, 129: 4627 - 4634.

［5］ Birk OS, Casiano DE, Wassif CA, et al. The LIM homeobox gene Lhx9 is essential for mouse go-nad formation. Nature, 2000, 403: 909 - 913.

［6］ Achermann JC, Ito M, Hindmarsh PC, et al. A mutation in the gene encoding steroidogenic fac-tor - 1 causes XY sex reversal and adrenal failure in humans. Nat Genet, 1999, 22: 125 - 126.

［7］ Achermann JC, Ozisik G, Ito M, et al. Gonadal determination and adrenal development are regu-lated by the orphan nuclear receptor steroidogenic factor - 1, in a dose-dependent manner. J Clin Endocrinol Metab, 2002, 87: 1829 - 1833.

［8］ Ludbrook LM, Harley VR. Sex determination: a 'window' of DAX1 activity. Trends Endocrinol Metab, 2004, 15: 116 - 121.

［9］ Ozisik G, Achermann JC, Jameson JL. The role of SF1 in adrenal and reproductive function: in-sight from naturally occurring mutations in humans. Mol Genet Metab, 2002, 76: 85 - 93.

［10］ Englert C. WT1—more than a transcription factor? Trends Biochem Sci, 1998, 23: 389 - 393.

［11］ Sinclair AH, Berta P, Palmer MS, et al. A gene from the human sex-determining region en-codes a protein with homology to a conserved DNA-binding motif. Nature, 1990, 346: 240 - 244.

［12］ Wilhelm D, Martinson F, Bradford S, et al. Sertoli cell differentiation is induced both cell-au-tonomously and through prostaglandin signaling during mammalian sex determination. Dev Biol, 2005, 287: 111 - 124.

［13］ Bullejos M, Koopman P. Spatially dynamic expression of Sry in mouse genital ridges. Dev Dyn, 2001, 221: 201 - 205.

［14］ Hammes A, Cuo JK, Lutsch G, et al. Two splice variants of the Wilms' tumor 1 gene have dis-tinct functions during sex determination and nephron formation, Cell, 2001, 106: 319 - 329.

［15］ Nef S, Verma-Kurvari S, Merenmies J, et al. Testis determination requires insulin receptor fa-mily function in mice. Nature, 2003, 426: 291 - 295.

［16］ Bullejos M, Koopman P. Delayed Sry and Sox9 expression in developing mouse gonads underlies B6 - Y (DOM) sex reversal. Dev Biol, 2005, 278: 473 - 481.

［17］ Taketo T, Lee CH, Zhang J, et al. Expression of SRY proteins in both normal and sex-reversed XY fetal mouse gonads. Dev Dyn, 2005, 233: 612 - 622.

［18］ Clark AM, Garland KK, Russell LD. Desert hedgehog (Dhh) gene is required in the mouse testis for formation of adult-type Leydig cells and normal development of peritubular cells and seminiferous tubules. Biol Reprod, 2000, 63: 1825 - 1838.

［19］ Bitgood MJ, Shen L, McMahon AP. Sertoli cell signaling by desert hedgehog regulates the male germ line. Curr Biol, 1996, 6: 298 - 304.

［20］ Canto P, Vilchis F, Soderlund D, et al. A heterozygous mutation in the desert hedgehog gene in patients with mixed gonadal dysgenesis. Mol Hum Reprod, 2005, 11: 833 - 836.

［21］ Canto R, Soderlund D, Reyes E, et al. Mutations in the desert hedgehog (DHH) gene in pa-tients with 46, XY complete pure gonadal dysgenesis. J Clin Endocrinol Metab, 2004, 89: 4480 - 4483.

［22］ Kitamura K, Yanazawa M, Sugiyama N, et al. Mutation of ARX causes abnormal development of forebrain and testes in mice and X-linked lissencephaly with abnormal genitalia in humans. Nat Genet, 2002, 32: 359 - 369.

［23］ Tang P, Park DJ, Marshall Graves JA, et al. ATRX and sex differentiation. Trends Endocrinol

Metab, 2004, 15: 339 – 344.

[24] Brennan J, Tilmann C, Capel B. Pdgfr-alpha mediates testis cold organization and fetal Leydig cell development in the XY gonad. Genes Dev, 2003, 17: 800 – 810.

[25] Tanaka SS, Yamaguchi YL, Tsoi B, et al. IFITM/Mil/fragilis famliy proteins IFITM1 and IF-ITM3 play distinct roles in mouse primordial germ cell homing and repulsion. Dev Cell, 2005, 9: 745 – 756.

[26] Molyneaux KA, Zinszner H, Kunwar PS, et al. The chemokine SDF1/CXCL12 and its receptor CXCR4 regulate mouse germ cell migration and survival. Development, 2003, 130: 4279 – 4286.

[27] Adham IM, Agoulnik AI. Insulin-like 3 signalling in testicular descent. Int J Androl, 2004, 27: 257 – 265.

[28] Ivell R, Hartung S. The molecular basis of cryptorchidism. Mol Hum Reprod, 2003, 19: 175 – 181.

[29] Quill TA, Ren D, Clapham DE, et al. A voltage-gated ion channel expressed specifically in spermatozoa. Proc Natl Acad Sci USA, 2001, 98: 12 527 – 12 531.

[30] Sha J, Zhou Z, Li J, et al. Identification of testis development and spermatogenesis-related genes in human and mouse testes using cDNA arrays. Mol Hum Reprod, 2002, 8: 511 – 517.

[31] Schultz N, Hamra FK, Garbers DL. A multitude of genes expressed solely in meiotic or postmeiotic spermatogenic cells offers a myriad of contraceptive targets. Proc Natl Acad Sci USA, 2003, 100: 12 201 – 12 206.

[32] Hermo L, Pelletier RM, Cyr DG, et al. Surfing the wave, cycle, life history, and genes/proteins expressed by testicular germ cells. Part 1: background to spermatogenesis, spermatogonia, and spermatocytes. Microsc Res Tech, 2010, 73 (4): 241 – 278.

[33] Saxena R, de Vries JW, Repping S, et al, Four DAZ genes in two clusters found in the AZFc region of the human Y chromosome. Cenomics, 2000, 67: 256 – 267.

[34] Yen PH. Putative biological functions of the DAZ family. Int J Androl, 2004, 27: 125 – 129.

[35] Hopps CV, Mielnik A, Goldstein M, et al. Detection of sperm in men with Y chromosome microdeletions of the AZFa, AZFb and AZFc regions. Hum Reprod, 2003, 18: 1660 – 1665.

[36] Silber SJ, Repping S. Transmission of male infertility to future generations: lessons from the Y chromosome. Hum Reprod Update, 2002, 8: 217 – 229.

[37] Nishimune Y, Tsnaka H. Infertility caused by polymorphisms or mutations in spermatogenesis-specific genes. J Androl, 2006, 27: 326 – 334.

[38] Mueller JL, Mahadevaiah SK, Park PJ, et al. The mouse X chromosome is enriched for multicopy testis genes showing postmeiotic expression. Nat Genet, 2008, 40: 794 – 799.

[39] Roberts LM, Visser JA, Ingraham HA. Involvement of a matrix melalloproleinase in MIS-induced cell death during urogenital development. Development, 2002, 129: 1487 – 1496.

[40] Belville C, Marechal JD, Pennetier S, et al. Natural mutations of the anti-Mullerian hormone type II receptor found in persistent Mullerian duct syndrome affect ligand binding, signal transduction and cellular transport. Hum Mol Genet, 2009, 18: 3002 – 3013.

[41] Belville C, Van Vlijmen H, Ehrenfels C, et al. Mutations of The anti-Mullerian hormone gene in patients with persistent Mullerian duct syndrome: biosyn-thesis, secretion, and processing of the abnormal proteins and analysis using a three-dimeasional model. Mol Endocrinol, 2004, 18: 708 – 721.

[42] Hannema SE, Hughes IA. Regulation of Wolffian duct development. Horm Res, 2007, 67: 142 – 151

[43] Dravis C, Yokoyama N, Chumley MJ, et al. Bidirectional signaling mediated by ephrin-B2 and EphB2 controls urorectal development. Dev Biol, 2004, 271: 272 – 290.

[44] Goodman FR, Bacchelli C, Brady AF, et al, Novel HOXA13 mutations and the phenotypic spectrum of hand-foot-genital syndrome. Am J Hum Genet, 2000, 67: 197 – 202.

[45] Chandley AC. Genetic contribution to male infertility. Hum Reprod, 1998, 13 (Suppl 3): 76 – 83.

discussion 4 – 8.

[46] Johnson MD. Genetic risks of intracytoplasmic sperm injection in the treatment of male infertility: recommendations for genetic counseling and screening. Fertil Steril, 1998, 70: 397 – 411.

[47] Ravel C, Berthaut I, Bresson JL, et al. Prevalence of chomosomal abnormalities in phenotypically normal and fertile adult males: large-scale survey of over 10 000 sperm donor karyotypes. Hum Reprod, 2006, 21: 1484 – 1489.

[48] O'Flynn O'Brien KL, Varghese AC, Agarwal A. The genetic causes of male factor infertility: a review. Fertil Steril, 2010, 93: 1 – 12.

[49] Palermo CD, Colombero LT, Hariprashad JJ, et al. Chromosome analysis of epididymal and testicular sperm in azoospermic patients undergoing ICSI. Hum Reprod, 2002, 17: 570 – 575.

[50] Van Assche E, Bonduelle M, Tournaye H, et al. Cytogenetics of infertile men. Hum Roprod, 1996, 11 (Suppl 4): 1 – 24, discussion 5 – 6.

[51] American Society for Reproductive Medicine. Evaluation of the azoospermic male. Fertil Steril, 2008, 90: S74 – 47.

[52] Walsh TJ, Pera RR, Turek PJ. The genetics of male infertility. Semin Reprod Med, 2009, 27: 124 – 136.

[53] Friedler S, Raziel A, Strassburger D, et al. Outcome of ICSI using fresh and cryopreserved-thawed testicular spematozoa in patients with non-mosaic Klinefelter's syndrome. Hum Reprod, 2001, 16: 2616 – 2620.

[54] Schiff JD, Palermo GD, Veeck LL, et al. Success of testicular sperm extraction [corrected] and intracytoplasmic sperm injection in men with Klinefelter syndrome. J Clin Endocrinol Metab, 2005, 90: 6263 – 6267.

[55] Denschlag D, Tempfer C, Kunze M, et al. Assisted reproductivc techniques in patients with Klinefelter syndrome: a critical review. Fertil Steril, 2004, 82: 775 – 779.

[56] Blanco J, Egozcue J, Vidal F. Meiotic behaviour of the sex chromosomes in three patients with sex chromosome anomalies (47, XXY, mosaic 46, XY/47, XXY and 47, XYY) assessed by fluorescence in-situ hybridization. Hum Reprod, 2001, 16: 887 – 892.

[57] Bergere M, Wainer R, Nataf V, et al. Biopsied testis cells of Four 47, XXY patients: fluorescence in-situ hybridization and ICSI results. Hum Reprod, 2002, 17: 32 – 37.

[58] Levron J, Aviram-Goldring A, Madgar I, et al. Sperm chromosome analysis and outcome of IVF in patients with non-mosaic Klinefelter's syndrome. Fertil Steril, 2000, 74: 925 – 929.

[59] Staessen C, Tournaye H, Van Assche E, et al. PGD in 47, XXY Klinefelter's syndrome patients. Hum Reprod Update, 2003, 9: 319 – 330.

[60] Tournaye H, Staessen C, Liebaers I, et al. Testicular sperm recovery in nine 47, XXY Klinefelter patients. Hum Reprod, 1996, 11: 1644 – 1649.

[61] Shi Q, Martin RH. Multicolor fluorescence in situ hybridization analysis of meiotic chromosome segregation in a 47, XYY male and a review of the literature. Am J Med Genet, 2000, 93: 40 – 46.

[62] Gonzalez-Merino E, Hans C, Abramowicz M, et al. Aneuploidy study in sperm and preimplantation embryos from nonmosaic 47, XXY men. Fertil Steril, 2007, 88: 600 – 606.

[63] Van der Auwera B, Van Roy N, De Paepe A, et al. Molecular cytogenetic analysis of XX males using Y-specific DNA sequences, including SRY. Hum Genet, 1992, 89: 23 – 28.

[64] De Braekeleer M, Dao TN. Cytogenetic studies in male infertility: a review. Hum Reprod, 1991, 6: 245 – 250.

[65] Chantot-Bastaraud S, Ravel C, Siffroi JP. Underlying karyotype abnormalities in IVF/ICSI patients. Reprod Biomed Online, 2008, 16: 514 – 522.

[66] Martin RH. Cytogenetic determinants of male fertility. Hum Reprod Update, 2008, 14: 379 – 390.

[67] Ogur G, Van Assche E, Vegetti W, et al. Chromosomal segregation in spermatozoa of 14 Ro-

bertsonian translocation carriers. Mol Hum Reprod, 2006, 12: 209 - 215.

[68] Mau-Holzmann UA. Somatic chromosomal abnormalities in infertile men and women. Cytogenet Genome Res, 2005, 111: 317 - 336.

[69] Estop AM, Van Kirk V, Cieply K. Segregation analysis of four translocations, t (2; 18), t (3; 15), t (5; 7), and t (10; 12), by sperm chromosome studies and a review of the literature. Cytogenet Cell Genet, 1995, 70: 80 - 87.

[70] McLachlan RI, O'Bryan MK. Clinical review#: state of the art for genetic testing of infertile men. J Clin Endocrinol Metab, 2010, 95: 1013 - 1024.

[71] Rozen S, Skaletsky H, Marszalek JD, et al. Abundant gene conversion between arms of palindromes in human and ape Y chromosomes. Nature, 2003, 423: 873 - 876.

[72] Li Z, Haines CJ, Han Y. "Micro-deletions" of the human Y chromosome and their relationship with male infertility. J Genet Genomics, 2008, 35: 193 - 199.

[73] Skaletsky H, Kuroda-Kawaguchi T, Minx PJ, et al. The male-specific region of the human Y chromosome is a mosaic of discrete sequence classes. Nature, 2003, 423: 825 - 837.

[74] Foresta C, Moro E, Ferlin A. Y chromosome microdeletions and alterations of spermatogenesis. Endocr Rev, 2001, 22: 226 - 239.

[75] Vollrath D, Foote S, Hilton A, et al. The human Y chromosome: a 43-interval map based on naturally occurring deletions. Science, 1992, 258: 52 - 59.

[76] Kleiman SE, Bar-Shira Maymon B, Yogev L, et al. The prognostic role of the extent of Y microdeletion on spermatogenesis and maturity of Sertoli cells. Hum Reprod, 2001, 16: 399 - 402.

[77] Poongothai J, Gopenath TS, Manonayaki S. Genetics of human male infertility. Singapore Med J, 2009, 50: 336 - 347.

[78] Vogt PH. Genetics of idiopathic male infertility: Y chromosomal azoospermia factors (AZFa,, AZFb, AZFc). Baillieres Clin Obstet Gynaecol, 1997, 11: 773 - 795.

[79] Sadeghi-Nejad H, Oates RD. The Y chromosome and male infertility. Curr Opin Urol, 2008, 18: 628 - 632.

[80] Repping S, Skaletsky H, Lange J, et al. Recombination between palindromes P5 and P1 on the human Y chromosome causes massive deletions and spermatogenic failure. Am J Hum Genet, 2002, 71: 906 - 922.

[81] Brown GM, Furlong RA, Sargent CA, et al. Characterisation of the coding sequence and fine mapping of the human DFFRY gene and comparative expression analysis and mapping to the Sxrb interval of the mouse Y chromosome of the Dffry gene. Hum Mol Genet, 1998, 7: 97 - 107.

[82] Chuang RY, Weaver PL, Liu Z, et al. Requirement of the DEAD-Box protein ded 1p for messenger RNA translation. Science, 1997, 275: 1468 - 1471.

[83] Foresta C, Ferlin A, Moro E. Deletion and expression analysis of AZFa genes on the human Y chromosome revealed a major role for DBY in male infertility. Hum Mol Genet, 2000, 9: 1161 - 1169.

[84] Moro E, Ferlin A, Yen PH, et al. Male infertility caused by a denovo partial deletion of the DAZ cluster on the Y chromosome. J Clin Endocrinol Metab, 2000, 85: 4069 - 4073.

[85] Sun C, Skaletsky H, Birren B, et al. An azoospermic man with a de novo point mutation in the Y-chromosomal gene USP9Y. Nat Genet, 1999, 23: 429 - 432.

[86] Geoffroy-Siraudin C, Aknin-Seiffer I, Metzler-Guillemain C, et al. Meiotic abnormalities in patients bearing complete AZFc deletion of Y chromosome. Hum Reprod, 2007, 22: 1567 - 1572.

[87] Navarro-Costa P, Pereira L, Alves C, et al. Characterizing partial AZFc deletions of the Y chromosome with amplicon-specific sequence markers. BMC Genomics, 2007, 8: 342.

[88] Wu B, Lu NX, Xia YK, et al. A frequent Y chromosome b2/b3 subdeletion shows strong association with male infertility in Han-Chinese population. Hum Reprod, 2007, 22: 1107 - 1113.

[89] Zhang F, Li Z, Wen B, et al. A frequent partial AZFc deletion does not render an increased

risk of spermatogenic impairment in East Asians. Ann Hum Genet, 2006, 70: 304 – 313.

[90] Zhu XB, Liu YL, Zhang W, et al. Vertical transmission of the Yq AZFc microdeletion from father to son over two or three generations in infertile Han Chinese families. Asian J Androl, 2010, 12: 240 – 246.

[91] Giachini C, Nuti F, Marinari E, et al. Partial AZFc deletions in infertile men with cryptorchidism. Hum Reprod, 2007, 22: 2398 – 2403.

[92] Zhang F, Lu C, Li Z, et al. Partial deletions are associated with an increased risk of complete deletion in AZFc: a new insight into the role of partial AZFc delelions in male infertility. J Med Genet, 2007, 44: 437 – 444.

[93] Ferlin A, Arredi B, Speltra E, et al. Molecular and clinical characterization of Y chromosome microdeletions in infertile men: a 10-year experience in Italy. J Clin Endocrinol Metab, 2007, 92: 762 – 770.

[94] Mulhall JP, Reijo R, Alagappan R, et al. Azoospermic men with deletion of the DAZ gene cluster are capable of completing spermatogenesis: fertilizalion, normal embryonic development and pregnancy occur when retrieved testicular spermatozoa are used for intracytoplasmic sperm injection. Hum Reprod, 1997, 12: 503 – 508.

[95] Oates RD, Silber S, Brown LG, et al. Clinical characterization of 42 oligospemic or azoospermic men with microdeletion of the AZFc region of the Y chromosome, and of 18 children conceived via ICSI. Hum Reprod, 2002, 17: 2813 – 2824

[96] Osborne EC, Lynch M, McLachlan R, et al. Microarray detection of Y chromosome deletions associated with male infertility. Reprod Biomed Online, 2007, 15: 673 – 6780.

[97] Ferlin A, Moro E, Onisto M, et al. Absence of testicular DAZ gene expression in idiopathic severe testiculopathies. Hum Reprod, 1999, 14: 2286 – 2292.

[98] Lange J, Skaletsky H, van Daalen SK, et al. Isodicentric Y chromosomes and sex disorders as byproducts of homologous recombination that maintains palindromes. Cell, 2009, 138: 855 – 869.

[99] Lardone MC, Parodi DA, Valdevenito R, et al. Quantification of DDX3Y, RBMY1, DAZ and TSPY mRNAs in testes of patients with severe impairment of spermatogenesis. Mol Hum Reprod, 2007, 13: 705 – 712.

[100] Vodicka R, Vrtel R, Dusek L, et al. TSPY gene copy number as a potential new risk factor for male infertility. Reprod Biomed Online, 2007, 14: 579 – 587.

[101] Wang PJ, McCarrey JR, Yang F, et al. An abundance of X-linked genes expressed in spermatogonia. Nat Genet, 2001, 27: 422 – 426.

[102] Cantu IM, Diaz M, Moller M, et al. Azoospermia and duplication 3qter as distinct consequences of a familial t (X; 3) (q26; q13.2). Am J Med Genet, 1985, 20: 677 – 684.

[103] Lee S, Lee SH, Chung TC, et al. Molecular and cytogenetic characterization of two azoospermic patients with X-autosome translocation. J Assist Reprod Genet, 2003, 20: 385 – 389.

[104] Nemeth AH, Callen IW, Crocker M, et al. Klinefelter-like phenotype and primary infertility in a male with a paracentric Xq inversion. J Med Genet, 2002, 39: E28.

[105] Olesen C, Silber J, Eiberg H, et al. Mutational analysis of the human FATE gene in 144 infertile men. Hum Genet, 2003, 113: 195 – 201.

[106] Raverot G, Lejoune H, Kotlar T, et al. X-linked sex-determining region Y box3 (SOX3) gene mutations are uncommon in men with idiopathic oligoazoospermic infertility. J Clia Endocrinol Metab, 2004, 89: 4146 – 4148.

[107] Schneider-Gadicke A, Beer-Romero P, Brown LG, et al. Putative transcription activator with alternative isoforms encoded by human ZFX gene. Nature, 1989, 342: 708 – 711

[108] Schneider-Gadicke A, Beer-Romero P, Brown LG, et al. ZFX has a gene structure similar to ZFY, the putative human sex determinant, and escapes X inactivation. Cell, 1989, 57: 1247 – 1258.

[109] Wang RS, Yeh S, Tzeng CR, et al. Androgen receptor roles in spermatogenesis and fertility: lessons from testicular cell-specific androgen receptor knockout mice. Endocr Rev, 2009, 30: 119 – 132.

[110] Xu Q, Lin HY, Yeh SD, et al. Infertility with defective spermatogenesis and steroidogenesis in male mice lacking androgen receptor in Leydig cells. Endocrine, 2007, 32: 96 – 106.

[111] Tsai MY, Yeh SD, Wang RS, et al. Differential effects of spermatogenesis and fertility in mice lacking androgen receptor in individual testis cells. Proc Natl Acad Sci USA, 2006, 103: 18 975 – 18 980.

[112] De Gendt K, Swinnen JV, Saunders PT, et al. A Sertoli cell-selective knockout of the androgen receptor causes spermatogenic arrest in meiosis. Proc Natl Acad Sci USA, 2004, 101: 1327 – 1332.

[113] Ferlin A, Vinanzi C, Garolla A, et al. Male infertility and androgen receptor gene mutations: clinical features and identification of seven novel mutations. Clin Endocrinol (Oxf), 2006, 65: 606 – 610.

[114] Greenland KJ, Zajac JD. Kennedy's disease: pathogenesis and clinical approaches. Intern Med J, 2004, 34: 279 – 286.

[115] Finsterer J. Bulbar and spinal muscular atrophy (Kennedy's disease): a review. Eur J Neurol, 2009, 16: 556 – 561

[116] Lazaros L, Xita N, Kaponis A, et al. Evidence for association of sex hormone-binding globulin and androgen receptor genes with semen qualily. Andrologia, 2008, 40: 186 – 191.

[117] Rajpert-De Meyts E, Leffers H, Petersen JH, et al. CAG repeat length in androgen-receptor gene and reprodective variables in fertile and infertile men. Lancet, 2002, 359: 44 – 46.

[118] Yong EL, Loy CJ, Sim KS. Androgen receptor gene and male infertility. Hum Reprod Update, 2003, 9: 1 – 7.

[119] Dowsing AT, Yong EL, Clark M, et al. Linkage between male infertility and trinucleotide repeat expansion in the androgen-receptor gene. Lancet, 1999, 354: 640 – 643.

[120] Stouffs K, Lissens W, Tournaye H, et al. Possible role of USP26 in patients with severely impaired spermatogenesis. Eur J Hum Genet, 2005, 13: 336 – 340.

[121] Nuti F, Krausz C. Gene polymorphisms/mutations relevant to abnormal spermatogenesis. Reprod Biomed Online, 2008, 16: 504 – 513.

[122] Akinloye O, Gromoll J, Callies C, et al. Mutation anallysis of the X-chromosome linked, testis-specific TAF7L gene in spermatogenic failure. Andrologia, 2007, 39: 190 – 195.

[123] Ravel C, EI Houate B, Chantot S, et al. Haplotypes, mutations and male fertility: the story of the testis-specific ubiquitin protease USP26. Mol Hum Reprod, 2006, 12: 643 – 646.

[124] Stouffs K, Willems A, Lissens W, et al. The role of the testis-specific gene hTAF7L in the aetiology of male infertility. Mol Hum Reprod, 2006, 12: 263 – 267.

[125] Fechner A, Fong S, McGovern P. A review of Kallmann syndrome: genetics, pathophysiology, and clinical management. Obstet Gynecol Surv, 2008, 63: 189 – 194.

[126] Kim SH, Hu Y, Cadman S, et al. Diversity in fibroblast growth factor receptor 1 regulation: learning from the investigation of Kallmann syndrome. J Neuroendocrinol, 2008, 20: 141 – 163.

[127] Stuhrmann M, Dork T. CFTR gene mutations and male infertility. Andrologia, 2000, 32: 71 – 83.

[128] Dumur V, Gervais R, Rigot JM, et al. Abnormal distribution of CF delta F508 allele in azoospermic men with congenital aplasia of epididymis and vas deferens. Lancet, 1990, 336: 512.

[129] Cervais R, Dumur V, Rigot JM, et al. High frequency of the R117H cystic fibrosis mutation in patients with congenital absence of the vas deferens. N Engl J Med, 1993, 328: 446 – 447

[130] Claustres M, Guittard C, Bozon D, et al. Spectrum of CFTR mutations in cystic fibrosis and in congenital absence of the vas deferens in France. Hum Mutat, 2000, 16: 143 – 156,

[131] Daudin M, Bieth E, Bujan L, et al. Congenital bilateral absence of the vas deferens: clinical characteristics, biological parameters, cystic fibrosis transmembrane conductance regulator gene mutations, and implications for genetic counseling. Fertil Steril, 2000, 74: 1164 – 1174.

[132] Cuppens H, Cassiman JJ. CFTR mutations and polymorphisms in male infertility. Int J Androl, 2004, 27: 251 – 256.

[133] Cystic fibrosis mutation database. http: //www. genet. sickkids. on. ca/cftr/ StatisticsPage. html. Last updated 1 Apr 2010.

[134] Dequeker E, Stuhrmann M, Morris MA, et al. Best practice guidelines for molecular genetic diagnosis of cystic fibrosis and CFTR-related disorders-updated European recommendatioas. Eur J Hum Genet, 2009, 17: 51 – 65.

[135] Chillon M, Casals T, Mercier B, et al. Mutations in the cystic fibrosis gene in patients with congenital absence of the vas deferens. N Engl J Med, 1995, 332: 1475 – 1480.

[136] Scotet V, Audrezet MP, Roussey M, et al. Immunoreactive trypsin/DNA newborn screening for cystic fibrosis: should the R117H variant be included in CFTR mutation panels? Pediatrics, 2006, 118: e1523 – e1529.

[137] Kiesewetter S, Macek Jr M, Davis C, et al. A mutation in CFTR produces different phenotypes depending on chromosomal background. Nat Genet, 1993, 5: 274 – 278.

[138] American College of Obstetricians and Gynecologists. Update on carrier screening for cystic fibrosis. ACOG Committee Opinion Number 325, December 2005. Obstet Gynecol, 2005, 106: 1465 – 1468.

[139] Egozcue J, Blanco J, Anton E, et al. Genetic analysis of sperm and implications of severe male infertility—a review. Placenta, 2003, 24 (Suppl B): S62 – S65.

[140] Bernardini L, Gianaroli L, Fortini D, et al, Frequency of hyper-hypohaploidy and diploidy in ejaculate, epididymal and testicular germ cells of infertitle patients. Hum Reprod, 2000, 15: 2165 – 2172.

[141] Vegetti W, Van Assche E, Frias A, et al. Correlation between semen parameters and sperm aneuploidy rates investigated by fluorescence in-situ hybridization in infertile men. Hum Reprod, 2000, 15: 351 – 365.

[142] Gonsalves J, Sun F, Schlegel PN, et al. Defective recombination in infertile men. Hum Mol Genet, 2004, 13: 2875 – 2883.

[143] Sun F, Greene C, Turek PJ, et al. Immunofluorescent synaptonemal complex analysis in azoospermic men. Cytogenet Genome Res, 2005, 111: 366 – 370.

[144] Sun F, Turek P, Greene C, et al. Abnormal progression through meiosis in men with nonobstructive azoospermia. Fertil Steril, 2007, 87: 565 – 571.

[145] Topping D, Brown P, Judis L, et al. Synaptic defects at meiosis I and non-obstructive azoospemia. Hum Reprod, 2006, 21: 3171 – 3177.

[146] Sanderson ML, Hassold TJ, Carrell DT. Proteins involved in meiotic recombination: a role in male infertility? Syst Biol Reprod Med, 2008, 54: 57 – 74.

[147] Miyamoto T, Hasuike S, Yogev L, et al. Azoospermia in patients heterozygous for a mutation in SYCP3. Lancet, 2003, 362: 1714 – 1719.

[148] Aarabi M, Modarressi MH, Soltanghoraee H, et al. Testicular expression of synaptonemal complex protein 3 (SYCP3) messenger ribonucleic acid in 110 patients with nonobstructive azoospermia. Fertil Steril, 2006, 86: 325 – 331.

[149] Meeks M, Bush A. Primary ciliary dyskinesia (PCD). Pediatr Pulmonol, 2000, 29: 307 – 316.

[150] Loges NT, Olbrich H, Becker-Heck A, et al. Deletions and point mutations of LRRC50 cause primary ciliary dyskinesia due to dynein arm defects. Am J Hum Genet, 2009, 85: 883 – 889.

[151] Moore A, Escudier E, Roger G, et al. RPGR is mutated in patients with a complex X linked

phenotype combining primary ciliary dyskinesia and retinitis pigmentosa. J Med Genet, 2006, 43: 326 – 333.

[152] Gerber PA, Kruse R, Hirchenhain J, et al. Pregnancy after laser-assisted selection of viable spermatozoa before intracytoplasmatic sperm injection in a couple with male primary cilia dyskinesia. Fertil Steril, 2008, 1826 (89): e9 – 12.

[153] Dieterich K, Zouari R, Harbuz R, et al. The Aurora Kinase C c. 144delC mutation causes meiosis I arrest in men and is frequent in the North African population. Hum Mol Genet, 2009, 18: 1301 – 1309.

[154] Kimmins S, Crosio C, Kotaja N, et al. Differential functions of the Aurora-B and Aurora-C kinases in mammalian spermatogenesis. Mol Endocrinol, 2007, 21: 726 – 739.

[155] Lee C, Iafrate AJ, Brothman AR. Copy number variations and clinical cytogenetic diagnosis of constitutional disorders. Nat Genet, 2007, 39: S48 – 54.

[156] Anderson S, Bankier AT, Barrell BG, et al. Sequence and organization of the human mitochondrial genome. Nature, 1981, 290: 457 – 465.

[157] Yakes FM, Van Houten B. Mitochondrial DNA damage is more extensive and persists longer than nuclear DNA damage in human cells following oxidative stress. Proc Natl Acad Sci USA, 1997, 94: 514 – 519.

[158] Wei YH, Kao SH, Lee HC. Simultaneous increase of mitochondrial DNA deletions and lipid peroxidation in human aging. Ann N Y Acad Sci, 1996, 786: 24 – 43.

[159] Rovio AT, Marchington DR, Donat S, et al. Mutations at the mitochondrial DNA polymerase (POLC) locus associated with male infertility. Nat Genet, 2001, 29: 261 – 262.

[160] St John JC, Jokhi RP, Barratt CL. The impact of mitochondrial genetics on male infertility. Int J Androl, 2005, 23: 65 – 73.

[161] Ropp PA, Copeland WC. Cloning and characterization of the human mitochondrial DNA polymerase, DNA polymerase gamma. Cenomics, 1996, 36: 449 – 458.

[162] Surani MA. Reprogramming of genome function through epigenetic inheritance. Nature, 2001, 414: 122 – 128.

[163] Wallace JA, Orr-Weaver TL. Replication of heterochromatin: insights into mechanisms of epigenetic inheritance. Chromosoma, 2005, 114: 389 – 402.

[164] Margueron R, Trojer P, Reinberg D. The key to development: interpreting the histone code? Curr Opin Genet Dev, 2005, 15: 163 – 176

[165] Kim VN. Small RNAs just got bigger: Piwi-interacting RNAs (piRNAs) in mammalian testes. Genes Dev, 2006, 120: 1993 – 1997.

[166] Papaioannou MD, Nef S. microRNAs in the testis: building up male fertility. J Androl, 2010, 31: 26 – 33.

[167] Reik W, Dean W, Walter J. Epigenetic reprogramming in mammalian development. Science, 2001, 293: 1089 – 1093.

[168] Ferguson-Smith AC, Surani MA. Imprinting and the epigenetic asymmetry between parental genomes. Science, 2001, 293: 1086 – 1089.

[169] Guerrero-Bosagna C, Sabat P, Valladares L. Environmental signaling and evolutionary change: can exposure of pregnant mammals to environmental estrogens lead to epigenetically induced evolutionary changes in embryos? Evol Dev, 2005, 7: 341 – 350.

[170] MacPhee DG. Epigenetics and epimutagens: some new perspectives on cancer, germ line effects and endocrine disrupters. Mutat Res, 1998, 400: 369 – 379.

[171] Guerrero-Bosagna CM, Skinner MK. Epigenetic transgenerational effects of endocrine disruptors on male reproduction. Semin Reprod Med, 2009, 27: 403 – 408.

[172] Bukulmez O. Does assisted reproductive technology cause birth defects? Curr Opin Obstet Gynecol, 2009, 21: 260 – 264.

［173］Marques CJ, Carvalho F, Sousa M, et al. Genomic imprinting in disruptive spermatogenesis. Lancet, 2004, 363: 1700 – 1702

［174］Marques CJ, Costa P, Vaz B, et al. Abnormal methylation of imprinted genes in human sperm is associated with oligozoospermia. Mol Hum Reprod, 2008, 14: 67 – 74.

［175］Trasler JM. Epigenetics if spermatogenesis. Mol Cell Endocrinol, 2009, 306: 33 – 36.

［176］Aoki VW, Emery BR, Carrell DT. Global sperm deoxyribonucleic acid methylation is unaffected in protamine-deficient infertile males. Fertil Steril, 2006, 86: 1541 – 1543.

［177］Aoki VW, Emery BR, Liu L, et al. Protamine levels vary between individual sperm cells of infertile human males and correlate with viability and DNA integrity. J Androl, 2006, 27: 890 – 898.

［178］Aoki VW, Liu L, Carrell DT. A novel mechanism of protamine expression deregulation highlighted by abnormal protamine transcript retention in infertile human males with sperm protamine deficiency. Mol Hum Reprod, 2006, 12: 41 – 50.

［179］Paldi A. Genomic imprinting: could the chromatin structure be the driving force? Curr Top Dev Biol, 2003, 53: 115 – 138.

［180］Hammoud SS, Purwar J, Pflueger C, et al. Alterations in sperm DNA methylation patterns at imprinted loci in two classes of infertility. Fertil Steril, 2010, 94 (5): 1728 – 1733.

［181］Barratt CL, Aitken RJ, Bjorndahl L, et al. Sperm DNA: organization, protection and vulnerability: from basic science to clinicalapplications—a position report. Hum Reprod, 2010, 25: 824 – 838.

［182］Hotaling JM, Walsh TJ. Male infertility: a risk factor for testicular cancer. Nat Rev Urol, 2009, 6: 550 – 556.

［183］Walsh TJ, Croughan MS, Schembri M, et al. Increased risk of testicular germ cell cancer among infertile men. Arch Intern Med, 2009, 169: 351 – 356.

［184］Dieckmann KP, Pichlmeier U. Clinical epidemiology of testicular germ cell tumors. World J Urol, 2004, 22: 2 – 14.

［185］Nathanson KL, Kanetsky PA, Hawes R, et al. The Y deletion gr/gr and susceptiblity to testicular germ cell tumor Am J Hum Genet, 2005, 77: 1034 – 1043.

［186］Kojima Y, Mizuno K, Kohri K, et al. Advances in molecular genetics of cryptorchidism. Urology, 2009, 74: 571 – 578.

［187］Yan W. Male infertility caused by spermiogenic defects: lessons from gene knockouts. Mol Cell Endocrinol, 2009, 306: 24 – 32.

［188］Matzuk MM, Lamb DJ. The biology of infertility: research advances and clinical challenges. Nat Med, 2008, 14: 1197 – 1213.

［189］Meng MV, Black LD, Cha I, et al. Impaired spermatogenesis in men with congenital absence of the vas deferens. Hum Reprod, 2001, 16: 529 – 533.

［190］Schlegel PN, Shin D, Goldstein M. Urogenital anomalies in men with congenital absence of the vas deferens. J Urol, 1996, 15 (5): 1644 – 1648.

［191］Kim ED, Gilbaugh 3rd JH, Patel VR, et al. Testis biopsies frequently demonstrate sperm in men with azoospermia and significantly elevated follicle-stimulating hormone levels. J Urol, 1997, 157: 144 – 146.

［192］Schlegel PN, Palermo GD, Goldstein M, et al. Testicular sperm extraction with intracytoplasmic sperm injection for nonobstructive azoospermia. Urology, 1997, 49: 435 – 440.

［193］Brugh 3rd VM, Maduro MR, Lamb DJ. Genetic disorders and infertility. Urol Clin North Am, 2003, 30: 143 – 152.

［194］O'Bryan MK, de Kretser D. Mouse models for genes involved in impaired spermatogenesis. Int J Androl, 2006, 29: 76 – 89, discussion 105 – 108.

［195］Manzini S, Vargiolu A, Stehle IM, et al. Gentically modified pigs produced with a nonviral episomal voctor. Proc Natl Acad Sci USA, 2006, 103: 17672 – 17677.

[196] Boekelheide K, Sigman M. Is gene therapy for the treatment of male infertility feasible? Nat Clin Pract Urol, 2008, 5: 590 – 593.

[197] Lamb DJ. Would gene therapy for the treatment of male infertility be safe? Nat Clin Pract Urol, 2008, 5: 594 – 595.

[198] Brinster RL. Germ line stem cell transplantation and transgenesis. Science, 2002, 296: 2174 – 2176.

[199] Brinster RL. Male germ line stem cells: from mice to men. Science, 2007, 316: 404 – 405.

[200] Nayernia K, Nolte J, Michelmann HW, et al. In vitro-differentiated embryonic stem cells give rise to male gametes that can genetate offspring mice. Dev Cell, 2006, 11: 125 – 132.

[201] Ryu BY, Orwig KE, Oatley JM, et al. Efficient generation of transgenic rats through the male germ line using lentiviral transduction and transplantation of spermatogonial stem cells. J Androl, 2007, 28: 353 – 360.

[202] Deepinder F, Chowdary HT, Agarwal A. Role of metabolomic analysis of biomarkers in the management of male infertility. Expert Rev Mol Diagn, 2007, 7: 351 – 358.

[203] He Z, Chan WY, Dym M. Microarray technology offers a novel tool for the diagnosis and identification of therapeutic targets for male infertility. Reproduction, 2006, 132: 11 – 19.

[204] Lin YH, Lin YM, Teng YN, et al. Identification of ten novel genes involved in human spermatogenesis by microarray analysis of testicular tissue. Fertil Steril, 2006, 86: 1650 – 1658.

[205] Martinez-Heredia J, de Mateo S, Vidal-Taboada JM, et al. Identification of proteomic differences in asthenozoospermic sperm samples. Hum Reprod, 2008, 23: 783 – 791.

第 5 章　射精功能障碍与精道动力学

Aleksey P. Ignatov　*Paul J. Turek*

男性在进入青春期约 12 个月后开始射精，尽管射精在生殖健康中的重要性非常明确，但目前对射精生理学的认识仍有限。本章综述了射精过程、射精的解剖及神经解剖基础、射精障碍种类及其临床评估和治疗方法，也将目前研究者对生殖道生理学与功能，以及射精管梗阻（ejaculatory duct obstruction，EDO）的理解一并综述。

射精生理学

● 射　精

射精可以分成两个不同的过程：泌精和射精[1]。尽管在技术上不能把两者区分为各自单独的事件，但在前戏过程、射精之前，膀胱颈需关闭以阻止精液倒流，前列腺收缩以润滑尿道。有一点非常重要，即射精不同于性高潮，虽然两者常同时存在，但性高潮纯粹是一个大脑皮质事件。

泌精包括精液和精子通过蠕动由附睾尾部、输精管、精囊和前列腺到达尿道前列腺部的转运过程。在泌精过程中，输精管壶腹部内容物被转送入尿道前列腺部并与前列腺液混合，精囊内容物排到尿道前列腺部，完成了整个泌精过程。随后，精液混合物从尿道中强有力地喷出，即射精。精液经尿道一系列调节喷射而出，坐骨海绵体肌、球海绵体肌和尿道周围肌肉等节律性收缩产生一次射精，约 $0.8s$[2]。整个过程受自主和躯体神经系统控制，是一种脊髓反射。

A. P. Ignatov, BS (✉)・P. J. Turek, MD, FACS, FRSM
The Turek Clinic, 55 Francisco Street, Suite 300,
San Francisco, CA 94133, USA
e-mail：apignatov@ yahoo. com；drpaulturek@ gmail. com

S. J. Parekattil, A. Agarwal (eds.), *Male Infertility for the Clinician*,
© Springer Science + Business Media New York 2013

● 神经控制

射精反射是通过交感和躯体神经系统来控制的[3]。泌精主要是受交感神经系统控制，而射精主要由躯体神经系统控制。交感传出神经发自胸腰椎的 T_{10} 至 L_2，而后合并形成环绕主动脉的腰部交感神经节。这些神经随后在主动脉分叉中线下方联合形成了上腹下丛（图5.1）。最终，这些肾上腺素能神经形成节后神经纤维，控制膀胱颈、前列腺、输精管和精囊[4]。这些神经传出的神经冲动能够控制膀胱颈关闭和精液分泌。

精液的肌性排出由来源于阴部神经（$S_2 \sim S_4$）会阴支的躯体运动传出神经控制。此外，此过程还受到尿道外括约肌和泌尿生殖膈舒张与否的调控。这个反射弧任何一点的中断都将导致射精障碍。

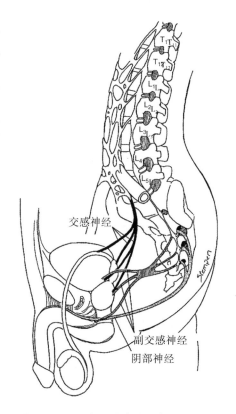

图5.1 男性生殖道神经分布图，显示交感和副交感神经及躯体神经分布（经许可，引自 Master 和 Turek[1]）

● 定 义

无精液症：一种射精障碍，其特点是尽管有性高潮但不能产生精液。

无精子症：精液中没有精子。

不射精症：无法射精，包括精液的泌精和射精。一般无性高潮。

早泄：射精总是或者几乎发生在插入阴道前或总是在插入阴道1min内，并且阴道插入过程中总是或者几乎都无法延迟射精，并对个人产生负面影响，如苦恼、焦虑、挫败和（或）逃避性亲密。

延迟射精/性快感缺失：性功能障碍的一种形式，其特点为无法获得性高潮，或性高潮和射精严重延迟。

逆向射精：由于膀胱颈在性高潮时关闭失败，致使射精时精液逆向进入膀胱。

先天性性快感缺失：原发性不能射精，为终身性。

射精快感缺乏：射精时缺乏快感。

评 估

• 病 史

详细的病史是评估射精功能障碍的基础。从病史中获得的关键信息是患者是否存在过正常的射精，这能够提示射精功能障碍是原发（先天）性或继发（获得）性原因导致的。此外，详细回顾患者的用药史和手术史对判断射精功能紊乱可能的神经源性病因非常有益。最后，还要详细了解患者目前的用药情况，像 α 受体阻滞剂和抗抑郁药都有可能引起射精功能障碍[1]。

• 体 检

完整的体检应该包括身体状态和第二性征的评估、神经系统筛查和全面的生殖器检查。睾丸、附睾的大小和质地、阴茎的长度和形态，以及生殖器先天缺陷（如尿道下裂、尿道上裂）或其整形后的手术瘢痕等都要重视。还应重视阴囊包块的触诊和检查输精管是否存在。直肠检查时要注意直肠的张力和包块，这也非常重要。

• 实验室评估

应当尽量获得精液进行分析。有些情况下如无精液射出时，需要取射精后尿液检测是否存在精子，如有则表明存在逆向射精。血液中睾酮、催乳素（泌乳素）和血清促卵泡激素水平均需检测，因低雄激素可导致排精量减少。进一步的诊断评估应当包括经直肠超声检查，用来确定前列腺、精囊或射精管复合体等是否存在解剖或结构上的异常。如有异常，需采用规范的输精管通液术、精囊造影术和射精管测压法来检测细微的射精管畸形[5]。

• 遗传学检测

对射精功能紊乱和有不育史，或有可疑先天性异常如输精管缺如（CAVD），或有射精管阻塞的患者，医生要建议患者行囊性纤维化跨膜转导调节器（CFTR）基因突变的遗传检查[6]。

射精功能紊乱的治疗

• 解剖因素

膀胱颈关闭不全

开放的膀胱颈是尿道内括约肌（膀胱颈）关闭不全最常见的后果，之后的"干性射精"是逆行性射精所致，其原因包括：使用 α 受体阻滞剂治疗前列腺增生或高血压、糖尿病性神经病变、神经异常如脊柱裂或多发性硬化、其他的先天性畸形等。这也是经尿道前列腺切除术（transurethral prostatectomy，TURP）的常见术后并发症[7]。有趣的是，从患者的角度来看，TURP后的逆向射精常与性快感缺失或勃起功能障碍混淆[8]。

如因药物引起逆行性射精，应停用相关药物。糖尿病等引起的神经病变，应用α受体激动剂治疗有助于关闭膀胱颈，增强前向射精[1,9]。TURP后的恢复非常困难。如TURP术后的男性寻求生育，则可取自慰后尿液中的精子进行宫腔内人工授精（IUI）或者体外受精（IVF）助孕。

米勒管囊肿

米勒管（副中肾管）残余可以中线囊肿的形式持续存在，与男性前列腺小囊和射精管相关。如其足够大，可形成封闭性囊肿，压迫射精管而降低射精量。可以通过经直肠超声检查来确诊，并通过射精管通液法和测压法来进一步检查射精管的结构和功能[5,10]。因结石、钙化、射精管发育不全、精道病变导致的收缩不能，所表现出的精囊功能异常类似[11]。

对于确诊梗阻的患者，经尿道囊肿去顶术、结石排出或射精管复通能有效解决问题[12]。对生殖道功能异常而非梗阻的患者，不推荐行手术治疗，也无临床价值[5]。

先天性双侧输精管缺如/囊性纤维化

在患囊性纤维化的男性中，99%同时有Wolffian管（中肾管）畸形，这是引起射精量偏少的主要原因。同时，该病还可能有输精管、精囊和射精管闭锁或发育不全。低射精量还与不完全型囊性纤维化有关，称作先天性输精管缺如（CAVD）。在这种情况下，可能有输精管缺失，而没有囊性纤维化的其他全身表现[11]。

与囊性纤维化有关的射精紊乱和CAVD目前是不可逆的，但可通过外科手术获取精子及辅助生殖技术来生育后代。

射精管梗阻

射精量少伴射精疼痛、血精和会阴或睾丸痛应高度怀疑EDO。可以通过正常体检和精液分析来诊断，其精液量<2.0ml、pH<7.2，并且无精子或果糖。部分变异的EDO患者虽难以诊断，但射精量低于正常、精子活动力不成比例低下是其典型特征。确诊包括经直肠超声检查提示精囊扩张（>1.5cm），或射精管扩张（>2.3mm），并伴有沿管道的囊肿、钙化和结石[13-14]。最近比较明确的一点是，经直肠超声检查等静态成像无法可靠区分生殖道的器质性梗阻和功能性异常。经直肠超声检查虽然灵敏，但对EDO的诊断是非特异性的[10]。像精囊抽吸术[15]、精囊造影和输精管通液术等辅助手段，都可以进一步确诊。建议在手术治疗射精管复合体前应行这些"功能性"检查[10]。为此，一项前瞻性的研究报告表明，在诊断 EDO 的这三种辅助手段中，输精管通液术是诊断完全或不完全 EDO 最准确的方法[10]。

考虑到上述因素，并基于膀胱尿动力学评估膀胱出口梗阻的理论，作者最近描述了确诊 EDO 的射精管测压法技术（彩图 5.2，P$_{313}$）[5]。该技术源于这一理念，即对 EDO 患者行前向输精管通液时，变流阻力模式可以更精确地量化。我们假设射精管的"开放压"能够区分不同类型的 EDO，这里"开放压"定义为液体进入前列腺部尿道时的压力。事实上，有一项前瞻性研究比较了生育男性（输精管结扎复通）和确诊 EDO 男性的射精管开放压力，结果发现未经治疗的 EDO 患者的射精管开放压（平均值 116 cmH$_2$O）显著高于生育男性（平均值 33cmH$_2$O）（图 5.3）。此外，经尿道射精管切开术（transurethral resection of ejaculatory duct，TURED）后的管道开放压会降到与对照相近的水平。该研究得出如下结论：①生育患者的射精管开放压稳定且较低，一般 <45cmH$_2$O；②EDO 的不育男性的射精管开放压明显升高；③EDO 治疗后，其开放压可降至对照组水平；④EDO 疑似患者可能还有其他不明的病理改变，包括尿道狭窄，行射精管切除术无效。从上述的分析可以得出这样的结论，射精管测压法是当前能够区分完全性和部分性、器质性和功能性 EDO 的最具发展潜力的一项技术。

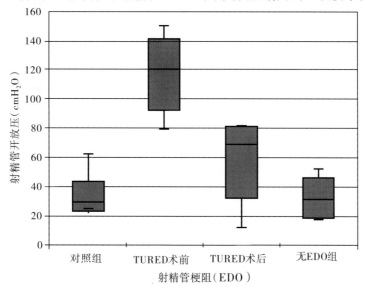

图 5.3 生育男性与 EDO 患者的射精管开放压。箱图中的灰色箱体表示测量值第 25 百分位数至第 75 百分位数，黑色水平线代表中位数，两侧伸出的线条代表测量值的绝对范围。EDO 患者的射精管开放压显著高于对照组（$P < 0.001$）和 TURED 组（$P < 0.001$）。TURED 术后的射精管开放压与对照组或"无 EDO"组比较无差别。"无 EDO"组是指射精管经评估后确定无隐匿性 EDO（经许可，引自 Eisenberg 等[5]）

89

EDO 患者可以用经尿道射精管切除或切开进行治疗，这对于提高射精量和恢复精子量非常有效[13]。对于生殖管道器官缺失的患者，目前尚无补救措施。

● 神经性病变

脊髓损伤

大多数脊髓损伤患者为年轻人，因外伤导致调节射精活动的神经通路损伤。在 T_{10} 至 L_2 或以下部位的脊髓损伤通常会导致射精完全消失，但仍能勃起。发生在 T_{10} 以上部位的损伤，因发自 T_{10} 至 L_2 和 $S_2 \sim S_4$ 的外周神经传出神经尚完整，所以还具有射精反射弧。该反射弧是否完整可通过检查是否存在完整的球海绵体肌反射和有能力行髋关节屈曲来确定，反应良好提示感受器传入的刺激达到阈上水平时可以产生射精[16]。

可通过辅助生殖技术结合阴茎振动刺激[17]或直肠探头电刺激取精等技术，帮助这类患者实现生育成为父亲[18-20]。T_4 以上脊髓损伤的患者易因阴茎刺激产生自主神经反射异常。自主反射异常的症状包括高血压、心动过缓、出汗、寒战和头痛。部分患者自主神经反射异常会导致高血压危象，引起脑卒中或死亡，建议给此类患者口服钙离子通道阻滞剂以预防。对于低位脊髓损伤的患者（T_{10} 以下），如果阴茎振动治疗失败，直肠探头电刺激取精是实现射精的最佳方案[21]。对于电刺激取精失败的患者，外科取精是最好的替代方法[22]。

糖尿病

长期的糖尿病与泌尿生殖器自主神经病变有关。1 型糖尿病患者中，约 87% 存在明确证据的膀胱功能障碍，35% ~ 75% 有勃起功能障碍[23]。相应的射精功能障碍可表现为逆向射精或完全不射精，取决于自主交感神经病变程度。此功能障碍的病因是射精时膀胱颈未完全关闭（逆向射精）或生殖系统平滑肌的神经源性"麻痹"（不射精症）。在完全不射精的情况下，自慰后的尿液中无精子[24]。

如拟助孕，对逆向射精者，可用拟交感神经药物来刺激膀胱颈关闭，产生正向射精[9]。由于大多数拟交感药在长期使用时会出现快速耐药，故此类药物应限制在排卵期性交时使用。与逆向射精不同，患有不射精症的糖尿病患者更难处理。如果在服用拟交感药后未能纠正逆向射精或出现前向射精，直肠探头电刺激取精能够有效诱导有用的射精[21]。值得注意的是，长期糖尿病患者可能会存在输精管和精囊钙化，以至于不能收缩和推进精子。在这种情况下，外科手术获取精子是辅助生育必需的手段[25]。

外科手术后

一般而言，腹膜后或盆腔手术会破坏沿着主动脉特别是靠近主动脉分叉处

（腹下丛）的交感神经纤维，可能导致射精功能障碍。功能缺陷的范围与神经损伤的程度、严重性相关。逆向射精、不射精、不射精伴随不泌精均可能出现，具体情况取决于损伤程度[1]。

大约有 2/3 的男性在经尿道前列腺切除术后出现逆向射精，1/4 ~ 1/3 的患者在膀胱颈切开术后因膀胱颈不能完全关闭而出现类似情况。大多数腹盆腔手术，如治疗恶性肿瘤的结肠直肠切除术、治疗炎症性肠病的回肠肛管吻合术、腹主动脉瘤修复术、髂动脉旁路移植术、治疗睾丸癌的腹膜后淋巴结清扫术等，可能会导致腰交感神经节或上腹下丛神经的某些损伤，并导致逆向射精或不射精症[26-27]。

既往最容易引起射精功能障碍的手术是治疗转移性睾丸癌而实施的腹膜后淋巴结清扫术。按照原始手术方法，为腹膜后双侧肾门以上的淋巴结扩大清扫，几乎均会导致射精功能障碍。随着手术技术的进步和局限切除范围的变化，射精功能障碍的发生率逐步降低[28-30]。

根治性前列腺切除术是另一个可导致功能性不射精的主要原因，因手术切除了前列腺和精囊。其他可导致射精功能障碍的手术操作包括治疗直肠癌的腹会阴联合手术和前入路（经腹）脊柱外科手术。这些手术约有 14% 的概率出现射精功能障碍[31]。

小儿骨盆先天性畸形可在以后的生活中导致不射精和逆向射精。这些患者的射精功能障碍是由盆腔解剖异常（泄殖腔外翻，肛门闭锁）或重新构建盆腔的手术（泄殖腔外翻修复、尿道上裂修复、膀胱颈重建）所致[1]。

逆转因手术切断交感神经所致的射精障碍很困难，通常会用 α 肾上腺素能兴奋剂进行尝试[9]。在少数病例中，该治疗能使无泌精转变成简单的逆向射精，或将逆向射精转成前向射精。药物治疗的成功与否，依赖残存的控制精囊、输精管和膀胱颈区域的交感神经纤维的完整性和数量。

如果药物治疗不成功，需采用直肠探头电刺激取精来诱导射精，收集精子用于行辅助生殖技术。当对浅全麻下有感觉的患者行直肠探头电刺激取精时，要有节奏地逐步提升直肠探头的电压（0 ~ 25V），以促进精囊和输精管壶腹部收缩并产生射精反射。当采用该技术诱导手术导致的射精障碍时，几乎所有的患者均可射精[21]。

神经系统疾病

射精障碍的类型可从早泄到不射精，与脱髓鞘性和炎症性神经系统病变有关。这些病变包括多发性硬化症和横贯性脊髓炎[32]。患有椎管闭合不全症（如脊髓发育不良、脊髓脊膜膨出和脊柱裂等）的患者也患有许多相同的射精障碍。在 T_{10} ~ T_{11} 以上的缺陷一般与不射精有关，而在 T_{10} ~ T_{11} 以下的缺陷可泌精但不能射精。患有骶骨病变的患者会存在各种形式的射精功能障碍[33]。

神经刺激法可用来诱导患神经性不射精的男性射精。最常用的诱导神经性病变男性射精的方法是阴茎振动刺激和直肠探头电刺激取精[3]。阴茎振动刺激包括将振动器放在阴茎头的背部或系带[17]。振动器产生的机械刺激引起射精反射从而诱导射精[34]。这种方法对具有完整射精反射的男性，即 T_{10} 脊髓以上损伤者更有效。对阴茎振动刺激无效的患者，常推荐采用直肠探头电刺激取精[35-36]。实施直肠探头电刺激取精时，患者采用侧卧位。探头放入直肠，探头上的电极朝向前列腺和精囊，探头上的电流刺激神经导致精液射出。

● 药物性因素

抗抑郁药

很多常见药物能导致射精功能障碍。抗抑郁药，包括三环类抗抑郁药、单胺氧化酶抑制剂和更新的选择性 5 - 羟色胺再摄取抑制剂，都与性功能障碍和射精障碍有关[37]。这些药物导致的性功能障碍包括性欲低下、勃起功能障碍和延迟射精等。这些药物的副作用是由于它们提高了中枢神经系统的 5 - 羟色胺和儿茶酚胺（三环类）的水平[38]。对大多数患者而言，停用抗抑郁药物治疗后会恢复正常性功能。

α - 肾上腺素能受体拮抗剂

精液在生殖道内转运和膀胱颈的关闭都是由 α - 肾上腺素能神经控制的。因此，用于高血压或前列腺增生的 α - 肾上腺素能受体拮抗剂可能会抑制精液分泌和膀胱颈关闭[39]。在这两种情况下，使用药物的结果会导致低射精量或干性射精。一般而言，性高潮的感觉是正常的或几乎正常。有针对性地停用这些药物即可达到治疗效果。

● 功能性因素

早泄或提前射精

早泄定义为射精总是或者几乎发生在插入阴道前或总是在插入阴道 1min 内，并且阴道插入过程中总是或者几乎无法延迟射精，并对个人产生负面影响如苦恼、焦虑、挫败和（或）逃避性亲密[40]。早泄的发生率很高，年龄在 18~59 的男性大约 35% 受早泄的影响，是男性性功能障碍最常见的形式[41]。考虑到早泄报道非常频繁，因此引出一个问题，即早泄是否是一种真正的器官性、可治疗的疾病，还是仅仅是正常性功能相关的异常期望值下的一个后果。尽管在早泄的确切病因上很少达成共识，但其涉及的病因包括性焦虑和阴茎皮肤高敏感性[42]。

早泄治疗的目标是通过降低阴茎的敏感性和调整行为反应来提高患者控制射精过程的能力。治疗包括口服药物、局部麻醉治疗和性治疗。行为治疗最为有效。因为药物治疗要求很高的坚持服药率，这在不服用药物的年轻人中很难实现。

使用延迟射精的药物治疗早泄是合理的选择，临床试验已经证明选择性 5 - 羟色胺再摄取抑制剂能有效延长射精时间[43-48]。但是，射精潜伏期延长的变化很大，这取决于所选择的药物。帕罗西汀、氟西汀、舍曲林和氯丙咪嗪是最好的可耐受的早泄治疗药物。无论在什么情况下，都能使射精潜伏期延长 2 ~ 10min。使用三环类抗抑郁药的治疗方案常因其失眠和困倦等副作用而被限制使用。

局部麻醉剂，如 2% 利多卡因胶浆和 2% 利多卡因/2.5% 丙胺卡因软膏[49]，已经被证明能够降低阴茎的敏感性并延长射精潜伏期[50]。在性交前 30min，在阴茎皮肤上涂抹 EMLA 软膏并使用避孕套，能使 80% 的男性延长射精时间。更新的局部药物现正在观察中，这些药物包括快速起效的局部麻醉喷雾和 SS 软膏（一种中草药制剂）。已有证据表明，这两种治疗方法也能延长射精潜伏期[51]。

鉴于早泄在年轻性活跃男性中的高发频率，持久的有效性是一个重要治疗目标。因此，药物治疗应该配合行为矫正疗法[52]。性治疗的目的是使患者对性刺激有更好的控制力，并从中获得更高的满意度。通常，一定要向患者解释射精冲动是不可避免的，使患者理解、观察并最终控制所经历的射精感觉，并提高性愉悦度。通常，患者及其伴侣要进行 6~20 周的治疗课程培训。其间他们会学会系统放松技术，并获得在来自自身或伴侣的持续性刺激时延迟勃起或射精的能力。随后，指导患者被动性交而不抽插，最后学习盆骨助推性交。伴侣的参与和配合是这种疗法长期有效的关键。

巨型精囊

无器质性梗阻证据的增大的精囊，也称作巨型精囊。已有报道表明其与多囊肾和经尿道射精管切除术失败有关。精囊膨大与 EDO 表现类似，经直肠超声检查不容易区分。Hendry 及其同事的研究发现，6 例精子缺乏伴成人型多囊性肾病患者具有增大的精囊。这些患者的精囊造影未发现梗阻[53]。此外，所有经尿道射精管切除手术的尝试均失败。作者推测这种异常可部分解释为什么有 25% ~ 30% 怀疑 EDO 的男性在经尿道射精切开术后未改善[54]。为论证这一观点，作者构建了鼠活体模型，用来评估精囊活跃和静息时的流体动力学特性。作者发现精囊作为一个内衬平滑肌的空腔脏器，其流体动力学行为类似膀胱。这可以作为一个证据来说明这种观点，即与膀胱肌肉疾病一样，也存在精囊肌肉疾病并可导致生殖道的"功能性"障碍[55]。与神经源性膀胱类似，迄今为止，还无有效的治疗方法来纠正这种类型的器官功能障碍。

逆向射精

逆向射精的实际发病率很难评估，但 14% ~ 18% 的射精紊乱患者中有逆向射精[56]。在大约 1400 对不孕夫妇中，0.7% 的男性患有逆向射精[57]。逆向射精的诊断相对比较直接，如果有射精量少和干射精的病史，并且自慰后的尿样中含有精子即可确诊。全身性疾病如糖尿病，药物包括 α 受体阻断剂的应用，神经损伤如脊髓损伤、多发性硬化症、脊柱裂，外科手术如腹膜后淋巴结切除术和经尿道前列腺电切术等，都可导致逆向射精。

有几种方法可以治疗逆向射精。如果是由药物引起的，如有可能，应当停药。许多膀胱颈无瘢痕损伤的患者，可通过口服 α 肾上腺素激动剂治疗[9]。该方法对约 1/3 的男性患者有效。像丙咪嗪、苯丙醇胺或伪麻黄碱等拟交感神经药具有灵活的用药时间，可以间隔使用，也可以在性交前按需使用[58]。通常，因口服药物有头晕、无力、恶心、出汗或心悸等副作用，限制了其应用。如果口服药物无效，从射精后排尿或导尿的尿液获取精子，可以达到生育的目的。

不射精症

先天性性快感缺失，也称作原发性或心因性不射精症，是一种很少见、但可描述清楚的有意识不射精。尽管缺少有意愿的性高潮，但梦遗却会出现[59]。这种情况在普通人群中的发生率约 0.14%，寻求不育治疗的男性人群中约有 0.39%[60]。该病被归因于过于严格的童年教育。典型的表现包括父母强烈的行为要求而忽略了最基本的感情。第二种不射精症是患者以前具有正常射精的能力，但由于神经疾病或创伤（如脊髓损伤等）等原因导致不射精。

试图逆转不射精症是很困难的。通常，这些患者缺少对其身体的感性认识。此外，他们通常选择与自己背景类似的人作为伴侣，其伴侣同样能够忍受无性生活或极低频率性生活的生活形式。当夫妻双方都想要孩子时才会寻求治疗。心理疗法一般有效。一般先从性教育的指导开始，然后开始认知行为疗法，包括系统放松和性感集中训练[60]。首先，指导夫妇双方容忍抚摸并能够享受抚摸。当抚摸能够带来快感后，在性反应和性高潮发生时，给予鼓励性刺激。对几乎所有不射精症的患者，生育机构都可以通过阴茎振动刺激、直肠探头电刺激和（或）显微精子抽吸术等方法获得精子[22,61]。

专家评论

有关射精障碍的研究仍显复杂，这是由于人类行为在社会心理和神经生理方面存在一种复杂的网络连接，科学评估在这些状态下变得复杂化。例如，原发和继发性早泄的病因学截然不同，但其导致的结果非常类似。同样，正常射精潜伏期和延迟射精之间的差异可能反映了行为的差异。射精高潮是一种大脑皮层活动，其与射精这一纯粹的脊髓反射间的关联，明显比身心之间的相互作用复杂得多。

实际上，在射精障碍的研究中，一个生理学上的共识是，射精是一个简单的脊髓反射。这个事实使得采用动物模型的研究与人类实际情况非常接近，我们正是尽可能地通过模型生物体的研究得到了关于性的神经生物学的知识。动物模型研究证明，精囊生理学与膀胱生理学类似，因为两者都是中空的平滑肌器官。这种比较引入了这样一种观点，即精囊可能具有先天性的功能障碍，从而促进了成人生殖道的"精道动力学"的发展，以便更准确地研究 EDO。

5 年展望

随着动物模型应用的增加和分子生物学及细胞信号方面的知识积累，我们希望将来能够更加准确地定义人类射精障碍。此外，描述射精障碍的定义和术语在世界范围内标准化，特别是勃起功能障碍和早泄方面的统一描述，将会进一步促进我们的协作，并从社会心理学方面解析射精功能障碍的神经生物学原因。这反过来会提高我们评估和准确诊断男性性功能障碍的能力，并提高我们分析治疗的反应能力。

尽管我们对于 EDO 或脊髓损伤等基于解剖上的障碍了解得比较透彻，但将来还是有很大的空间去进一步了解药物对射精的影响。在遗传药理学领域尤其明显，这会使该领域获得更强大的推动力。我们还未完全意识到基因和干细胞治疗在医学领域的真正价值，特别是对术后、医源性的或外伤性的神经源性射精障碍，但在未来的 10 年，基因和干细胞治疗在功能恢复上有巨大潜力，并可促进治愈。

关键问题

•完整的病史和体检是确定各种射精功能障碍的行为和生理因素的基础。

•射精障碍定义的国际化、统一化和标准化的趋势越来越明显，这将有助于更准确地定义和研究这种现象。

•迄今为止，EDO 和脊髓损伤的解剖和生理基础已渐明朗，但是目前射精潜伏期紊乱还需要加强研究以阐明其病理生理学基础。

•性功能障碍和射精功能障碍的社会心理学内容是人类性行为不可分割的一部分。因此，如果我们要了解更多这方面的内容，就需要持续的关注和识别。

致谢 感谢加利福尼亚旧金山的 Melody Lowman MA 对本章内容的贡献。作为一名具有45年经验的精神治疗医师，她在生殖心理学方面的学识和经验使我们受益匪浅。

（沙艳伟　周辉良 译）

参考文献

［1］ Master VA, Turek PJ. Ejaculatory physiology and dysfunction. Urol Clin North Am, 2001, 28: 363 – 375.

［2］ Yang CC, Bradley WE. Somatic innervation of the human bulbocavernosus muscle. Clin Neurophysiol, 1999, 110: 412.

［3］ Brackett NL, Ohl DA, Sønksen J, et al. Abnormalities of ejaculation//Lipshultz LI, Howards SS, Niederbefger CS. Infertility in the male. 4th ed. New York: Cambridge University Press, 2009: 454 – 473.

［4］ Benson GS. Erection, emission and ejaculation: physiologic mechanisims//Lipshnltz LI, Howards SS. Infertility in the male. 3rd ed. St. Louis: Mosby, 1997: 155.

［5］ Eisenberg M, Walsh TJ, Garcia M, et al. Ejaculatory duct manometry in normal men and in patients with ejaculatory duct obstruction. J Urol, 2008, 180: 255 – 260.

［6］ Jarvi K, Zielenski J, Wilschanski M, et al. Cystic fibrosis transmembranc conductance regulator and obstructive azoospermia. Lancet, 1995, 345: 1578.

［7］ Thorpe AC, Cleary R, Coles J, et al. Written consent about sexual function in men undergoing transurethral prostatectomy. Br J Urol, 1994, 74: 479.

［8］ Dunsmair WD, Emberton M, Neal DE. On behalf of the steering group of the National Prostatectomy Audit, There is significant sexual dissatisfaction following TURP. Br J Urol, 1996, 77: 161 A.

［9］ Lue TF, Giuliano F, Montorsi F, et al. Summary of the recommendations on sexual dysfunctions in men. J Sex Med, 2004, 1: 6 – 23.

［10］ Purohit RS, Wu DS, Shiaohara K, et al. A prospective comparison of 3 diagnostic methods to evaluate ejaculatory duct obstruction. J Urol, 2004, 71: 232 – 235, discussion 235 – 236.

［11］ Hendry WF. Disordersof ejaculation: congenital, acquired and functional. Br J Urol, 1998, 82: 331.

［12］ Hendry WF, Pryor JP. Mullerian duct (prostatic utricle) cyst: diagnosis and treatment in subfertile males. Br J Urol, 1992, 69: 79.

［13］ Turek PJ. Seminal vesicle and ejaculatory duct surgery//Graham S. Glenn's urologic surgery. 6th ed. Philadelphia: Lippincott, Williams & Wilkins, 2006: 439 – 445.

［14］ Nguyen HT, Etzell J, Turek PJ. Normal human ejaculatory duct anatomy: a study of cadaveric and surgical specimens [see comments]. J Urol, 1996, 155: 1639.

［15］ Jarow JP. Seminal vesicle aspiration in the management of patients with ejaculatory duct obstruction. J Urol, 1994, 52: 899.

［16］ Bird VG, Brackett NL, Lynne CM. et al. Reflexes and somatic responses as predictors of ejaculation by penile vibratory stimulation in men with spinal cord injury. Spinal Cord, 2001, 39: 514 – 519.

［17］ Brackelt NL. Semen retrieval by penile vibratory stimulation in men with spinal cord injury. Hum Reprod Update, 1999, 5: 216 – 222.

［18］ Momose H, Hirao Y, Yamamoto M, et al. Electroejaculation in patients with spinal cord injury: first report of large-scale experience from Japan. Int J Urol, 1995, 2: 326.

［19］ Brinsden PR, Avery SM, Marcus S, et al. Transrectal electroejaculation combined with in-vitro fertilization: effective treatment of anejaculatory infertility due to spinal cord injury. Hum Reprod, 1997, 12: 2687.

[20] Schatte EC, Orejeela FJ, Lipshultz LI, et al. Treatment of infertility due to anejaculation in the male with electroejaculation and intracytoplasmic sperm injection. J Urol, 2000, 163: 1717.

[21] Ohl DA. Electroejaculation. Urol Clin North Am, 1993, 20: 181.

[22] Vanderschueren D, Spiessens C, Klekens C, et al. Suocessful treatment of idiopathic anejaculation with electroejaculation after microsurgical vas aspiration. Hum Reprod, 1993, 13: 370.

[23] Vinik AI, Maser RE, Mitchell BD, et al. Diabetic autonomic neuropathy. Diabetes Care, 2003, 26: 1553 – 1579.

[24] Dunsmuir WD, Holmes SA. The aetiology and management of erectile, ejaculatory, and fertility problems in men with diabetes mellitus. Diabet Med, 1996, 13: 700.

[25] Sexton WJ, Jarow JP. Effect of diabetes mellitus upon male reproductive function. Urology, 1997, 49: 508.

[26] Hojo K, Vernavam ⅢAM, Sugihara K, et al. Preservation of urine voiding and sexual function after rectal cancer surgery. Dis Colon Rectum, 1991, 34: 532.

[27] Nesbakken A, Nygaard K, Bull-Njaa T, et al. Bladder and sexual dysfunction after mesorectal excision for rectal cancer. Br J Surg, 2000, 87: 206.

[28] Turek PJ, Lowther DN, Carroll PR. Fertility issues and their management in men with testis cancer. Urol Clin North Am, 1998, 25: 517.

[29] Holman E, Kovacs G, Flasko T. et al. Hand-assisted laparoscopic retroperitoneal lymph node dissection for nonseminomatous testicular cancer. J Laparoendosc Adv Surg Tech A, 2007, 17: 16 – 20.

[30] Neyer M, Peschel R, Akkad T, et al. Long-term results of laparoscopic retroperitoneal lymph-node dissection for clinical stage I nonseminomatous germ-cell testicular cancer. J Endourol, 2007, 21: 180 – 183.

[31] Styblo K, Bossers GT, Slot GH. Osteotomy for kyphosis in ankylosing spondylitis. Acta Orthop Scand, 1985, 56: 294.

[32] Berger Y, Blaivas JG, Oliver L. Urinary dysfunction in transverse myelitis. J Urol, 1990, 144: 103.

[33] Decter RM, Furness III PD, Nguyen TA, et al. Reproductive understanding, sexual functioning and testosterone levels in men with spina bifida. J Urol, 1997, 157: 1466.

[34] Sønksen J, Ohl DA. Penile vibratory stimulation and electroejaculation in the treatment of ejaculatory dysfunction. Int J Androl, 2002, 25: 324 – 332.

[35] Kafetsoulis A, Brackett NL, Ibrahim E, et al. Current trends in the treatment of infertility in men with spinal cord injury. Fertil Steril, 2006, 86: 781 – 789.

[36] Sønksen J. Assisted ejaculation and semen characteristics in spinal cord injured males. Scand J Urol Nephrol Suppl, 2003, 213: 1 – 31.

[37] Kennedy SH, Dickens SE, Eisfeld BS, et al. Sexual dysfunction before antidepressant therapy in major depression. J Affect Disord, 1999, 56: 201.

[38] Seidman S. Ejaculatory dysfunction and depression: phamacologlcaI and psychoblologlcal interactions. Int J Impot Res, 2006, 18 (Suppl 1): S33 – 38.

[39] Hellstrom WJ, Sikka SC. Effects of acute treatment with tamsulosin versus alfuzosin on ejaculatory function in normal volunteers. J Urol, 2006, 176: 1529 – 1533.

[40] Sharlip ID, Hellstrom WJG, Broderick GA. The ISSM definition of premature ejaculation: a contemporary, evidence-based definition. J Urol, 2008, 179 (Suppl): 340.

[41] Read S, King M, Watson J. Sexual dysfunction in primary medical care: prevalence, characteristics and detection by the general practitioner. J Public Health Med, 1997, 19: 387.

[42] Rowland DL, Haensel SM, Blom JH, et al. Penile sensitivity in men with premature ejaculation

and erectile dysfunction. J Sex Marital Ther, 1993, 19: 189.

[43] Biri H, Isen K, Sinik Z, et al. Sertraline in the treatment of premature ejaculation: a double-blind placebo controlled study. Int Urol Nephrol, 1998, 30: 611.

[44] Haensel SM, Klem TM, Hop WC, et al. Fluoxetine and premature ejaculation: a double-blind, crossover, placebo-controlled study. J Clin Psychopharmacol, 1998, 18: 72.

[45] Kara H, Aydin S, Yucel M, et al. The efficacy of fluoxetine in the treatment of premature ejaculation: a double-blind placebo controlled study [see comments]. J Urol, 1996, 156: 1631.

[46] Kim SC, Seo KK. Efficacy and safety of fluoxetine, sertraline and clomipramine in patients with premature ejaculation: a double-blind, placebo controlled study. J Urol, 1998, 159: 425.

[47] McMahon CG, Touma K. Treatment of premature ejaculation with paroxetine hydrochloride as needed: 2 single-blind placebo controlled crossover studies. J Urol, 1999, 161: 1826.

[48] Waldinger MD, Hengeveld MW, Zwinderman AH. Ejaculation-retarding properties of paroxetine in patients with primary premature ejaculation: a double-blind, randomized, close-response study. Br J Urol, 1997, 79: 592.

[49] Berkovitch M, Keresteci AG, Koren G. Efficacy of prilocaine-lidocaine cream in the treatment of premature ejaculation [see comments]. J Urol, 1995, 154: 1360.

[50] Andersen KH. A new method of analgesia for relief of circumcision pain. Anaesthesia, 1989, 44: 118.

[51] Choi HK, Jung GW, Moon KH, et al. Clinical study of SS-cream in patients with lifelong premature ejaculation. Urology, 2000, 55: 257.

[52] Annon J. The behavioral treatment of sexual problems, vol. 1. Honolulu: Enabling Systems, 1974.

[53] Hendry WF, Rickards D, Pryor JP, et al. Seminal megavesicles with adult polycystic kidney disease. Hum Reprod, 1998, 13: 1567.

[54] Turek PJ, Magana JO, Lipshultz LI. Semen parameters before and after transurethral surgery for ejaculatory duct obstruction. J Urol, 1996, 155: 1291

[55] Tulrek PJ, Aslam K, Younes AK, et al. Observations on seminal vesicle dynamics in an in vivo rat model. J Urol, 1998, 159: 1731.

[56] Sandler B. Idiopathic retrograde ejaculation. Fertil Steril, 1979, 32: 474.

[57] Van der Linden PJQ, Nan PM, te Velde ER, et al. Retrograde ejaculation: successful treatment with artificial insemination. Obstet Oynecol, 1992, 79: 126.

[58] Kim SW, Paick JS. Short-term analysis of the effects of as needed use of sertraline at 5 PM for the treatment of premature ejaculation. Urology, 1999, 54: 544.

[59] Hovav Y, Dan-Goor M, Yaffe H, et al. Nocturnal sperm emission in men with psychogenic anejaculation. Fertil Steril, 1999, 72: 364.

[60] Geboes K, Steeno O, De Moor P. Primary anejaculation: diagnosis and therapy. Fertil Sleril, 1975, 26: 1018.

[61] Denil J, Kupker W, Al-Hasani S, et al. Successful combination of transrectal electroejaculation and intracytoplasmic sperm injection in the treatment of anejaculation. Hum Reprod, 1996, 11: 1247.

第 6 章　脊髓损伤对生育的影响

Viacheslav Iremashvili　　*Nancy L. Brackett*　　*Charles M. Lynne*

尽管医学的发展已极大改善了脊髓损伤患者的预后，但它仍是一个重大的社会和医疗问题。仅在美国，每年估计有 10 000 ~ 12 000 名脊髓损伤患者。目前在美国有超过 25 万人活在脊髓损伤的阴影中[1]，而全世界则有数百万人。每年用于管理照顾脊髓损伤患者的费用将近 40 亿美元。车祸是脊髓损伤最常见的原因，其次是暴力撞击、运动、与工作相关的事故及坠落[1]。

大多数脊髓损伤受害者是年轻人，其中超过 80% 是男性。所以，年轻男性构成了最大的患者群体。生殖功能对脊髓损伤男性来说至关重要，但不幸的是，只有不到 10% 的男性能在无医疗辅助下生育孩子[2]。脊髓损伤男性患者的不育，是损伤后勃起功能障碍、射精功能障碍及精子质量差等多因素共同作用的结果[3]。随着辅助射精技术的发展，包括电刺激射精和高振幅阴茎振动刺激射精，使几乎所有的脊髓损伤患者都可以获得精子，而不必求助于外科手术[4]；然而，大多数患者的精子质量较差[5]。

V. Iremashvili, MD, PhD
Department of Urology, University of Miami Miller School of Medicine,
016960(M-14), Miami, FL 33101, USA
e-mail: iremashvili@ hotmail. com

N. L. Brackett, PhD, HCLD (✉)
The Miami Project to Cure Paralysis,
University of Miami Miller School of Medicine,
Lois Pope Life Center, Room 2-17, 1095 NW 14th Terrace,
Miami, FL 33136, USA
e-mail: nbrackett@ miami. edu

C. M. Lynne, MD
Department of Urology, University of Miami Miller School of Medicine,
Miami, FL, USA
e-mail: clynne@ miami. edu

S. J. Parekattil, A. Agarwal(eds.), *Male Infertility for the Clinician*,
© Springer Science + Business Media New York 2013

脊髓损伤男性的精液异常情况

脊髓损伤男性的精液质量下降的起因尚不明确。一些假定的可能病因包括激素功能障碍[6]、阴囊温度升高[7]、膀胱管理方式[8]、因生殖道阻塞导致的精子运输和储存的改变[9-10]，但没有一个最终被确定。

● 激素改变的作用

"下丘脑—垂体—性腺"轴的改变可导致精子发生中断。一些研究检测了脊髓损伤男性的内分泌状况，但结果相互矛盾（表6.1）。一些在人类[6,11-14]和动物[15-16]的研究中，有报道不同的激素异常与脊髓损伤相关，但与精液质量却没有一致的相关性，也不清楚这些异常是原发的还是继发的。针对这个问题，作者对一组66例脊髓损伤的男性进行了研究，发现精液质量与血清黄体生成素（LH）、促卵泡激素（FSH）、睾酮及催乳素（泌乳素）水平无关[17]。唯一的例外是一个亚组的FSH水平升高了；在每个个案中，患者表现为无精子症，其FSH仅有小幅升高。对于脊髓损伤的男性来说，激素改变不太可能是精液质量差的主要因素[18-22]。

表6.1　有关脊髓损伤男性内分泌状况研究的主要结果

	LH	FSH	睾酮	催乳素
与对照组无差别	Huang 等[19] Tsitouras 等[20]	Naftchi 等[21] Tsitouras 等[20] Huang 等[22]	Huang 等[19] Naftchi 等[21] Brackett 等[17]	Huang 等[19] Brackett 等[17] Naderi 等[14]
低于对照组	Naftchi 等[21] Brackett 等[17] Safarinejad 等[23] Naderi 等[14] Kostovski 等[12]	Brackett 等[17] Safarinejad 等[23] Naderi 等[14] Kostovski 等[12]	Tsitouras 等[20] Safarinejad 等[23] Naderi 等[14] Kostovski 等[12]	
高于对照组		Huang 等[19]		
参考值范围外		Huang 等 （高 18.7%）[19]	Tsitouras 等 （低 45%）[20]	Huang 等 （高 25%）[19]

脊髓损伤男性的内分泌水平与精液质量受损之间没有特殊形式和（或）有意义的相关性

● 阴囊温度的作用

阴囊/睾丸温度升高是最初用于解释脊髓损伤男性精液异常的假说之一。众所周知，精子发生对温度敏感，其最佳温度为35℃。过高的阴囊温度可能对精子生成造成伤害[23]。推测脊髓损伤男性可能有阴囊温度过高，这是阴囊温度调节功能障碍的结果，或因久坐于轮椅上所致[24]。一些研究显示，脊髓损伤男性坐轮椅时的阴囊温度，高于体格健全男性坐扶手椅时[7,25]。Brindley 报道，脊髓损伤男性的阴囊温度与活动精子数量呈负相关[25]。然而，我们将脊髓损伤组及对照组进行口腔温度、阴囊温度的比较，并未发现差异，或者说这两个参数间没有差异[26]。此外，卧床（即不用轮椅）的脊髓损伤者仍有精液质量受损[26]，表明脊髓损伤的某些因素导致了异常的精液质量，而不是简单的坐轮椅所致。支持上述想法是基于这一事实，即没有研究发现通过阴囊降温的方法可改善脊髓损伤男性的精液质量。

对非创伤男性阴囊温度的研究表明，短期或长期暴露于高温后，可导致生精小管出现可逆或不可逆的变化[27-28]。然而，对脊髓损伤男性的横断面[29]及纵向[30]研究都显示，精液参数与损伤后持续时间没有显著的相关性，表明跨越时间的测量结果是不变的（无效的）。基于这些事实，表明没有强有力的证据支持阴囊温度升高是脊髓损伤男性精液异常的主要病因。

● 膀胱管理的作用

目前没有与脊髓损伤男性正常精液质量相关的膀胱管理方法。然而，一些研究显示，使用间歇导尿要比尿道留置导尿管、耻骨上导尿或自发排尿有更好的精子活动力[31-32]。相比其他方法，间歇导尿尽管可以改善精液质量，但不能成为标准。因此，膀胱管理似乎并不是脊髓损伤男性精液质量受损的重要原因。

● 射精频率的作用

如果没有医疗辅助，大多数脊髓损伤男性不能射精。推测射精周期偏长将会导致生殖管道阻塞，这会对精子产生负面影响。然而，多数观察重复射精对脊髓损伤男性精液质量影响的研究没有发现精液参数有改善[9,33-37]。只有一组报道经过每周 1 次、持续 3 个月的阴茎振动刺激射精，精子活动力和正常形态有中等程度的提升[38]。这些结果表明，射精频率并不是引起脊髓损伤男性精液质量异常的唯一因素。

Ohl 等提供了令人感兴趣的数据，发现脊髓损伤可使精子的运输和储存发生根本性改变[10]。在对 8 例脊髓损伤患者行电刺激取精或阴茎振动取精前一刻，先行双侧精囊抽吸术，结果发现精囊抽吸液中包含了大量质量差的精子。需要注意的是，正常男性的精囊里并没有太多精子。禁欲时间与精囊内精子数量没有关系。此外，在精囊抽吸后另外获得的精液样本的参数明显优于既往的精液参数[10]。作者推论精子运输改变致精囊内精子淤塞，可能是引起脊髓损伤男性精液质量差的主要原因。研究也显示精浆内的各种因素是脊髓损伤男性精液质量差的原因[39]，该问题将在本章节后面进行更详细的讨论。

脊髓损伤男性的氧化应激研究

除了前面提到的已经被研究的假定原因外，有越来越多的证据表明氧化应激是造成这类患者精子损伤的一个重要机制。许多课题研究了脊髓损伤男性活性氧的产生及其与精液质量的关系。

● 电流及活性氧

Rajasekaran 等[40]发表了证实脊髓损伤男性精液的活性氧活性升高的首项研究结果。在该研究中，电刺激取精是获得脊髓损伤男性精液最常用的方法。电刺激取精是通过插入直肠的探针将电流释放到骨盆区域。作者假定电流会引起脊髓损伤男性精子的损伤。研究包含了两个试验。在第一个试验中，健康男性来源的精子培养于正常培养基和电解培养基中，检测每组样本的活性氧水平和精子活动力。第二个试验包括检测脊髓损伤和正常对照男性精液中活性氧的产生情况。脊髓损伤男性的精液标本是通过电刺激取精获得的，对照组通过自慰取精。

研究结果显示，当对照组的精子培养于电解的生理培养基时，其精子的活动力和存活率发生显著的时间依赖性下降，这种下降与活性氧的生成增多有关。第二个试验表明，与对照组相比，脊髓损伤受试者的精液中活性氧生成明显增多。这些发现使作者得出这一结论，即电流可能是脊髓损伤患者经电刺激获得的精液质量差的原因，这一效应是通过增加活性氧介导的[40]。

● 完整精液与洗涤精子中的活性氧

de Lamirande 等完成了一项研究，旨在测定脊髓损伤男性完整的精液标本中与洗涤后精子中是否会产生过多的活性氧[41]。这项研究包含 3 组：健康志愿者组（$n = 20$），体格健全不育男性组（$n = 166$），脊髓损伤受试者组（$n = 21$）。最后一组中，19 例患者在注射丁基溴化物及毒扁豆碱后自慰取精，余下 2 例通过电刺激取精。对所有受试者的单纯精液及经硅石胶态悬浮液洗涤的精子，检测活性氧的构成。

在完整的精液中，有 97% 的脊髓损伤受试者检测到活性氧的存在，而体格健全不育组和志愿者组则分别为 40% 和 15%。与每 10^9 个精子中的活性氧阈值 10 mV/s 相比，81% 的脊髓损伤患者、25% 的体格健全不育组患者、10% 的健康对照组患者的活性氧生成增加。脊髓损伤组精液中活性氧的水平分别是健康对照组和体格健全组的 40 倍与 14 倍。活性氧的生成与脊髓损伤的平面和持续时间没有相关性。

在经过 Percoll 液梯度离心后，脊髓损伤男性的精子继续产生了大量的活性氧。有 75% 的脊髓损伤男性、20% 的不育男性和 5% 健康对照男性，在其经过 Percoll 液洗涤后的精子中发现高活性氧的生成。脊髓损伤男性的洗涤精子中平均活性氧水平比不育患者高 6 倍，比正常志愿者高 140 倍。脊髓损伤男性经 Percoll 液洗涤后的精子的活性氧水平与活动精子的百分率呈显著的反比关系。

这个研究的结果显示，与来自正常男性和不育男性的等效样本相比，脊髓损伤受试者的精液和经 Percoll 液洗涤后的精子中存在高频率和高水平的活性氧生成。在脊髓损伤男性中，活性氧水平与精子活动力呈负相关[41]。这些数据表明，相较普通人群或不育人群，活性氧作为精子损伤导致不育的机制可能对脊髓损伤男性来说更为重要。

● 活性氧与精子特征

作者的研究小组对活性氧的产生与脊髓损伤男性精液特征之间的关系进行了研究[42]。研究包括 24 例脊髓损伤男性和 19 例体格健全的对照组。脊髓损伤患者的精液通过阴茎振动刺激取精（$n = 15$）、电刺激取精（$n = 8$）、自慰取精（$n = 1$）。在刺激前后，采用 N - 甲酰甲硫亮氨酰苯丙氨酸和 12 - 肉豆蔻酯 - 13 - 佛波酯进行活性氧构成的测定。这两种物质分别通过白细胞和精子触发活性氧的产生。

该研究显示，在刺激和非刺激精液标本中，脊髓损伤组的活性氧平均水平显著高于对照组，脊髓损伤组活性氧活性的实际测量值比对照组高 250 ~ 2000 倍。活性氧阳性的发生率在非刺激的对照组与脊髓损伤组分别为 47.3% 和 100%。同时发现，脊髓损伤男性精液中活性氧水平与精子活动力呈负相关、与白细胞浓度呈正相关。有趣的是，活性氧水平在前向和逆向射精标本之间，或不同的取精方式之间（阴茎振动刺激和电刺激）没有差异。因此，正如 Rajasekaran 等认为的，从电刺激和振动刺激获得的精液标本中高水平的活性氧可能不完全是电流的影响[40]。

从以上的研究中可以看出，脊髓损伤患者的精液中活性氧生成增多，氧化应激的增强可能是本组男性精液质量受损的重要机制。下面将讨论脊髓损伤患者活性氧的可能来源、氧化应激增强的后果，以及将此信息应用于这些不育患者治疗的可能性。

脊髓损伤男性精液中活性氧自由基的来源

人类精液中含多种类型的细胞，包括成熟和不成熟的精子、精子发生过程中不同阶段的生殖细胞、上皮细胞和白细胞。在这些不同种类的细胞中，白细胞和精子已被证实是自由基产生的两个主要来源[43]。

● 白细胞的影响

已知脊髓损伤男性精液中的白细胞数量增加（图6.1）[44-45]。人类精液中的白细胞主要来源于前列腺、精囊和附睾[46]。作者的研究显示，没有证据表明脊髓损伤患者白细胞精子症中有急性或慢性前列腺炎症[47]，在其输精管的抽吸液中也未发现白细胞[48]。这些数据表明脊髓损伤男性之白细胞精子症最可能的来源是精囊。

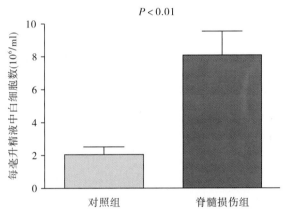

图6.1　研究显示，相较于体格健全、健康对照组，
脊髓损伤组的精液中含有更高浓度的白细胞

白细胞可产生大量的活性氧。有报道认为精液白细胞数量与活性氧产量呈正相关[49-50]。在不同的白细胞亚群中，过氧化物酶阳性的细胞——中性粒细胞、巨噬细胞是活性氧产物的主要来源[51]。在通过电刺激获得的精子中，经过免疫组化染色鉴定，这两类白细胞亚群是脊髓损伤男性白细胞精子症的主要因素[52]。淋巴细胞也被发现是脊髓损伤男性白细胞精子症的重要因素。流式细胞仪免疫表型分析显示，更大的碎片是T细胞，其中有许多共表达人类白细胞抗原HLA-DR和CD25，表明其处于激活状态。没有明显的B细胞亚群存在[44]。

白细胞的激活状态在决定活性氧输出中起决定性作用，因为激活的白细胞比未激活的白细胞多产生高达100倍的活性氧[53]。这种效应是通过增加戊糖磷酸途径产生的还原型NADP（烟酰胺腺嘌呤二核苷酸磷酸）来介导的[54]。中性粒细胞和巨噬细胞的髓过氧化物酶系统也被激活，引起呼吸爆发，产生大量的超氧化物和其他活性氧。

● 细胞因子的影响

已在脊髓损伤男性精液中检测到高浓度的致炎细胞因子白介素1β（IL-

1β)、IL-6、肿瘤坏死因子 α（TNF-α）[55]，反映了 T 淋巴细胞的激活[44]（图 6.2）。向脊髓损伤男性精液中加入单克隆抗体或者受体阻滞剂，使这些细胞因子失活，可改善精子活动力[56-57]。在许多组织中，IL 是自由基产生的重要介质；而且，作为氧化应激介质的细胞因子的作用是众所周知的。支持这一观点的有以下观察结果：在不育健全男性精液中，活性氧的产量与精浆中细胞因子如 IL-6[58-59]、IL-1、TNF-α[60-61] 的浓度呈正相关。在供精的精液中，IL-1、TNF-α 也会刺激活性氧的生成[62]。因此，激活的精液白细胞具有导致脊髓损伤男性氧化应激增强的潜能。

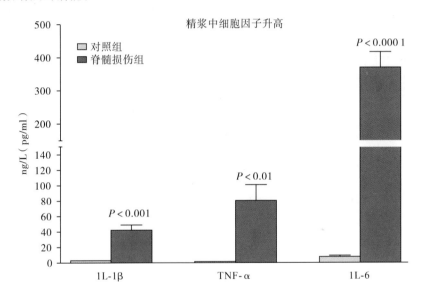

图 6.2　细胞因子可损害精子细胞。脊髓损伤组致炎细胞因子 IL-1β、TNF-α、IL-6 的浓度较对照组有显著升高

● 不成熟精子的影响

即使采用密度梯度离心法和包被白细胞特异的 CD45 抗体磁珠将白细胞与精子完全分离开，仍能记录到活性氧的生成，表明精子有产生活性氧的能力[63]。这种能力与精子成熟状态呈负相关。在精子发生过程中，多余的细胞质通常被挤压，使精子细胞呈浓缩、拉长的形态。如果这个过程出现缺陷，残余胞质将在精子中央区形成细胞质滴（通常说的"胞浆小滴"）。这些精子不成熟，功能和形态也不正常。残余胞质内含高浓度的胞质酶——6-磷酸葡萄糖脱氢酶，该酶能够通过戊糖磷酸途径控制葡萄糖的流量和细胞内 β-NADP 的产生[64]。NADP 通过位于细胞膜内的 NADP 氧化酶和线粒体内的 NADP 依赖型氧化还原酶使活性氧产生[65-66]。因此，与成熟、形态正常精子比较，残余胞质的不成熟精子产生活

性氧的数量大增。

　　精子发育的成熟阶段包括精子质膜重塑等其他变化，伴随细胞质的挤压。这种重塑步骤有利于透明带和透明质酸结合位点的形成[67]。有残余胞质的不成熟精子的特征是低密度的透明带结合位点和透明质酸受体[68]。精子的透明质酸结合能力可以通过精子与透明质酸涂层玻片结合的百分比来评估。将精液置于该玻片后，可以看到成熟精子显示出与高浓度的透明质酸受体持久的结合带，而不成熟精子不结合并随意游动。作者最近也对脊髓损伤男性的精子和健康非损伤对照受试者的精子与透明质酸结合情况进行了比较[69]。这项研究包含了13例脊髓损伤受试者和13例对照受试者。脊髓损伤组的透明质酸结合分值明显低于对照组〔（55.7±3.8）vs.（82.0±2.8）；$P<0.001$〕（图6.3）。临床结果证实，65%的透明质酸结合分值是临界值[70]。只有3/13的脊髓损伤受试者的透明质酸结合分值高于65%，而在对照组中有12/13的受试者高于65%。

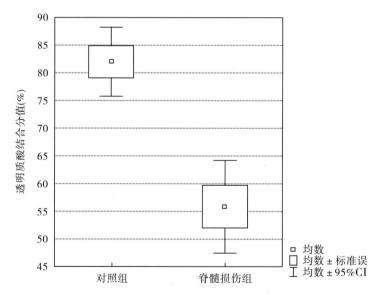

图6.3　与健康非损伤对照组相比，脊髓损伤男性的精液中透明质酸结合分值显著降低，这可能与精液中存在增多的活性氧和不成熟精子有关

　　这些结果似乎与早期发现是一致的，即与健康对照组相比，脊髓损伤组含细胞质滴的精子数量增加[42]。需注意的是，不成熟精子（内源性）和白细胞（外源性）对活性氧产生的影响是不同的。例如，已有资料显示，当内源性与外源性活性氧都对DNA完整性产生负面影响时（详见下文），内源性活性氧的产生就显得关联性强得多[71]。这些数据表明，不成熟精子细胞产生的活性氧对生育能力具有更大的破坏力。

脊髓损伤男性精液氧化应激的后果

白细胞精子症和数量增多的不成熟精子是脊髓损伤男性精液中活性氧的潜在来源，而本组患者特征性的其他几项异常则可能是精子氧化应激的结果。

当精液活性氧过多时将损伤不同的分子，包含脂类、蛋白质、核酸和糖类[72]。这种毒性作用能导致精子活动力下降、存活率下降、DNA 损伤、精子功能损伤和精液黏滞度增高[73]。所有这些缺陷在脊髓损伤男性中极为普遍[24]。

由于精子的质膜上含有大量的多不饱和脂肪酸，所以在过量的活性氧作用下，精子容易受损。这些分子的过氧化能够降低膜的灵活性，进而降低尾部的活动性。活性氧如何对精子活动力产生影响的机制在 1979 年得以阐述[74]。精子的脂质过氧化水平与精子活动力的丧失有直接关系[75]。随后，一些用来解释增高的活性氧水平与受损的精子活动力之间关系的其他假说被提了出来，包括通过 H_2O_2 及丝蛋白磷酸化使细胞内产生能量所需的重要酶类受到抑制[76-77]。高水平的精液活性氧也会破坏精子的内、外线粒体膜[78-79]。它们引起细胞色素 C 蛋白的释放，并激活半胱氨酸天冬氨酸蛋白酶和细胞凋亡，引起死精子症[80]。

精子活动力和存活率的下降是脊髓损伤男性精液的特征[24]。与体格健全男性相比，脊髓损伤男性精液中大部分不动精子是死精子。数据显示脊髓损伤受试者的不动精子中死精子与活精子比例是体格健全受试者的 2 倍多（7 : 3 vs. 3 : 7）[81]。细胞凋亡可能在这些改变中起重要作用。实验室数据表明，大鼠的脊髓损伤与精子线粒体跨膜电位的下降和精子存活率的下降有关，提示细胞过度凋亡[16,82]。

增高的活性氧水平也能负面影响精子核 DNA 的完整性。多种形式的精子 DNA 损伤可能由活性氧造成，包括染色体的交联、染色体缺失、DNA 单链和双链断裂、碱基氧化[83-84]。流式细胞仪显示，脊髓损伤男性精子具有高度异常的染色体凝聚和结合减少[85]。

作者团队也研究了脊髓损伤男性精液的 DNA 碎片[86]。研究包含了 3 个试验。在试验 1 中，对比了脊髓损伤男性与体格健全对照组精液中的 DNA 碎片指数。试验显示脊髓损伤组平均 DNA 碎片指数要比对照组高 4 倍，在两组中没有 DNA 碎片指数的重叠（图 6.4）。正如我们之前讨论的，慢性不射精症被认为是脊髓损伤男性精液异常的可能原因之一。为检测这种可能性，作者完成了试验 2，比较了来自同一批脊髓损伤受试者间隔 3 d 的两份精液标本的精子 DNA 碎片指数，没有发现这两份样本精子 DNA 碎片指数有什么不同。试验 3 的目的是确定脊髓损伤男性的死精子症、白细胞精子症或精液处理是否会影响精子 DNA 碎片指数。在这个试验中，比较了未处理的精液标本与梯度处理（即无死精子和白细胞）的精液标本的 DNA 碎片指数。试验 3 的结果发现，脊髓损伤受试者的未处理与经过处理的等份精液的平均 DNA 碎片指数没有明显差别。虽然移除白细胞没有导致 DNA 碎片指数的改变，但它对精液的负面影响可能出现在精液处理之前。因此，似乎脊髓损伤男性具有更为显著的精子 DNA 损伤，这可能与精液中高水平的氧化应激有关。

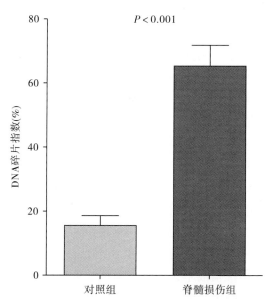

图6.4 与非损伤对照组相比，脊髓损伤男性精液中含 DNA 损伤精子细胞的比例更高

凋亡与 DNA 损伤之间存在着复杂的联系。活性氧诱导的凋亡导致在核破裂过程中出现高频率的单链和双链 DNA 链的断裂。严重的 DNA 损伤可启动凋亡途径。Agarwal 和 Said 提出，在男性不育的背景下，精液活性氧、精子 DNA 损伤和凋亡之间存在相互作用，这种相互作用可能构成一个统一的致病分子机制[87]。

脊髓损伤男性的精液具有高度黏稠的特点。据报道，高黏性精浆与丙二醛水平升高相关，丙二醛是氧化应激的不饱和羰基产物，表明有大量脂质过氧化[88]。也有资料表明，高黏度与精浆抗氧化能力降低相关[89]。由氧化应激引起的精浆黏度变化的机制可能与精浆中氧化蛋白质间相互作用的改变有关[90]。

活性氧水平升高会损害精子功能，这种现象归因于膜流动性及精子顶体完整性的改变，导致精-卵融合能力下降[91]。脊髓损伤男性的精子可能有功能性损伤，从而削弱他们的精子与卵母细胞结合的能力。Denil 等[92]研究显示，与对照组相比，脊髓损伤男性精子穿透宫颈黏液的能力和仓鼠卵穿透能力都是降低的。也有报道显示脊髓损伤男性的精子顶体高度异常[85]。

顶体蛋白酶（EC 3.4.21.10）是具有胰蛋白酶样底物特异性的精子顶体蛋白

酶，位于顶体基质中，作为酶的无活性酶原。证据表明，它的活性形式——顶体酶——是人类正常受精所必需的。如果顶体酶减少、缺乏或受抑制，精子结合和穿透透明带的能力将严重受损[93]。我们最近的研究显示，与正常健康男性相比，脊髓损伤男性精液表现为特征性的较低的顶体酶活性[69]。这些发现表明，脊髓损伤男性精液在精-卵融合方面可能存在功能性缺陷，起因是氧化损伤。

氧化应激是因活性氧产生和可用抗氧化系统有效清除之间的不平衡所致。精浆中包含不同的活性氧清除剂，起到保护精子免受氧化应激的作用[94]。精浆内抗氧化剂耗尽使精子易受自由基的损伤。

已知精浆是脊髓损伤男性精液异常的主要因素（彩图 6.5，P₃₁₃），如脊髓损伤男性的精浆能快速抑制正常男性精子的活动性。同样，正常男性的精浆可改善脊髓损伤男性精子的活动性[39]。进一步的证据显示，异常的精浆环境会损害脊髓损伤男性的精子，这个证据来自对同一组脊髓损伤受试者射出精液中与输精管抽取的精子的活动力及存活率的研究[48]。因从输精管获得的精子没有受精浆的影响，对这些来源的精子直接比较，为我们提供了精浆影响脊髓损伤男性精子功能的信息。研究结果显示，在脊髓损伤患者射出的精液标本中，其精子活动力和存活率显著下降，而在健康人群中则无此发现（图 6.6）。这些数据提供了证据，说明脊髓损伤男性的精浆对精子有毒性作用。

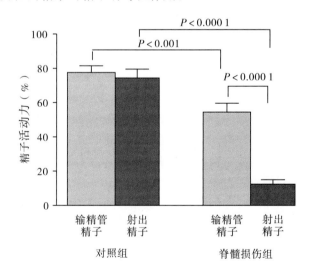

图 6.6 从脊髓损伤男性的输精管获得的精子的活动力显著高于射出的精子。相反，对照组中的精子活动力没有差别。该研究提供了确切的证据，精浆是脊髓损伤男性精子活动力低的主要原因

有趣的是，从脊髓损伤男性获得的精液不仅比正常男性的精子更快失去活动

力，而且这种恶化在体温下储存精液时比在室温下储存时严重。在正常男性没有发现这种相关性[95]。这种差异的可能解释是脊髓损伤男性精液在体温下激活的白细胞产生了更多的活性氧。基于以上信息提示，升高的活性氧水平和（或）降低的精浆抗氧化能力可能（至少部分可能）造成了对精子活动力和存活力的有害影响。表6.2总结了脊髓损伤男性精液的特征，表明存在增强的氧化应激。

表6.2　脊髓损伤男性精液的特征（表明存在增强的氧化应激）

白细胞精子症
畸形活精子症，不成熟精子数量增加
低精子活动力
死精症
高 DNA 碎片
精液高黏稠性

氧化应激治疗改善脊髓损伤男性的精液质量

在脊髓损伤后精液质量恶化的发病机制中，我们了解了活性氧水平增高在其中的作用，提示纠正氧化应激可以用于这些异常的治疗。一些研究显示，包括维生素 E 在内的抗氧化治疗，与不育男性精液参数的改善有关[96]。Wang 等在一项脊髓损伤大鼠模型的实验中，研究了维生素对精液质量的影响[97]。在这项研究中，以两种不同的方案，在大鼠损伤后即刻（维持期）或损伤 8 ~ 10 周后（恢复期），分别开始给予喂养维生素 E 8 周。该实验研究了多种精液参数，包含活动力、存活率、线粒体潜能、精子头部去凝集，以及附属性腺的重量。

喂养维生素 E 只有在慢性损伤阶段才与精子活动力的改善有关，而恢复期和维持期的精子存活率和线粒体潜能在维生素 E 治疗下都得到部分保存。接受维生素 E 喂养大鼠的精子头部去凝集表现明显不如假手术对照组。在慢性损伤阶段，喂养维生素 E 还导致前列腺和精囊的重量增加。该研究显示，抗氧化剂维生素 E 减弱了脊髓损伤对患者的精子活动力、存活率和形态的不利影响。在慢性期阶段，前列腺和精囊重量的部分恢复意味着活性氧也可能参与脊髓损伤对这些腺体的损伤作用[97]。

综上所述，这些数据提供了证据，证明氧化应激可能导致脊髓损伤后精液质量下降。进一步的实验室和临床研究，将有助于确定维生素 E 和其他抗氧化剂在处理脊髓损伤所致男性不育中的作用。

专家评论

现已假定了脊髓损伤男性精子质量差的很多原因，但我们认为没有一个因素可以令人信服地被证明是根本原因，并且脊髓损伤男性精子质量差的病因可能是多因素的。在这些因素中，升高的氧化应激显然是脊髓损伤所致精子损伤和随后不育的重要致病机制。若干研究已经确立了脊髓损伤男性精液质量差和活性氧的生成之间的关系。这些男性的精液特征性表现为较高浓度的白细胞和不成熟的精子，这两者都是活性氧产生的重要来源。此外，在脊髓损伤男性中发现的其他精液异常，也可能由增加的氧化应激引起。

5 年展望及关键问题

虽然许多证据表明氧化应激在脊髓损伤男性不育的发展过程中起到了作用，但仍存在许多无法回答的问题。未来的研究应围绕以下几个方向开展。

- 检测脊髓损伤男性精浆抗氧化能力的变化。
- 分析精浆的抗氧化能力及其对精子的毒性作用。
- 研究抗氧化剂在体外和可能在体内治疗脊髓损伤男性精液异常的效果。
- 探究凋亡在脊髓损伤男性精液异常发展中的作用，以及凋亡与精浆抗氧化能力/精液活性氧产生之间的相关性。

这些研究的结果将增强我们对脊髓损伤男性不育的潜在病理生理的理解。这些数据还有助于在这组患者中引入新的治疗精液异常的方法。

（于洋 周辉良 译）

参考文献

[1] Spinal cord injury—facts and figures at a glance, 2009. [2009 - 09 - 10]. http://www.spinalcord.uab.edu/.

[2] Elliott S. Sexual dysfunction and infertility in men with spinal cord disorders//Lin V, editor. Spinal cord medicine: principles and practice. New York: Demos Medical Publishing, 2003: 349 - 365.

[3] Brackett NL, Lynne CM, Ibrahim E, et al. Treatment of infertility in men with spinal cord injury. Nat Rev Urol, 2010, 7: 162 - 172.

[4] Brackett NL, Ibrahim E, Iremashvili V, et al. Treatment of ejaculatory dysfunction in men with spinal cord injury: a single-center experience of more than 18 years. J Urol, 2010, 183: 2304 - 2308.

［5］ Kafetsolulis A, Brackett NL, Ibrahim E, et al. Current trends in the treatment of infertility in men with spinal cord injury. Fertil Steril, 2006, 36: 781 – 789.

［6］ Wang YH, Huang TS, Lien IN. Hormone changes in men with spinal cord injuries. Am J Phys Med Rehabil, 1992, 71: 328 – 332.

［7］ Wang YH, Huang TS, Lin MC, et al. Scrotal temperature in spinal cord injury. Am J Phys Med Rehabil, 1993, 72: 6 – 9.

［8］ Ohl DA, Denil J, Fitzgerald-Shelton K, et al. Fertility of spinal cord injured males: effect of genitourinary infection and bladder management on results of electroejaculation. J Am Paraplegia Soc, 1992, 15: 53 – 59.

［9］ Beretta G, Chelo E, Zanollo A. Reproductive aspects in spinal cord injure males. Paraplegia, 1989, 27: 113 – 118.

［10］ Ohl DA, Menge AC, Jarow JP. Seminal vesicle aspiration in spinal cord injured men: insight into poor sperm quality. J Urol, 1999, 162: 2048 – 2051.

［11］ Kostovski E, Iversen PO, Birkeland K, et al. Decreased levels of testosterone and gonadotrophins in men with long-standing tetraplegia. Spinal Cord, 2003, 46: 559 – 564.

［12］ Bors E, Engle ET, Rosenquist RC, et al. Fertility in paraplegic males: a preliminary report of endocrine studies. J Clin Endocrinol Metab, 1950, 10: 381 – 398.

［13］ Shim HB, Kim YD, Jung TY, et al. Prostate-specific antigen and prostate volume in Korean men with spinal cord injury: a case-control study. Spinal Cord, 2008, 46: 11 – 15.

［14］ Naderi AR, Safariaejad MR. Endocrine profiles and semen quality in spinal cord injured men. Clin Endocrinol (Oxf), 2003, 58: 177 – 184.

［15］ Huang HF, Li MT, Giglio W, et al. The detrimental effects of spinal cord injury on spermatogenesis in the rat is partially reversed by testosterone, but enhanced by follicle-stimulating hormone. Endocrinology, 1999, 140: 1349 – 1355.

［16］ Huang HF, Li MT, Wang S, et al. Effects of exogenous testosterone on testicular function during the chronic phase of spinal cord injury: dose effects on spermatogenesis and Sertoli cell and sperm function. J Spinal Cord Med, 2004, 27: 55 – 62.

［17］ Brackett NL, Lynne CM, Weizman MS, et al. Endocrine profiles and semen quality of spinal cord injured men. J Urol, 1994, 151: 114 – 119.

［18］ Huang HF, Linsenmeyer TA, Li MT, et al. Acute effects of spinal cord injury on the pituitary-testicular hormone axis and Sertoli cell functions: a time course study. J Androl, 1995, 16: 148 – 157.

［19］ Tsitouras PD, Zhong YG, Spungen AM, et al. Serum testosterone and growth hormone/insulin-like growth factor-I in adults with spinal cord injury. Horm Metab Res, 1995, 27: 287 – 292.

［20］ Naftchi NE, Viau AT, Sell GH, et al. Pituitary-testicular axis dysfunction in spinal cord injury. Arch Phys Med Rehabil, 1980, 61: 402 – 405.

［21］ Huang HF, Linsenmeyer TA, Anesatti R, et al. Suppression and recovery of spermatogenesis following spinal cord injury in the rat. J Androl, 1998, 19: 72 – 80.

［22］ Safarinejad MR. Level of injury and hormone profiles in spinal cord-injured men. Urology, 2001, 58: 671 – 676.

［23］ Zorgniotti A, Reiss H, Toth A, et al. Effect of clothing on scrotal temperature in normal men and patients with poor semen. Urology, 1982, 19: 176 – 178.

［24］ Brackett NL, Nash MS, Lynne CM. Male fertility following spinal cord injury: facts and fiction. Phys Ther, 1996, 76: 1221 – 1231.

［25］ Bridley GS. Deep scrotal temperature and the effect on it of clothing, air temperature, activity, posture and paraplegia. Br J Urol, 1982, 54: 49 – 55.

［26］ Brackett NL, Lynne CM, Weizman MS, et al. Scrotal and oral temperatures are not related to semen quality of serum gonadotropin levels in spinal cord-injured men. J Androl, 1994, 15:

614 – 619.

[27] Dada R, Gupta NP, Kucheria K. Spermatogenic arrest in men with testicular hyperthermia. Teratog Carcinog Mutagen, 2003, (Suppl 1): 235 – 243.

[28] Morgentaler A, Stahl BC, Yin Y. Testis and temperature: an historical, clinical, and research perspective. J Androl, 1999, 20: 189 – 195.

[29] Brackett NL, Ferrell SM, Aballa TC, et al. Semen quality in spinal cord injured men: does it progressively decline postinjury? Arch Phys Med Rehabil, 1998, 79: 625 – 628.

[30] Iremashvili V, Braokett NL, Ibrahim E, et al. Semen quality remains stable during the chronic phase of spinal cord injury: a longitudinal study. J Urol, 2010, 184 (5): 2073 – 2077.

[31] Rutlkowski SB, Middleton JW, Truman G, et al. The influence of bladder management on fertility in spinal cord injured males. Paraplegia, 1995, 33: 263 – 266.

[32] Ohl DA, Bennett CJ, McCabe M, et al. Predictors of success in eleotroejaculation of spinal cord injured men. J Urol, 1989, 142: 1483 – 1486.

[33] Momon MN, Fahmy I, Amer M, et al. Semen parameters in men with spinal cord injury: changes and aetiology. Asian J Androl, 2007, 9: 684 – 689.

[34] Das S, Dodd S, Soni BM, et al. Does repeated electroejaculatioa improve sperm quality in spinal cord injured men? Spinal Cord, 2006, 44: 753 – 756.

[35] Siosteen A, Forssman L, Steen Y, et al. Quality of semen after repeated ejaculation treatment in spinal cord injury men. Paraplegia, 1990, 28: 96 – 104.

[36] Heruti RJ, Katz H, Menashe Y, et al. Treatment of male infertility due to spinal cord injury using rectal probe electroejaculation: the Israeli experience. Spinal Cord, 2001, 39: 168 – 175.

[37] Sonksen J, Ohl DA, Giwercman A, et al. Effect of repeated ejaculation on semen quality in spinal cord injured men. J Urol, 1999, 161: 1163 – 1165.

[38] Hamid R, Patki P, Bywater H, et al. Effects of repeated ejaculations on semen characteristics following spinal cord injury. Spinal Cord, 2006, 44: 369 – 373.

[39] Brackett NL, Davi RC, Padron OF, et al. Seminal plasma of spinal cord injured men inhibits sperm motility of normal men. J Urol, 1996, 155: 1632 – 1635.

[40] Rajasekaran M, Hellstrom WJ, Sparks RL, et al. Sperm-damaging effects of electric current: possible role of free radicals. Reprod Toxicol, 1994, 8: 427 – 432.

[41] de Lamirandc E, Leduc BE, Iwasakl A, et al. Increased reactive oxygen species formation in semen of patients with spinal cord injury. Fertil Steril, 1995, 63: 637 – 642.

[42] Padron OF, Braclkett NL, Sharma RK, et al. Seminal reactive oxygen species and sperm motility and morphology in men with spinal cord injury. Fertil Steril, 1997, 67: 1115 – 1120.

[43] Aitken RJ, Buckiagham DW, Brindle J, et al. Analysis of sperm movement in relation to the oxidative stress created by leukocytes in washed sperm preparations and seminal plasma. Hum Reprod, 1995, 10: 2061 – 2071.

[44] Basu S, Lynne CM, Ruiz P, et al. Cytofluorographic identification of activated T-cell subpopulations in the semen of men with spinal cord injuries. J Androl, 2002, 23: 551 – 556.

[45] Aird IA, Vince GS, Bates MD, et al. Leukocytes in semen from men with spinal cord injuries. Fertil Sleril, 1999, 72: 97 – 103.

[46] Penlyala S, Lee J, Annam S, et al. Current perspectives on pyospermia: a review. Asian J Androl, 2007, 9: 593 – 600.

[47] Ranclall JM, Evans DH, Bird VC, et al. Leukocytospermia in spinal cord injured patients is not related to histological inflammatory changes in the prostate. J Urol, 2003, 170: 897 – 900

[48] Brackett NL, Lynne CM, Aballa TC, et al. Sperm motility from the vas deferens of spinal cord injured men is higher than from the ejaculate. J Urol, 2000, 164: 712 – 715.

[49] Whittington K, Harrison SC, Williams KM, et al. Reactive oxygen species (ROS) production and the outcome of diagnostic tests of sperm function. Int J Androl, 1999, 22: 236 – 242.

［50］Sharma RK, Pasqualotto AE, Nelson DR, et al. Relationship between seminal white blood cell counts and oxidative stress in men treated at an infertility clinic. J Androl, 2001, 22: 575 – 583.

［51］Agarwal A, Makker K, Sharma R. Clinical relevance of oxidative stress in male factor infertility: an update. Am J Reprod Immunol, 2008, 59: 2 – 11.

［52］Trabulsi EJ, Shupp-Byne D, Sedor J, et al. Leukocyte subtypes in electroejaculates of spinal cord injured men. Arch Phys Med Rehabil, 2002, 83: 31 – 34.

［53］Plante M, de Lamirande E, Gagaon C. Reactive oxygen species released by activated neutrophils, but not by deficient spermatozoa, are sufficient to affect normal sperm motility. Fertil Steril, 1994, 62: 387 – 393.

［54］Said TM, Agarwal A, Sharma RK, et al. Impact of sperm morphology on DNA damage caused by oxidative stress induced by beta-nicotinamide adenine dinucleotide phosphate. Fertil Steril, 2005, 83: 95 – 103.

［55］Basu S, Aballa TC, Ferrell SM, et al. Inflammatory cytokine concentrations are elevated in seminal plasma of men with spinal cord injuries. J Androl, 2004, 25: 250 – 254.

［56］Brackett NL, Cohen DR, Ibrahim E, et al. Neutralization of cytokine activity at the receptor level improves sperm motility in men with spinal cord injuries. J Androl, 2007, 28: 717 – 721.

［57］Cohen DR, Basu S, Randall JM, et al. Sperm motility in men with spinal cord injuries is enhanced by inactivating cytokines in the seminal plasma. J Androl, 2004, 25: 922 – 925.

［58］Nandipati KC, Pasqualotto FF, Thomas Jr AJ, et al. Relationship of interleukin-6 with semen characteristics and oxidative stress in vasectomy reversal patients. Andrologia, 2005, 37: 131 – 134.

［59］Camejo MI, Scgnini A, Proverbio F. lnterleukin – 6 (IL – 6) in seminal plasma of infertile men, and lipid peroxidation of their sperm. Arch Androl, 2001, 47: 97 – 101.

［60］Martinez P, Proverbio F, Camejo MI. Sperm lipid peroxidation and pro-inflammatory cytokines. Asian J Androl, 2007, 9: 102 – 107.

［61］Sanocka D, Jedrzejczak P, Szumala-Kaekol A, et al. Male genital tract inflammation: the role of selected interleukins in regulation of pro-oxidant and antioxidant enzymatic substances in seminal plasma. J Androl, 2003, 24: 448 – 455.

［62］Buch JP, Kolon TF, Maulik N, et al. Cytokines stimulate lipid membrane peroxidation of human sperm. Fertil Sleril, 1994, 62: 186 – 188.

［63］Aitken RJ, Buckingham DW, West K, et al. On the use of paramagnetic beads and ferrofluids to assess and eliminate the leukocytic contribution to oxygen radical generation by human sperm suspensions. Am J Reprod Immunol, 1996, 35: 541 – 551.

［64］Fisher HM, Aitken RJ. Comparative analysis of the ability of precursor germ cells and epididymal spermatozoa to generate reactive oxygen metabolites. J Exp Zool, 1997, 277: 390 – 400.

［65］Aitken RJ, Buckingham DW, West KM. Reactive oxygen species and human spermatozoa: analysis of the cellular mechanisms involved in luminol-and lucigenin-dependent chemiluminescence. J Cell Physiol, 1992, 151: 466 – 477.

［66］Gavolla M, Lipovac V. NADH-dependent oxidoreductase (diaphorase) activity and isozyme pattern of sperm in infertile men. Arch Androl, 1992, 28: 135 – 141.

［67］Huszar G, Sbracia M, Vigue L, et al. Sperm plasma membrane remodeling during spermiogenetic maturation in men: relationship among plasma membrane beta 1, 4-galactosyltransferase, cytoplasmic creatine phosphokinase, and creatine phosphokinase isoform ratios. Biol Reprod, 1997, 56: 1020 – 1024.

［68］Huszar G, Ozenci CC, Cayli S, et al. Hyaluronic acid binding by human sperm indicates cellular maturity, viability, and unreacted acrosomal status. Fertil Steril, 2003, 79 (Suppl 3): 1616 – 1624.

［69］Iremashvili V, Brackett NL, Ibrahim E, et al. Hyaluronic acid binding and acrosin activity are decreased in sperm from men with spinal cord injury. Fertil Steril, 2010, 94 (5): 1925 – 1927.

114

[70] Huszar G, Ozkavukcu S, Jakab A, et al. Hyaluronic acid binding ability of human sperm reflects cellular maturity and fertilizing polenlial: selection of sperm for intracytoplasmic sperm injection. Curr Opin Obstet Gynecol, 2006, 18: 260 – 267.

[71] Henkel R, Kierspel E, Stalf T, et al. Effect of reactive oxygen species produced by spermatozoa and leukocytes on sperm functions in non-leukocytospermic patients. Fertil Steril, 2005, 83: 635 – 642.

[72] Pryor WA, Houk KN, Foote CS, et al. Free radical biology and medicine: it's a gas, man! Am J Physiol Regul Integr Comp Physiol, 2006, 291: R491 – 511.

[73] Tremellen K. Oxidative stress and male infertility-a clinical perspective. Hum Reprod Update, 2008, 14: 243 – 258.

[74] Jones R, Mann T, Sherins R. Peroxidative breakdown of phospholipids in human spermatozoa, spermicidal properties of fatty acid peroxides, and protective action of seminal plasma. Fertil Steril, 1979, 31: 531 – 537.

[75] Gomez E, Irvine DS, Aitken RJ. Evaluation of a spectrophotometric assay for the measurement of malondialdehyde and 4-hydfoxyalkenals in human spermatozoa: relationships with semen quality and sperm function. Int J Androl, 1998, 21: 81 – 94.

[76] Aitken RJ, Fisher HM, Fulton N, et al. Reactive oxygen species generation by human spermatozoa is induced by exogenous NADPH and inhibited by the flavoprotein inhibitors diphenylene iodonium and quinacrine. Mol Reprod Dev, 1997, 47: 468 – 482.

[77] de Lamiranda E, Gagnon C. Reactive oxygen species and human spermatozoa. I. Effects on the motility of intact spermatozoa and on sperm axonemes. J Androl, 1992, 13: 368 – 378.

[78] de Lamirande E, Gagnon C. Reactive oxygen species and human spermatozoa. II. Depletion of adenosine triphosphate plays an important role in the inhibition of sperm motility. J Androl, 1992, 13: 379 – 386.

[79] de Lamirande E, Gagnon C, Zini A, et al. Reactive oxygen species and sperm physiology. Rev Reprod, 1997, 2: 48 – 54.

[80] Wang X, Sharma RK, Sikka SC, et al. Oxidative stress is associated with increased apoptosis leading to spermatozoa DNA damage in patients with male factor infertility. Fertil Steril, 2003, 80: 531 – 535.

[81] Brackett NL, Bloch WE, Lynne CM. Predictors of necrospermia in men with spinal cord injury. J Urol, 1998, 159: 844 – 847.

[82] Nunez R, Murphy TF, Huang HF, et al. Use of SYBR14, 7-amino-actinomycin D, and JC-1 in assessing sperm damage from rats with spinal cord injury. Cytometry A, 2004, 61: 56 – 61

[83] Aitken RJ, Kraesz C. Oxidative stress, DNA damage and the Y chromosome. Reproduction, 2001, 122: 497 – 506.

[84] Kemal Duru N, Morshedi M, Oehninger S. Effects of hydrogen peroxide on DNA and plasma membrane integrity of human spermatozoa. Fertil Steril, 2000, 74: 1200 – 1207.

[85] Engh E, Clausen OP, Purvis K, et al. Sperm quality assessed by flow cytometry and accessory sex gland function in spinal cord injured men after repeated vibration-induced ejaculation. Paraplegia, 1993, 31: 3 – 12.

[86] Brackett NL, Ibrahim E, Grotas JA, et al. Higher sperm DNA damage in semen from men with spinal cord injuries compared with controls. J Androl, 2008, 29: 93 – 99, discussion 100 – 101.

[87] Agarwal A, Said TM. Oxidative stress, DNA damage and apoptosis in male infertility: a clinical approach. BJU Int, 2005, 95: 503 – 507.

[88] Aydemir B, Onaran I, Kiziler AR, et al. The influence of oxidative damage on viscosity of seminal fluid in infertile men. J Androl, 2008, 29: 41 – 46.

[89] Siciliano L, Tarantino P, Longobardi F, et al. Impaired seminal antioxidant capacity in human semen with hyperviscosity or oligoasthenozoospermia. J Androl, 2001, 22: 798 – 803.

[90] Travorso N, Menini S, Maineri EP, et al. Malondialdehyde, a lipoperoxidation-derived alde-hyde, can bring about secondary oxidative damage to proteins. J Gerontol A Biol Sci Med Sci, 2004, 59: B890 – 895.

[91] Agarwal A, Saleh RA. Role of oxidants in male infertility: rationale, significance, and treat-ment. Urol Clin North Am, 2002, 29: 817 – 827.

[92] Denil J, Ohl DA, Menge AC, et al. Functional characteristics of sperm obtained by electroejac-ulation. J Urol, 1992, 147: 69 – 72.

[93] Liu DY, Baker HW. Inhibition of acrosin activity with a trypsin inhibitor blocks human sperm penetration of the zona pellucida. Biol Reprod, 1993, 48: 340 – 348.

[94] Balercia G, Armeni T, Manlero F, et al. Total oxyradical scavenging capacity toward different reactive oxygen species in seminal plasma and sperm cells. Clin Chem Lab Med, 2003, 41: 13 – 19.

[95] Brackett NL, Santa-Cruz C, Lynne CM. Sperm from spinal cord injured men lose motility faster than sperm from normal men: the effect is exacerbated at body compared to room temperature. J Urol, 1997, 157: 2150 – 2153.

[96] Kessopoulou E, Powers HJ, Shama KK, et al. A double-blind randomized placebo cross-over controlled trial using the antioxidant vitamin E to treat reactive oxygen species associated male infertility. Fertil Steril, 1995, 64: 825 – 831.

[97] Wang S, Wang G, Barton BE, et al. Beneficial effects of vitamin E in sperm functions in the rat after spinal cord injury. J Androl, 2007, 28: 334 – 341.

男性不育的临床处理

第 7 章　内分泌疾病

Sam Haywood　　Eric L. Laborde　　Robert E. Brannigan

精子发生依赖于激素在中枢和睾丸中错综复杂的相互作用。在中枢，下丘脑释放促性腺激素释放激素（GnRH），该激素作用于垂体前叶，使之分泌黄体生成素（LH）和促卵泡激素（FSH）。在睾丸水平，FSH 作用于睾丸支持细胞，诱导精原细胞的成熟；LH 作用于间质细胞，刺激睾酮的产生[1]。有效的精子发生需要局部睾酮浓度远高于血清浓度[2]。之后，睾丸内睾酮通过对支持细胞的作用，间接刺激生殖细胞的成熟[1-2]。

虽然内分泌疾病在男性不育中仅占少数，为 1%～2%[3]，但对内分泌疾病的治疗可以视作对男性不育的直接治疗。广义的内分泌疾病包括两大类：激素缺乏和激素过多，其中特殊的激素异常在前面提及的每个分类中已有介绍。

激素缺乏

● 低促性腺激素性性腺功能减退症

顾名思义，低促性腺激素性性腺功能减退症是由于促性腺激素水平（FSH 和 LH）低于正常导致睾酮分泌不足的一种状态。低促性腺激素性性腺功能减退症的病因可能有多种，可分为先天性和获得性两类。

卡尔曼综合征是已经确认的低促性腺激素性性腺功能减退症的先天性病因之一，为 X 染色体连锁隐性遗传。卡尔曼综合征可由一系列突变引起，其中 *KAL1* 基因突变是最常见的，其特点为性腺功能低下，同时患有嗅觉缺失症、面部缺损、肾发育不全和神经系统异常[4]。GnRH 分泌神经元迁移失败，导致性腺功能

S. Haywood, BA (✉)・E. L. Laborde, MD・R. E. Brannigan, MD
Department of Urology, Northwestern University Feinberg School of Medicine,
Galter Pavilion, Suite 20 – 150 675 N. Saint Clair Street, Chicago, IL 60611, USA
e-mail：r-brannigan@ northwestern. edu

S. J. Parekattil, A. Agarwal(eds.), *Male Infertility for the Clinician*,
© Springer Science + Business Media New York 2013

低下症及相关临床后遗症（青春期延迟、不育）。这些神经元的迁移失败导致 GnRH 分泌缺失，继而使 LH 和 FSH 分泌缺失[3]。

低促性腺激素性性腺功能减退症也有获得性的。脑垂体的肿瘤、手术、梗死或浸润性疾病都会导致脑垂体功能低下。无论低促性腺激素性性腺功能减退症的病因是哪种，其潜在的紊乱都是低促性腺激素水平，并且可用药物替代来治疗。

治疗低促性腺激素性性腺功能减退症包括通过促性腺激素来替代缺乏的激素，治疗药物包括人绒毛膜促性腺激素（human chorionic gonadotropin, hCG）、人绝经期促性腺激素（human menopausal gonadotropin, hMG）和重组促卵泡激素（rF-SH）。使用 hCG 是源于其可作为 LH 的类似物，作用于间质细胞，刺激雄性激素的分泌。hMG 是从绝经后女性的尿液中分离纯化获得的，含有 LH 和 FSH。低促性腺激素性性腺功能减退症的治疗方案，通常开始先用 hCG 单独治疗 3 ~ 6 个月，剂量范围为 1000 ~ 1500 USP（美国药典）单位，每周 3 次肌内或皮下注射。治疗频率依据血清睾酮水平来评估，目的是使睾酮浓度达到并维持正常的水平。虽然有关目标是睾丸内有足够的睾酮浓度来促使精子发生，但该值通常不在促性腺激素替代疗法中评估。然而，睾丸内睾酮含量一般与 hCG 给药剂量呈线性相关[5]。逐步调节剂量至睾酮维持在正常水平，通常在 hCG 单药治疗 3 ~ 6 个月后，再开始替代 FSH 水平的治疗。FSH 替代的方法之一是给予 hMG，剂量是每次 75 ~ 150 U，每周 3 次，不同部位肌内或皮下注射。另一个选择是使用 rFSH，每次 150 U，每周 3 次皮下注射[6]。hMG 与 rFSH 的相对功效，已经在进行体外受精的妇女中做了一定程度的研究，但缺乏男性患者的比较。以这种方式替代促性腺激素已显示出可喜的结果，超过 90% 的治疗男性有精子发生[3]。精子发生的时间变化较大，平均时间为 6 ~ 9 个月。然而，在某种反应出现前，治疗可能需要持续 1 ~ 2 年；遗憾的是，某些个体对这种治疗方案从无反应[7]。一项在澳大利亚开展的对 38 例低促性腺激素性性腺功能减退症患者的研究发现，从研究开始到射精中首次出现精子的平均时间是 7.1 个月，而到怀孕的平均时间是 28.2 个月[8]。

绝大多数患者在经过促性腺激素治疗后有精子发生，但精子浓度有时仍低于目标值（$<20 \times 10^6/ml$）。尽管如此，促性腺激素治疗的生育结果却非常好。在一项用促性腺激素治疗低促性腺激素性性腺功能减退症的研究中，24 例患者中有 22 例使其配偶怀孕，尽管精子平均浓度仅有 $16.7 \times 10^6/ml$[9]。一项日本男性的回顾性研究发现，如果患者睾丸体积比青春期前大（>4 ml），71% 的患者在使用 hCG（3000 U）和 hMG（75 U）后可见精子生成[10]。最近发表的一篇沙特阿拉伯的研究，纳入了 87 例合并低促性腺激素性性腺功能减退症的不育患者，采用注射促性腺激素治疗方案，治疗时间平均 26 个月，主要结局指标是生育。最后，87 例患者中有 35 例（40%）使其配偶怀孕[11]。

新近研究的一个重要领域聚焦于确定对促性腺激素治疗有无反应的预测因子。前面提及的日本男性的长期研究发现了治疗前睾丸体积与促性腺激素治疗反应间的相关性。睾丸体积大于 4ml 的男性有 71% 的概率对促性腺激素治疗有反应，而睾丸体积小于 4ml 的男性只有 36% 的概率有反应[10]。此外，上述沙特阿拉伯的研究发现，只有治疗前睾丸的体积对预测怀孕有效。特别是治疗有反应者的治疗前睾丸体积为（9.0±3.6）ml，而治疗无反应者的治疗前睾丸体积为（5.7±2.0）ml。有趣的是，不管是先天性还是获得性的低促性腺激素性性腺功能减退症男性，其妻子的怀孕率无显著性差异[11]。较高睾丸基线体积也是促性腺激素治疗反应时间长短的一个独立预测因素，治疗后如睾丸总体积大于 20 ml，则达到精子参数和怀孕这两项目标的概率至少提高 2 倍[8]。值得注意的是，在这些研究中发现的精子浓度偏低，尽管低于传统不育患者的治疗目标，但能满足宫腔内人工授精或体外受精等辅助生殖治疗用于怀孕的要求。此外，此类药物治疗能够提高手术获精的成功率。

另外一个治疗男性低促性腺激素性性腺功能减退症的方法是使用抗雌激素药物。这些药物可以竞争性地与下丘脑部位的雌激素受体结合。正常情况下，雌二醇通过负反馈作用于内分泌中枢来抑制促性腺激素分泌。通过与下丘脑雌激素受体结合，抗雌激素药物封闭了雌二醇对下丘脑的负反馈抑制，因而提高了下丘脑 GnRH 的分泌。GnRH 分泌的提高导致垂体分泌促性腺激素增加，从而刺激睾丸内睾酮合成增加。最常用的此类药物为枸橼酸克罗米芬，此外还有他莫昔芬、雷洛昔芬和托瑞米芬。有研究表明，这些药物经验性治疗特发性不育具有不同的结果[7]。但是，直接在确诊的低促性腺激素性性腺功能减退症患者中使用枸橼酸克罗米芬，只在有限的情况下才有用。美国的一项研究表明，在 4 例低促性腺激素性性腺功能减退症患者中使用枸橼酸克罗米芬，每次 50 mg，每周 3 次，发现 3 例患者的睾酮水平提高、精液参数改善；后来，这 3 例患者中的 2 例确认使配偶怀孕[12]。一些个案报道中描述了在生化水平也有类似的提高，尽管这些治疗的目的不是怀孕[13-14]。枸橼酸克罗米芬治疗男性不育的不良作用包括视力障碍、胃肠不适、体重增加、高血压和失眠[7]。

值得注意的是，使用外源性 GnRH 为药物治疗低促性腺激素性性腺功能减退症提供了另外一种途径。合成的 GnRH 类似物能够用来刺激促性腺激素的分泌。但是，这些药物的半衰期比较短，同时必须脉冲式释放来重建正常生理，需要能够频繁给药的方法，例如频繁注射、鼻吸入法或可移植泵。这些方法显然不方便，而且，研究尚未证明这种治疗对低促性腺激素性性腺功能减退症非常有益[15]。

● 高促性腺激素性性腺功能减退症

在高促性腺激素性性腺功能减退症中，主要的问题是睾丸功能不全或缺失。

因缺乏来自睾丸的雌二醇、睾酮和抑制素 B 的负反馈，促性腺激素分泌升高。无适量的雄性激素分泌，精子发生就会受损。这些男性的典型表现为显著的睾丸萎缩伴纤维化，生殖细胞数目明显减少，导致异常低水平的精子发生。高促性腺激素性性腺功能减退症可以是遗传病因（如克氏综合征）或获得性疾病的结果。获得性高促性腺激素性性腺功能减退症包括因化疗或放疗导致的正常性腺组织的破坏、创伤，腮腺炎性睾丸炎，或老年男性雄激素下降。没有生育愿望的高促性腺激素性性腺功能减退症男性可以采用外源睾酮治疗，但希望生育的男性一般不应给予外源睾酮。对希望生育的男性的治疗方法不易标准化。芳香化酶抑制剂已被建议用于治疗男性克氏综合征[4]。一小部分克氏综合征患者在使用芳香化酶抑制剂治疗后激素水平有所改善，尽管该研究并未对克氏综合征亚组的精液参数进行评论。对于这些亚组患者，睾内酯治疗在改善激素水平方面比阿那曲唑更有效[16]。

有一点很重要，即对克氏综合征男性辅助药物治疗后，在外科手术取精中会有额外的潜在优势。单独行外科手术取精的获精成功率高达 50%[17]。Ramasamy 等回顾性研究了 68 例克氏综合征无精子症男性的诊治情况。68 例中有 56 例在进行睾丸显微取精术前，因低睾酮水平（<3000 ng/L）行联合药物治疗（芳香化酶抑制剂、hCG 和枸橼酸克罗米芬）；56 例药物治疗的患者中，有 28 例只使用了睾内酯，12 例使用睾内酯和每周 1 次的 hCG，9 例只使用阿那曲唑，1 例使用阿那曲唑和 hCG，4 例只使用 hCG，3 例患者口服枸橼酸克罗米芬。虽然在成功获精方面，各药物间没有差别，但当患者对药物有反应伴治疗后睾酮浓度 > 2500ng/L 时，这些治疗方法集合在一起提高了精子的获取概率。更具体地说，患者治疗后睾酮浓度 > 2500ng/L 的获精成功率为 77%，而治疗后睾酮浓度 < 2500ng/L 的获精成功率为 55%[17]。

● 甲状腺功能减退症

甲状腺激素是器官发生和常规代谢所必需的。但是，很少有研究评估甲状腺功能减退症和男性生殖的关系。甲状腺功能减退症长期被认为与性欲减退和勃起功能障碍有关[18]。此外，Meeker 等的近期研究揭示了甲状腺激素（T4）水平与精子浓度的关系，T4 越高，精子浓度也越高[19]。Krassas 的研究表明，精子浓度可能不是唯一受到影响的参数，甲状腺功能减退症男性的正常形态精子的比例要低于正常人。甲状腺功能减退症纠正后，76% 的患者具有正常的精子形态[20]。总之，关于甲状腺功能减退和精液参数关系的数据相对稀缺。尽管如此，这些研究的确表明了甲状腺功能与精子发生之间存在关联。

激素过多

雄激素过多

在"下丘脑—垂体—睾丸"轴中，雄性激素发挥负反馈作用抑制下丘脑分泌 GnRH。这种作用是间接的，通过将睾酮芳香化为雌二醇完成。通过这种方式，过多的循环睾酮就能够抑制"下丘脑—垂体—睾丸"轴，从而抑制精子发生。睾酮过多可由外源性睾酮摄入或内源性睾酮合成所致。治疗用药不慎可能导致睾酮过多，但睾酮过多也可因违禁使用合成类固醇激素所致。不考虑这些因素，外源性雄激素通常会抑制促性腺激素的分泌，结果导致睾丸内睾酮水平降低和精子发生减少。诊断时，建议依据正常或高水平血清睾酮和受抑制的促性腺激素水平来确定。对疑似雄激素过多的男性，治疗首先要去除外源性来源。通常，精子发生会在 4 个月内恢复，但某些病例可能需要长达 3 年[21-22]。如果精子参数未充分改善或改善缓慢，有证据表明，促性腺激素治疗对于提高睾丸内睾酮水平疗效有益[22-23]。如果使用促性腺激素治疗后仍未能达到最佳状态，有限证据表明，克罗米芬对重建"下丘脑—垂体—睾丸"轴可能有用[24]。

雄激素过多也可由内源性雄激素合成导致。最常见的内源性病因是先天性肾上腺增生，功能性肿瘤（肾上腺、睾丸）和雄激素不敏感综合征也可能是内源性病因[3]。这些病因都有相应的治疗策略，本章不进行讨论，但进行全面的患者护理时，应考虑它们的存在。

雌激素过多

前面曾经提到，睾酮抑制下丘脑 GnRH 的分泌是通过转化成雌激素完成的。原发性雌激素过多同样也能抑制"下丘脑—垂体—睾丸"轴，进而导致不育。睾丸内的雌激素伴随着睾酮而产生，但男性雌激素主要是通过脂肪组织中的芳香化酶将睾酮在外周芳香化而产生的。随着肥胖率的上升，更多男性面临着雌激素过多的风险，尤其是睾酮和雌二醇的比例（T：E2），似乎成为雌激素过多的一个重要量度，许多临床医生所寻求的目标比为 >10：1。Pavlovich 等对一个不育男性队列的研究发现，不育男性中 T：E2 的比值要显著低于生育对照组（6.9 vs. 14.5）[25]。

雌激素相对过多的治疗包括芳香化酶抑制剂的使用。芳香化酶抑制剂主要有两大类，即甾体类（如睾内酯）和非甾体类（如阿那曲唑），二者在治疗不育男性伴 T：E2 比值过低方面有效。上面提到的 Pavlovich 的研究，对 63 例男性因素不育伴 T：E2 比值低的患者使用睾内酯治疗，每次 50~100mg，每天 2 次。该治疗可有效提高 T：E2 比值、改善精子质量（浓度和活动力）[25]。Raman 和

Schlegel 在最近的研究中，用睾内酯（100～200 mg/d）或阿那曲唑（1 mg/d）治疗 140 例 T：E2 比值异常的不育男性。两种治疗方法都显示出 T：E2 比值提升，也改善了精子的浓度和活动力。而且，该研究未发现使用这两类芳香化酶抑制剂在激素谱或精液分析上有任何显著性差异；但在克氏综合征中，睾内酯在治疗异常 T：E2 比值中表现更优[16]。这些研究联合显示了芳香化酶抑制剂在伴有 T：E2 比值异常的不育男性中的明确作用。这种治疗策略可能对肥胖患者特别重要[26]。

● 甲状腺激素过多

正如先前所述，甲状腺激素在精子发生中的作用并不完全清楚，但是甲状腺功能亢进对精液参数似乎有负面影响。Abalovich 等发现，与对照组相比，甲状腺功能亢进患者具有较低的生物可利用睾酮、较高的性激素结合球蛋白、较高的 LH 水平[27]。据报道，甲状腺功能亢进患者精液参数明显受损，包括活动力偏低、射精量偏少、精子浓度偏低、异常精子形态。作者注意到，在甲状腺功能正常后 7～19 个月进行精液测试，85% 的精液异常转变为正常。一项近期的研究也发现甲状腺功能亢进会损害精液参数[28]。该项研究的作者报道，甲状腺功能亢进患者的精子活动力显著低于对照组。甲状腺部分切除并获得正常甲状腺功能后，精子活动力得到改善。和甲状腺功能减退症一样，有关甲状腺功能亢进与精子发生之间关系的数据稀缺。但现有的研究似乎提示甲状腺功能亢进可能对精液参数有负面影响。

● 催乳素过多

高催乳素血症，即催乳素（泌乳素）过多，是男性不育的另一种激素病因。该病的诊断相对直接，因常规血清检测就能查出高催乳素血症，但要确定一个具体的病因则面临更多的挑战。高催乳素血症可见于甲状腺功能亢进、肝病、应激、使用某些药物（如吩噻嗪类、三环类抗抑郁药）和功能性垂体腺瘤（催乳素瘤）时。催乳素过多时，临床应高度怀疑，因患者的临床表现可以是无症状，也可以是溢乳或低雄激素状态（性欲低、勃起功能障碍）。垂体腺瘤患者也可能表现为双侧颞侧视野缺陷，这种状态也被称作双颞侧偏盲，是由于解剖上垂体紧靠视交叉，垂体瘤的生长压迫视神经导致视觉缺损造成的。

高催乳素血症通过催乳素对下丘脑的抑制作用导致男性不育。高浓度的催乳素抑制下丘脑分泌 GnRH，继而减少促性腺激素释放、睾酮生成和精子发生。多重效应影响"下丘脑—垂体—睾丸"轴，导致患者出现多种问题如性欲降低、勃起困难和异常精液参数。

一旦诊断为高催乳素血症，应给患者行垂体 MRI 检查。如果发现催乳素瘤，可以根据其大小和外观确定特征。微腺瘤和巨腺瘤的主要区别是前者的病灶 < 10mm，而后者 >10mm。如果发现了催乳素瘤，药物治疗集中于通过使用多巴胺激动剂阻断催乳素的分泌。这类药物包括溴隐亭、卡麦角林、培高利特和喹高利特，其中研究最透彻的是溴隐亭和卡麦角林。这些激动剂通过多巴胺对催乳素分泌的天然抑制特性发挥作用，这实际上会导致肿瘤的消退，虽然该过程通常持续数月。多巴胺激动剂可能的不良作用包括恶心、呕吐和体位性低血压。虽然抑制催乳素过量分泌能够阻止对"下丘脑—垂体"轴的干扰，但很少有研究特别阐明这些多巴胺激动剂对精子发生和生育的影响。1974 年的一项研究用溴隐亭治疗功能性催乳素瘤和性腺功能减退症，结果发现未提高精子活动力[29]。但最近，DeRosa 及其同事在此类患者中比较了溴隐亭和卡麦角林。经过 6 个月的治疗，两种治疗方法都显示整体提升了精子的数量、活动力、快速前向运动和形态[30]。同一个研究单位的后续研究比较了催乳素瘤患者和对照组的精液参数。卡麦角林（起始剂量为每周 0.5mg，随后根据催乳素水平增加剂量）治疗 24 个月后，与健康对照男性相比，2/3 的患者恢复了性腺功能[31]。

比较卡麦角林和溴隐亭发现，卡麦角林在使催乳素水平正常化和消除肿瘤负荷上更有效[32]。而且，与溴隐亭相比，对卡麦角林有临床反应的患者比例较高。最后，与溴隐亭相比，卡麦角林具有更高的总体缓解率和更少的不良作用[32]。考虑到所有这些发现，卡麦角林常作为治疗男性催乳素瘤的首选药物。

尽管用多巴胺激动剂卡麦角林治疗催乳素瘤在很多情况下有效，但有相当比例的男性可能仍会存在顽固性的促性腺激素分泌不足状态。最近的研究表明，对这些患者采用枸橼酸克罗米芬治疗可能有效。Ribiero 和 Abucham 用枸橼酸克罗米芬（每天 50mg，治疗 12 周）治疗了 14 例顽固性促性腺激素分泌不足的患者，发现睾酮水平和精子活动力两方面都得到了改善[33]。

以放射治疗或经蝶窦切除的方式去除催乳素瘤也是可行的。对于药物治疗无效的患者，通常选择消融治疗。消融治疗移除了催乳素的分泌源，解除了对 Gn-RH 分泌的抑制。检测治疗后患者的促性腺激素水平仍重要，必要时可以进一步用外源促性腺激素干预来优化治疗效果。

专家评论

男性不育的传统药物治疗集中在以经验方法来增强精子发生。在过去的 20 年中，人们对男性不育的病理生理学和经验性治疗相关的结果有了更深的认识。基于这一认识，已开展了更有针对性和直接性的药物应用。因此，"经验治疗"的使用频率比 20 年前降低了。许多可用于不育男性的疗法优化了激素环境，从而优化了精子发生。然而，还有大量其他的药物被常规用于处理引起男性因素不育的其他特殊病理生理状态，包括抗生素、抗炎药物和交感神经激动剂。用于特定目标亚组的不育男性时，这些类别药物中的每一种都有明确适应证，在本书的相关章节中均有描述。

近年来，一个论点常在文献中出现：经验性药物治疗在不育男性治疗中的效用和益处通常是有限的。尽管随机、双盲、安慰剂对照研究费时、花费较高，但它们仍然是药物治疗有效的证明。近年来，多种药物未能通过这种测试，但这是件好事。可用于治疗男性不育症的药物治疗在某种程度上是有限的，这个事实应促使我们更加努力，以更深入地了解导致男性生殖潜能降低的病理生理机制，以开发出有效的药物疗法。

5 年展望

男性不育药物治疗的未来取决于对男性生殖功能受损的根本原因的深入理解。目前全球的主要研究者正在花费大量精力以深入了解以下内容。

- 男性不育的遗传基础。
- 干扰男性生育潜能的环境因素。
- 活性氧及其对精子 DNA 和精子功能的有害影响。
- 无法解释的不育（阐明药理生理学）。

以上这些都有潜力为直接药物治疗提供额外的靶点，但这需要我们对它们有深入的理解。

在美国和世界上其他许多地方，代谢综合征的问题日益凸显。正如许多研究所显示的，代谢功能障碍可以多种方式对男性生殖健康产生负面影响[34]。除了帮助受累患者改变生活方式外，我们非常希望在医学上解决与这种综合征相关的男性生殖障碍的某些问题，例如性腺功能减退症、性欲降低、勃起功能障碍，以及"促炎症反应"状态，后者可能会引起异常高的精子 DNA 损伤。

关键问题

针对男性不育的药物治疗通常是处理内分泌疾病、感染、炎症及勃起和射精障碍。经验性药物治疗已逐渐被有针对性的药物治疗所取代，旨在解决导致男性生殖潜能降低的具体潜在医学问题。

鉴于适合药物治疗的患者数量较大，因此，可用于男性不育的治疗药物显得有些不足。加强对引起男性因素不育的病理生理机制的理解，会促进有效药物的研发。

（沙艳伟　李萍　周辉良 译）

参考文献

［1］ Alukal J, Lamb D, Niederberger C, et al. Spermatogenesis in the adult//Lipshultz L, Howards S, Niederberger C. Infertility in the male. New York: Cambridge University, 2009: 74 – 89.

［2］ CaroppoE. Male hypothalamic-pituitary-gonadai axis//Lipshultz L, Howards S, Niederberger C. Infertility in the male. New York: Cambridge University, 2009: 14 – 28.

［3］ Kim HH, Schlegel PN. Endocrine manipulation in male infertility. Urol Clin North Am, 2008, 35: 303 – 318.

［4］ Sussman EM, Chudnovsky A, Niederberger CS. Hormonal evaluation of the infertile male: has it evolved? Urol Clin North Am, 2008, 35: 147 – 155.

［5］ Coviello AD, Matsumoto AM, Bremner WJ, et al. Low-dose human chorionic gonadotropin maintains intratesticular testosterone in normal men with testosterone-induced gonadotropin suppression. J Clin Endocrinol Metab, 2005, 90: 2595 – 2602.

［6］ Bouloux PM, Nieschlag E, Burger HG, et al. Induction of spermatogenesis by recombinant follicle-stimulating hormone (puregon) in hypogonadotropic azoospermic men who failed to respond to human chorionic gonadotropin alone. J Androl, 2003, 24: 604 – 611.

［7］ Schiff JD, Ramirez ML, Bar-Chama N. Medical and surgical management male infertility. Endocrinol Metab Clin North Am, 2007, 36: 313 – 331.

［8］ Liu PY, Baker HW, Jayadev V, et al. Induction of spermatogenesis and fertility during gonadotropin treatment of gonadotropin-deficient infertile men: predictors of fertility outcome. J Clin Endocrinol Metab, 2009, 94: 801 – 808.

［9］ Clark ABR, Vantman D, Sherins R. A low sperm concentration does not preclude fertility in men with isolated hypogonadotropic hypogonadism after gonadotropin therapy. Fertil Steril, 1988, 50: 343 – 347.

［10］ Miyagawa Y, Tsujimura A, Matsumiya K, et al. Outcome of gonadotropin therapy for male hypogonadotropic hypogonadism at university affiliated male infertility centers: a 30-year retrospective study. J Urol, 2005, 173: 2072 – 2075.

［11］ Farhat R, Al-Zidjali F, Alzahrani AS. Outcome of gonadotropin therapy for male infertility due to hypogonadotrophic hypogonadism. Pituitary, 2010, 13 （2）: 5 – 10.

［12］ Whitten SJ, Nangia AK, Kolettis PN. Select patients with hypogonadotropic hypogonadism may respond to treatment with clomiphene citrate. Fertil Steril, 2006, 86: 1664 – 1668.

［13］ Ioannidou-Kadis S, Wright PJ, Neely RD, et al. Complete reversal of adult-onset isolated hypogonadotropic hypogonadism with clomiphene citrate. Fertil Steril, 2006, 86: 1513e5 – 9.

［14］ BurgeMR, Lanzi RA, Skarda ST, et al. Idiopathic hypogonadotropic hypogonadism in a male runner is reversed by clomiphene citrate. Fertil Steril, 1997, 67: 783 – 785.

［15］ Boyle K. Nonsurgical treatment: empiric therapy//Lipshuhz L, Howards S, Niederberger C. Infertility in the male. New York: Cambridge University, 2009: 438 – 453.

［16］ Raman JD, Schlegel PN. Aromatase inhibitors for male infertility. J Urol, 2002, 167: 624 – 629.

［17］ Ramasamy R, Ricci JA, Palermo GD, et al. Successful fertility treatment for Klinefelter's syndrome. J Urol, 2009, 182: 1108 – 1113.

［18］ Griboff SI. Semen analysis in myxedema. Fertil Steril, 1962, 13: 436 – 443.

［19］ Meeker JD, Godfrey-Bailey L, Hauser R. Relationships between serum hormone levels and semen quality among men from an infertility clinic. J Androl, 2007, 28: 397 – 406.

［20］ Krassas GE, Papadopoulou F, Tziomalos K, et al. Hypothyroidism has an adverse effect on human spermatogenesis: a prospective, controlled study. Thyroid, 2008, 18: 1255 – 1259.

［21］ Dohle GR, Smit M, Weber RF. Androgens and male fertility. World J Urol, 2003, 21: 341 –

345.

[22] Turek PJ, Williams RH, Gilbaugh 3rd JH, et al. The reversibility of anabolic steroid-induced azoospermia. J Urol, 1995, 153: 1628 – 1630.

[23] Menon DK. Successful treatment of anabolic steroid-induced azoospermia with human chorionic gonadotropin and human menopausal gonadotropin. Fertil Steril, 2003, 79 (Suppl 3): 1659 – 1661.

[24] Tan RS, Vasudevan D. Use of clomiphene citrate to reverse premature andropause secondary to steroid abuse. Fertil Steril, 2003, 79: 203 – 205.

[25] Pavlovich CP, King P, Goldstein M, et al. Evidence of a treatable endocrinopathy in infertile men. J Urol, 2001, 165: 837 – 841.

[26] Roth MY, Amory JK, Page ST. Treatment of male infertility secondary to morbid obesity. Nat Clin Pract Endocrinol Metab, 2008, 4: 415 – 419.

[27] Abalovich M, Levalle O, Hermes R, et al. Hypothalamic-pituitary-testicular axis and seminal parameters in hyperthyroid males. Thyroid, 1999, 9: 857 – 863.

[28] Krassas GE, Pontikides N, Deligianni V, et al. A prospective controlled study of the impact of hyperthyroidism on reproductive function in males. J Clin Endocrinol Metab, 2002, 87: 3667 – 3671.

[29] Thorner MO, McNeilly AS, Hagan C, et al. Long-term treatment of galactorrhoea and hypogonadism with bromocriptine. Br Med J, 1974, 2: 419 – 422.

[30] De Rosa M, Colao A, Di Sarno A, et al. Cabergoline treatment rapidly improves gonadal function in hyperprolactinemic males: a comparison with bromocriptine. Eur J Endocrinol, 1998, 138: 286 – 293.

[31] De Rosa M, Ciccarelli A, Zarrilli S, et al. The treatment with cabergoline for 24 month normalizes the quality of seminal fluid in hyperprolactinaemic males. Clin Endocrinol (Oxf), 2006, 64: 307 – 313.

[32] Gillam MP, Molitch ME, Lombardi G, et al. Advances in the treatment of prolactinomas. Endocr Rev, 2006, 27: 485 – 534.

[33] Ribeiro RS, Abucham J. Recovery of persistent hypogonadism by clomiphene in males with prolactinomas under dopamine agonist treatment. Eur J Endocrinol, 2009, 161: 163 – 169.

[34] Kasturi SS, Tannir J, Brannigan RE. The metabolic syndrome and male infertility. J Androl, 2008, 29: 251 – 259.

第8章　男性不育的外科治疗

Sandro C. Esteves　Ricardo Miyaoka

在泌尿外科门诊，不育主诉很常见。约8%育龄男性寻求医学帮助以解决生育相关问题，其中1%～10%具有损害生育潜能的因素[1]。泌尿外科医生在这方面的作用不可低估，他们经培训后，可进行疾病诊断、咨询，并可在任何时候提供内科或外科治疗，以及正确指导男性患者进行辅助受孕。泌尿外科医生也是多专业辅助生殖团队中的一员，除负责前文提及的工作外，还负责手术获取睾丸或附睾的精子。

在参加我们男性生殖中心Ⅲ期研究的2875对不育夫妇中，34.4%男性存在可能通过手术矫正的因素，其中约1/3为无精子症患者，虽然该亚组中仅30%可能行外科重建手术，但其他的大部分患者如行辅助生殖，可通过手术获取精子。因此，日常临床工作中，我们的患者群中超过50%需要外科处理（表8.1）。

表8.1　男性不育门诊中寻求生育力评估夫妇的诊断类别分布

分类	数量	百分比
精索静脉曲张	629	21.9%
感染性疾病	72	2.5%
内分泌因素	54	1.9%
射精障碍	28	1.0%
系统性疾病	11	0.4%
特发性因素	289	10.0%

S. C. Esteves, MD, PhD (⊠)・R. Miyaoka, MD
ANDROFERT, Andrology and Human Reproduction Clinic,
Center for Male Reproduction, Av. Dr. Heitor Penteado, 1464,
Campinas, SP 13075–460, Brazil
e-mail: s. esteves@ androfert. com. br; rmiyaoka@ androfert. com. br

S. J. Parekattil, A. Agarwal (eds.), *Male Infertility for the Clinician*,
© Springer Science + Business Media New York 2013

续表

分类	数量	百分比
正常/女方因素	492	17.1%
免疫性因素	54	1.9%
梗阻	359	12.5%
肿瘤	11	0.4%
隐睾	342	11.9%
遗传因素	189	6.6%
睾丸衰竭	345	11.9%
合计	2875	100.0%

男性不育治疗领域取得了两个重大突破。第一个是显微外科的发展,提高了生殖管道重建的成功率。第二个是卵胞浆内单精子注射技术(ICSI)的发展,表明睾丸或附睾来源精子均具备受精能力并使女方获得妊娠[2-3]。此后,数种精子获取技术取得发展,可从无精子症患者睾丸或附睾中获取精子行 ICSI。显微外科取精术是这些技术之一,可从梗阻性无精子症(obstructive azoospermia,OA)患者附睾中或从非梗阻性无精子症(non-obstructive azoospermia,NOA)患者睾丸中取到精子[2,4]。

本章节介绍男性不育最常见的外科手术方法,不但包括男性生殖管道的重建手术,还包括 OA 与 NOA 的精子获取技术。专家评论部分是基于作者在男性不育外科治疗中的经验,以及对近 5 年发表的重要文献的回顾,最后提供的关键问题列表,全面总结了当前该领域的知识。

手术治疗

● 精索静脉曲张的修复

高达 35% 的主诉不育的男性人群被确认有精索静脉曲张[1]。精索静脉曲张形成的病因可能是多因素的,数种理论尝试解释精索静脉曲张对睾丸功能的影响,但均无法充分解释精索静脉曲张对人类精子发生和男性生育力影响的多样性[5-8]。精索静脉曲张和男性不育的关系仍是讨论的焦点。然而,在男性不育患者中,精索静脉曲张发病率升高[9]。此外,精索静脉曲张与精液参数和睾丸体积的下降有关[10]。最后,研究表明,临床型精索静脉曲张手术治疗可改善精子质量、提高妊娠可能性[11-12]。尽管有这些事实,但仍不清楚为什么大多数精索静脉曲张男性仍可生育,为什么精索静脉曲张手术治疗后生育力并非都能得到改善[13]。

术前计划和患者评估

治疗男性不育患者的精索静脉曲张，旨在恢复或改善睾丸的功能。目前的建议是，不育夫妇的男方具有临床上可触及的精索静脉曲张和精液质量异常时，应给予手术治疗。详细询问病史并明确预后因素。在温暖的房间、患者站立位进行体检是最佳诊断方式，通过该法诊断的精索静脉曲张称为"临床型"，并可根据曲张程度分为不同级别。重度精索静脉曲张（Ⅲ度）是指通过阴囊皮肤可看到曲张的精索静脉，中度（Ⅱ度）精索静脉曲张是指体检时可触及曲张的精索静脉，而轻度（Ⅰ度）虽不能触及曲张的精索静脉，但在 Valsalva 动作下可触及[14]。双侧精索静脉曲张都可触及时，建议术中同时处理双侧[15]。

精索静脉曲张程度较轻，或既往有阴囊手术史、伴发鞘膜积液、肥胖时，体检结果可能模棱两可、不易明确。当评估男性不育患者精索静脉曲张时，如体检不确定，建议行影像学检查。当体检未能触及曲张的精索静脉，而静脉造影术、多普勒检查、超声检查、放射性核素显像或红外热像仪检查发现静脉反流时，则称为"亚临床型"[16-17]。然而，对亚临床型精索静脉曲张是否会引起男性不育仍有争论，目前尚无证据支持应对亚临床型精索静脉曲张男性不育患者进行治疗[18-19]。

术前建议检查促卵泡激素（FSH）和睾酮，并采用测量仪评估睾丸体积，如 Prader 睾丸测量器或测厚仪。必须进行至少两次的精液分析，并根据 WHO 指南进行评估[20]。术前精液质量更好或重度精索静脉曲张的不育患者，似乎术后精液质量改善的可能性更大[21]。另一方面，术前睾丸体积变小、血清 FSH 升高、雄激素水平下降及亚临床型精索静脉曲张可能预示着术后生育力恢复不佳[18,22-27]。

临床型精索静脉曲张伴无精子症患者可能是适于外科手术治疗的人群。对该类患者，术前推荐进行遗传学评估，包括吉姆萨染色体核型分析和聚合酶链 Yq 微缺失筛查 AZFa、AZFb 和 AZFc 区域。睾丸活检（开放或经皮）可用来评估睾丸组织学，这已被证明是预测生精功能恢复的唯一有效因素[20,28]。在遗传学异常的无精子症患者中，精索静脉结扎术的价值值得怀疑，应仔细权衡利弊。睾丸萎缩和（或）隐睾病史、睾丸创伤、睾丸炎、系统或激素功能障碍合并精索静脉曲张时，同样需注意的是，精索静脉曲张可能只是并发，而并非不育的原因[29]。

对于所有重建手术来说，建议在手术干预前评估女方生育力，并讨论精索静脉曲张结扎术的替代方案。

麻醉和手术技术

精索静脉曲张的修复可根据手术医生和患者的偏好，选择在局部、区域或全身麻醉下手术。根据作者的临床经验，对于门诊患者，使用短效异丙酚静脉麻醉结合 2% 的利多卡因 10 ml 精索阻滞，常规行腹股沟下显微精索静脉结扎术[20]。

精索静脉曲张可选择开放手术（使用或不使用放大镜）或者腹腔镜手术。主要理念是阻断精索蔓状静脉丛中扩张的静脉。腹膜后高位结扎术和腹腔镜手术旨在结扎精索内静脉，而经腹股沟和腹股沟下切口可结扎导致精索静脉曲张的精索内静脉、精索外静脉和提睾肌静脉。

腹膜后技术 开放式腹膜后高位精索静脉结扎术包括在腹股沟管内环水平髂前上棘内侧切开皮肤（彩图 8.1a，P314），分离腹外斜肌、腹内斜肌，推开腹膜，在腹膜后靠近输尿管处暴露精索动脉和静脉。在这个层面，精索内静脉仅有 1～2 条，但精索内动脉可能不易辨认，在靠近汇入左肾静脉的位置结扎这些静脉。在腹膜后径路，从睾丸发出的、绕过腹膜后结扎区域并行于腹股沟和腹膜后的侧支静脉，以及提睾肌静脉都无法辨认，目前认为这些侧支静脉是腹膜后精索静脉结扎术后复发的主要原因。因右侧生殖静脉汇入下腔静脉，故右侧腹膜后精索静脉结扎术难度更大。腹腔镜精索静脉结扎术通过腹膜后途径，在高倍放大条件下手术，精索动脉和淋巴管容易辨认和分离，侧支静脉也可钳夹或电凝。但该法无法处理精索外静脉，导致术后复发率接近 5%[30]。腹腔镜精索静脉结扎术比开放手术创伤大、费用高，且其相关并发症发生率高于开放式手术[30-32]。

腹股沟和腹股沟下技术 经典的经腹股沟精索静脉结扎术，包括在腹股沟管上方做一 5～10cm 切口，切开腹外斜肌腱膜，游离精索（彩图 8.1a，P314）。分离和结扎精索内静脉，尝试辨别并分离睾丸动脉和淋巴管。精索外静脉平行于精索走行或者穿过腹股沟管后壁，可被辨别并结扎。尽管肉眼下可分辨出精索内静脉和精索外静脉，但使用放大镜设备便于辨认和保护精索内动脉和淋巴管，分别防止睾丸萎缩和鞘膜积液形成[33]。

通过腹股沟或腹股沟下途径，可行显微精索静脉结扎术。经腹股沟下途径相对于经腹股沟的主要优势在于，前者无须打开腹外斜肌腱膜，可减轻患者术后疼痛并缩短恢复工作时间。在作者的临床实践中，通常采用保留睾丸动脉和淋巴管的、经腹股沟下显微精索静脉结扎术[12,20]。简要步骤：在腹股沟外环上做一长约 2.5cm 的切口（彩图 8.1a、b，P314），分离皮下组织，暴露精索。Babcock 钳提出精索，结扎、离断精索后方的提睾肌静脉（彩图 8.1c，P314）。将烟卷式引流条无张力地置于精索后。随后打开提睾肌筋膜暴露精索内结构，在 6～16 倍手术显微镜下解剖分离，结扎、横断扩张的提睾肌静脉，辨认并保护淋巴管和精索内动脉（彩图 8.1d，P314），必要时喷洒罂粟碱以增强精索内动脉的搏动。辨认出所有的曲张静脉，标记血管环后，用不可吸收线结扎、离断（彩图 8.1e，P314）。输精管静脉直径如超过 2 mm 方考虑结扎，不使用硬化剂处理小静脉。

术后护理

术后 48～72 h 局部换药，阴囊托需穿戴 1 周。常建议 48h 内阴囊局部冰敷以控制水肿。建议患者限制体力活动并禁欲 2～3 周。口服止痛药通常足以控制术后疼痛。术后随访旨在评价精液参数改善情况、并发症和配偶自然或辅助怀孕情况。每 3 个月进行 1 次精液分析，直至精液参数稳定或者配偶怀孕。

输精管和附睾的重建手术

输精管–输精管吻合术和输精管–附睾吻合术是设计绕过男性生殖管道梗阻部位的外科手术。在美国，约 13% 的 15 ~ 44 岁已婚男性曾行输精管结扎术[34]。正如预期，随着年龄增长和生物学后代增多，输精管结扎频率也随之增加。因婚姻状态的变化或生育目的而寻求输精管结扎术后复通的男性数量也在增加，比例波动于 2% ~ 6%[35]。在巴西，每年估计有 20 万和 7000 人分别行输精管结扎术和输精管复通术[36]。故绝大多数输精管–输精管吻合术和输精管–附睾吻合术是为了复通输精管结扎后梗阻，其他手术适应证包括纠正因生殖管道感染、腹股沟管或者阴囊手术相关的医源性损伤（尤其是婴幼儿期间）导致的附睾或输精管梗阻，以及输精管结扎术后疼痛综合征[37]。

术前计划和患者评估

术前应详细询问病史并判断预后因素。从输精管结扎到复通之间的梗阻时间在确定手术效果方面起主要作用。梗阻时间达 15 年的，术后复通率和怀孕率分别约为 74% 和 40%[38]，而梗阻时间在 15 年以上的，术后复通率和怀孕率更低。梗阻时间越长，附睾梗阻的发生率越高，因此，很可能需要行输精管–附睾吻合术。为此，我们构建了一套基于梗阻时间和患者年龄的计算机模型以判定是否需要行输精管–附睾吻合术。该模型将判定患者需要行输精管–附睾吻合术的灵敏度设计成 100%。在试验组，模型在预测需要行输精管–附睾吻合术的灵敏度为 100% 时，其特异度为 58.8%[39]。

既往有输精管复通失败史的患者也可尝试再次手术。据报道再次手术复通率和妊娠率分别为 79% 和 31%[40]。这些作者发现，与现伴侣的妊娠史是妊娠成功唯一有意义的预测因素。对既往有生殖道或腹股沟手术史者，应注意医源性梗阻的可能。腹股沟管或者腹膜后段精道梗阻复通术在技术上具有挑战性。

术前需行详细的体格检查。睾丸体积小而软可能提示睾丸生精功能受损。不规则附睾硬结伴睾丸鞘膜积液常与附睾梗阻有关，可能需要行输精管–附睾吻合术。扪及输精管肉芽肿应解释为预后良好的标志。出现肉芽肿意味着输精管结扎处精液渗漏，可起到防止附睾管因压力过高而破裂的作用[35,38,41]。如探查发现输精管缺损，应告知患者，腹股沟区可能需要较大切口，以便进行无张力吻合术。重建手术前无须特殊实验室检查，只有在体检怀疑睾丸功能受损时才推荐检测血清 FSH（作为睾丸储备功能的指标）。抗精子抗体的有效性仍有争议，证据表明复通后期失败的原因可能是技术因素，而非免疫因素[42-43]。此外，术后总怀孕率较高，抗精子抗体与术后受孕无紧密关联[44]。

建议重建手术前仔细评估女性伴侣的生育力，并讨论输精管复通术的替代治疗方案。研究表明复通术后同一女性伴侣的预后明显优于新伴侣。已生育夫妇、梗阻时间短、强烈怀孕愿望可能是更高成功率的可能因素[34-35]。女方年龄超过40岁则是复通成功的不利预测因素[46-47]。

麻醉和手术技术

输精管-输精管吻合术及输精管-附睾吻合术可在局麻、腰麻或全麻下安全进行，根据作者的经验，可在门诊手术。异丙酚持续静脉麻醉联合1%利多卡因10~20 ml精索阻滞麻醉是我们常用的麻醉方法。

切口 每侧阴囊前各做一2cm纵行切口，切口位于可触及的肉芽肿或可确认的输精管缺损上方。只需将输精管断端提出切口。当输精管结扎位置在阴囊高位、长段输精管被切除及再次重建手术输精管游离困难时，手术切口可向腹股沟区延伸。只有在行输精管-附睾吻合术或者机器人辅助吻合手术时才将睾丸拖出。

处理输精管 在原输精管结扎区域，显微解剖以游离被瘢痕组织包绕的输精管及血管残端。使用双极电凝或手持电凝器仔细止血。游离输精管并切除瘢痕组织后，F24号留置针钝头插入输精管腔，注入20 ml灭菌盐水确定腹侧端输精管是否通畅。必须充分游离输精管断端，确保完全无张力吻合。根据术者习惯，可选择显微钳或显微持针器来完成这一步骤。

输精管液检查 应在肉眼观察和光学显微镜下检查睾丸端输精管液是否存在精子。输精管液量多、澄清、呈水样或浑浊，并可见活动精子时，术后复通率高达94%；与此形成对比的是，当输精管液中无精子时，复通率仅为60%[35]。输精管液黏稠呈牙膏状提示附睾梗阻[35,48]。输精管液中的精子质量和术者显微外科技能是决定采用何种重建手术最重要的因素。通常，输精管液中发现精子或精子的一部分，甚至无输精管液，输精管-输精管吻合术后的复通率也可达到70%~80%[49-50]。输精管-附睾吻合术极具挑战性，只有经验丰富的显微外科医生才可尝试这类手术。将输精管（管腔内径300~400 μm）精确吻合到附睾管（管腔内径150~250 μm），需精细显微外科技术和高放大倍数手术显微镜。在输精管-附睾吻合术中，可提供精子收集和冷冻保存服务[51]。

输精管-输精管吻合术

对手术细节的注重程度可直接影响重建手术成功率，这些细节包括黏膜对黏膜的精确对合、无张力密闭吻合、输精管血供的保护和组织健康（黏膜层和肌层），以及丰富的显微外科无创技能。

改良单层吻合技术 作者采用Sharlip描述的改良单层吻合术行输精管复通[52]。吻合时，我们偏向使用9-0锥形针尼龙缝线，并借助输精管吻合夹

（ASSI，catalog#MSPK－3678）。整个手术过程术者位于患者右侧。右侧输精管中间表面位置做第一针缝合（0°位置）（彩图8.2a，P₃₁₅），先在睾丸端输精管壁做全层缝合，包括大部分浆膜层和肌层、小部分黏膜，而后缝线从腹腔端输精管相对应0°位置穿出，穿过黏膜边缘及大部分输精管肌层/浆膜层。缝线打结、剪线，留长线尾便于后续缝合时辨认。第二针在180°位置缝合，即在第一针相反方向缝合睾丸端和腹腔端全层输精管壁，先睾丸端再腹腔端，也打结、剪线，留长线尾。第三针全层缝合为60°位置，即第一针与第二针之间的1/3处。第四针缝合在120°位置，即第一针到第二针之间的2/3处，仔细检查缝线处于合适位置后打结（彩图8.2a，P₃₁₅）。第五针为90°位置，在第三针和第四针之间，仅缝合输精管浅肌层。至此，输精管前壁缝合完成，四针全层缝合加一针肌层缝合，输精管壁半周缝合结束。随后输精管吻合夹旋转180°，确认输精管后壁并在合适位置进行全层缝合。旋转输精管后，在240°和300°两个位置进行全层缝合，缝合后仔细检查并打结。最后在270°位置缝合输精管肌层。如此完成了共8针的缝合吻合术，而非Sharlip最初描述的12针缝合。吻合结束后，缝合吻合点周围疏松纤维组织以减小张力。常规缝合阴囊手术切口。

双层缝合技术 Belker描述了双层缝合技术，包括5～8针10－0尼龙线黏膜层间断缝合和8～10针9－0尼龙线外层输精管肌层和浆膜层缝合[53]，建议使用近似夹具和夹持缝合线以固定输精管断端，便于吻合。缝合前，输精管断端平行放置，方便术者直视两输精管管腔。缝合过程中，横断的输精管断端弯曲相向以利于无张力缝合。首先缝合输精管后壁肌层，3针成一列，线结在外侧。此时，缝线呈近似90°的圆周，使输精管黏膜层完全对合，然后后部3针缝合输精管黏膜层并打结，随后交替缝合远角和近角位置的黏膜并打结，直至只剩下输精管前部2～3针缝合间隙。最后缝合该间隙，线尾要留长，直到安全排除误缝输精管后壁的可能性方可打结。仔细缝合输精管肌层，避免缝外层时穿透肌层。从助手向术者侧缝合难度较低。常规逐层缝合阴囊切口。

多层微点吻合技术 此项技术最初由Goldstein描述，适用于直段或曲段输精管内径差别明显的吻合治疗[54]。将输精管尾段以90°垂直角切断，用亚甲蓝蓝染以更清晰地显示环状黏膜。显微记号笔标记拟出针位置（彩图8.2b，P₃₁₅）。使用聚丙烯单丝10－0锥形双针缝线（直径70 μm）吻合，内进外出缝合以消除误缝输精管后壁的可能性。每针贯穿输精管黏膜层和约1/3肌层，均匀对称分布每侧输精管断端。先缝合输精管前壁4针并打结（彩图8.2b，P₃₁₅）；随后用9－0缝线精确缝合先前黏膜层缝线之间的输精管肌层共3针，但不要穿过黏膜层。然后，输精管旋转180°，再用10－0缝线缝合另外4针，完成黏膜层吻合。在最后的黏膜层缝线打结之前，使用肝素化生理盐水冲洗输精管腔，防止形成血凝块。黏膜层缝合完毕后，在每个黏膜层缝线之间使用9－0缝线缝合输精管肌层，也需避免穿透黏膜层本身（彩图 8.2b，P₃₁₅）。必要时应用 9 - 0 缝线额外加固缝合浅表的浆膜层。用 6 - 0 缝线缝合邻近输精管外鞘 4～6 针，结束手术。

机器人辅助技术　最近有报道称，可用机器人辅助完成上述经典吻合技术。机器人辅助手术具有视野放大倍数更高（高达 100 倍）和可控制生理性颤动[55-56]的优势。

输精管 - 附睾吻合术

手术开始，在阴囊上方开一纵行切口。自切口挤出睾丸，仔细探查睾丸和附睾。附睾管由饱满、质韧变为干瘪柔软处常是梗阻位置。按照输精管吻合术中游离输精管的方法游离输精管近端，但通常需游离更长的输精管，以便与附睾吻合。此时手术显微镜移入术野，帮助术者行吻合术。目前有 3 种不同的技术用于邻近的输精管腔与单根附睾管精确对合：端 - 端吻合、端 - 侧吻合和端 - 侧套叠吻合。吻合前，须在梗阻部位上方辨认出扩张附睾管，打开附睾管并检查附睾液中是否存在活动精子，如未见精子，则需再向附睾近端探查后吻合。

端 - 端吻合技术　Silber 首先描述输精管附睾端 - 端吻合术，该法难度最大[57]。该术式包括游离单根附睾管并完全横断，后与输精管腔吻合。需从睾丸上游离附睾 3～5cm，以提供足够长度进行无张力吻合。首先，在输精管浆肌层的 5 点和 7 点位置，用两根 9 - 0 尼龙缝线将输精管远侧断端缝合到附睾被膜上；然后，用 10 - 0 双针尼龙缝线（70 μm 的鱼钩状、锥形针）在四个边角方向缝合输精管黏膜和附睾管共 4 针（彩图 8.3a，P₃₁₆）；所有缝针摆好位置后方可打结。用 9 - 0 尼龙缝线间断缝合相邻的输精管浆肌层和附睾管被膜数针，完成吻合。

端 - 侧吻合技术　Thomas 推广的输精管附睾端 - 侧吻合术，首先是在靠近梗阻部位的附睾管环开一小窗，然后缝合输精管断端与小窗[58]。端 - 侧吻合优于端 - 端吻合，具有游离少、出血少的优点，因为打开附睾管前可止血。此外，仅切开一根附睾管，使得辨认待吻合附睾管更精确和简单。在切开附睾管并确认附睾液中有精子后，用 3～4 根 10 - 0 双针尼龙线在四个边角方向穿过附睾管边缘（彩图 8.3b，P₃₁₆），再缝合输精管相应四个边角位置并打结。另外用 9 - 0 尼龙线缝合输精管浆膜层和附睾被膜，完成吻合。最后，用 9 - 0 尼龙线缝合数针固定输精管于睾丸鞘膜侧壁。这些最后的缝线目的在于降低吻合口张力，缝合位置应远离输精管 - 附睾吻合口。

三针端 - 侧吻合术　该术式由 Berger 提出[59]，而后由其他学者做了改进[60-61]。该术式是本章节介绍的 3 种术式中最简单、最快速的，是作者选择的输精管 - 附睾术式。该术式的目的是将常规端对端吻合的精度与简化的显微缝合技术相结合。手术方法是将附睾管拖入输精管腔，而非将输精管和附睾直接吻合。首先根据输精管直径大小，在附睾膜上开窗；用 9 - 0 缝线缝合输精管肌层和附睾被膜两针，以减小吻合口张力；用 3 根双股 10 - 0 双针尼龙线呈等边三角形缝合待吻合附睾管（彩图 8.3c，P$_{316}$）；随后在缝线之间，使用显微剪刀或显微刀小心切开附睾管；一旦确认附睾液中有精子，则缝针以内进外出的方式穿过输精管腔，然后打结，将附睾管套叠入输精管腔（彩图 8.3c，P$_{316}$）。最后，另加 9 - 0 尼龙线缝合相邻的输精管肌层和附睾被膜。

最近，Marmar 改良了三针输精管 - 附睾端 - 侧吻合术[60]。在该术式中，暴露单根附睾管，用两根 10 - 0 锥形 70μm 双针尼龙线置于术野。每根线的缝针平行地埋于泡沫塑料块中，两针之间留有足够空间以容许显微刀片尖通过。使用显微持针器同时夹住两根针，平行地从泡沫塑料块夹持到术野。双针尖同时穿过选好的附睾管。从侧面拔出双针，使用显微刀在双针之间切开附睾管。然后，附睾管上缝线的全部 4 枚缝针分别从输精管断端黏膜层穿进、肌层穿出。缝针在左侧位于 8 点钟和 10 点钟位置，右侧位于 2 点钟和 4 点钟位置。缝线打结将附睾拖入输精管腔。再用 3 ~ 4 针 9 - 0 尼龙线缝合输精管肌层和附睾管被膜，结束吻合。

术后护理

局部包扎 48 ~ 72h，阴囊托保持 2 周。术后常建议阴囊冰敷 72h，以控制局部水肿。对输精管 - 输精管吻合术和输精管 - 附睾吻合术患者，分别告知其限制体育运动和禁欲 1 个月或 2 个月。口服镇痛药物常足以控制术后疼痛。术后随访集中在评估精液质量的改善情况、并发症、自然或辅助妊娠结局。术后每隔 2 个月应行精液分析，直到精液参数稳定或女方妊娠。

● 经尿道射精管囊肿切除术

射精管梗阻（EDO）是一种可能通过手术纠正的男性不育病因。先天性梗阻是由于射精管闭锁或狭窄，或因前列腺小囊囊肿、米勒管（副中肾管）囊肿、Wolffian 管（中肾管）囊肿引起。获得性梗阻可能继发于创伤或感染（炎症）病因。精囊囊肿切除术、肛门闭锁脱出手术，甚至长期留置导尿管或器械，可能导致射精管创伤性破坏。生殖道或泌尿道感染、前列腺脓肿可导致射精管狭窄或完全梗阻[62]。前列腺感染也可能导致钙化形成和继发梗阻，而结核可破坏生殖器官。

术前计划和患者评估

诊断依据主要包括病史、体检、精液分析和经直肠超声检查（transrectal ultrasonography，TRUS）。临床表现多样，除不育病史外，患者可完全无症状，但主诉可能包括射精痛、血精、会阴和（或）睾丸痛。体检一般正常；偶尔经直肠指诊可扪及精囊或团块，可能存在前列腺痛和（或）附睾肿大。激素检查一般正常。

精液分析常提示少精子症或无精子症、精子活动力下降和精液量少。射出的精液量少（<1.5 ml）、呈酸性（pH<7.0）、无精子、果糖阴性、输精管可扪及和附睾增厚是特征性表现。但梗阻为单侧、部分或功能性时，患者的典型临床表现可能变复杂[62]。对精液量少的患者，射精后尿液分析常用于排除逆向射精。

对怀疑 EDO 的所有患者，推荐使用 5~7 MHz 高分辨的双平面传感器探头行TRUS。然而业内对 TRUS 诊断射精管梗阻的价值仍有争议，因为正常生育和不育男性的输精管、精囊和射精管大小和形状变化相当大。常规超声表现包括精囊扩张（定义为横截面宽度大于 1.5 cm）或射精管扩张（定义为射精管内径超过2.0 mm），射精管或精阜钙化或结石，正中或偏心局部前列腺囊肿[63-65]。超声引导下经直肠精囊造影证实可提供绝佳的射精管影像学图像[66]。同样，超声引导下的精囊穿刺，穿刺液中发现活动精子，似乎是比较有效的诊断方法，因为精囊不是精子的储存库[67]。睾丸活检可用来证实生精功能是否正常。作者偏向在术前或术中行睾丸穿刺抽吸取精术（TESA）来制备"湿片"。在这些患者中，存在活动精子则高度提示梗阻。

麻醉和手术

经尿道射精管切开术（TURED）在区域麻醉或全身麻醉下进行。Farley 和Barnes 首先描述了手术步骤[68]，作者采用这种手术方法并稍做改良[62]。首先行术中输精管切开和造影以确定梗阻位置。取阴囊小切口，拖出输精管并游离管周血管，使用 30 号淋巴管造影针直接穿刺输精管，注射生理盐水和造影剂（1:1 混合），加亚甲蓝一起注射入输精管腹腔端[62]。输精管造影术可确认梗阻部位，TURED 时见到染料混合液流出即证明输精管通畅。用 9-0 尼龙线缝合输精管肌层，关闭输精管切开位置。行 TURED 时，患者取膀胱截石位，电切镜下使用 F24 电切环，切除最靠近射精管的前列腺底部、包括部分精阜在内的条状组织（彩图 8.4a、b，P_{316}）。术中看到扩张的射精管和蓝染液流出即可认为射精管已充分切开。留置 F18 导尿管 24 h，患者第 2 天即可出院。

术后护理

术后留置导尿管 24~48 h，患者次日出院。口服喹诺酮类抗生素和抗炎药物5 d。建议术后使用阴囊托 1 周，防止因输精管切开引起的阴囊水肿。建议患者术后 3~4 周频繁射精，每月进行 1 次精液检查。

● 精子获取技术

无精子症定义为精液离心后未见精子，占男性人群的 1%~3%，占不育男性的 10% 左右[67]。该病临床上存在两种不同类型，即 OA 和 NOA。OA 患者的睾丸生精功能正常，但生殖管道存在机械梗阻，如附睾和射精管之间的某部位梗阻，或者是附睾和输精管全部或部分缺如。获得性 OA 可能由输精管结扎术，输精管复通术失败，炎症后改变，阴囊、腹股沟、盆腔或腹部手术及外伤引起。先天性 OA 的原因包括囊性纤维化、先天性输精管缺如、射精管囊肿或前列腺囊肿及 Young 综合征[67]。NOA 包括各种原因导致的睾丸组织病理学变化，其原因包括环境毒物、药物、隐睾、遗传或者先天性异常、精索静脉曲张、创伤、病毒性睾丸炎、内分泌异常和特发性。OA 和 NOA 患者都可通过卵胞浆内单精子注射（ICSI）体外受精技术实现生育[2-3]。

手术取精有 3 个目的：①获得足够数量的精子以直接使用和冻存；②尽可能获得质量最好的精子；③尽量减少对生殖管道的损害，不影响后期获取精子和睾丸功能。已建立了几种手术方法，从无精子症患者的睾丸或附睾中获取精子。经皮附睾穿刺抽吸取精术（percutaneous epididymal sperm aspiration，PESA）[69]，或显微镜下附睾精子抽吸取精术（microsurgical epididymal sperm aspiration，ME-SA）[2]可成功从 OA 患者附睾中获取精子。睾丸穿刺抽吸取精术（TESA）可用于从 PESA 失败的患者的睾丸中获取精子[70]。开放单点活检或多点活检的睾丸切开活检取精术（TESE）[71-72]，以及最近的显微镜下睾丸切开活检取精术（micro-TESE）适用于 NOA 患者[4,71-74]。OA 患者较容易获得精子，而表现为 NOA 的患者一直是最难处理的。

术前计划和患者评估

采用何种取精技术取决于无精子症类型，辨别精液中无精子原因为梗阻性或非梗阻性至关重要。病史、体格检查和性激素检查（FSH、睾酮）可用于确定无精子症类型。这些因素可预测 90% 无精子症的类型（梗阻性或非梗阻性）[75]。通常 OA 者睾丸和内分泌激素水平正常，有时附睾或精囊增大，或直肠指检可触及囊肿。精液量少（<1.5 ml）、精液呈酸性（pH<7.0）、精浆果糖阴性或弱阳性和附睾增厚是先天性双侧输精管缺如或射精管梗阻导致 OA 的特征性表现，两者的鉴别诊断在于后者存在输精管。近 2/3 先天性输精管缺如患者有囊性纤维化跨膜转导调节器（CFTR）基因突变；在先天性双侧输精管缺如患者中无法确认 *CFTR* 异常，也不能排除存在 *CFTR* 基因突变，因为有些突变采用常规方法无法检出。在这种情况下，女性伴侣在使用男方精子进行助孕治疗前应行囊性纤维化检测，因为先天性输精管缺如男性患者为囊性纤维化高风险携带者。如女性伴侣证实有 *CFTR* 基因突变（约 4% 的女性伴侣为携带者），鉴于囊性纤维化有传递给子代的风险，男方也应该进行囊性纤维化检测，同时建议在取精和 ICSI 之前进行遗传咨询[75-76]。特发性 OA 患者及 OA 合并慢性鼻窦炎、支气管扩张的临床三联征（Young 综合征）患者囊性纤维化基因突变风险也较高。

对于精液量正常的无精子症患者，在决定是否需要诊断性睾丸活检以区分无精子症类型时，血清 FSH 是一个关键指标。FSH 升高且睾丸体积变小提示睾丸功能衰竭（属于 NOA），因此，不需要睾丸活检进行诊断[76]；但如考虑到获取精子，活检有助于判定将来 TESA 或取精手术能否取到精子。但是，NOA 患者睾丸活检组织如未发现精子，并不能完全预测睾丸内其他部位是否存在精子[4,77]。相反，睾丸体积和血浆 FSH 水平正常患者也可能是 NOA 或 OA[78]。在这种情况下，由于没有鉴别 NOA 与 OA 的无创方法，通常需要睾丸活检提供明确诊断。可通过标准开放切开技术或经皮方法进行睾丸活检，睾丸标本组织学评估结果可能提示 OA 患者存在正常生精功能，而 NOA 患者可能为生精功能低下、成熟阻滞或唯支持细胞综合征。

所有不明原因原发性睾丸功能衰竭患者应行染色体核型和 Y 染色体微缺失检查。据报道，10%~15% 的 NOA 患者有染色体异常，其中 2/3 为克氏综合征[79]。遗传学检查可为精子获取提供预后信息[75]。AZFc 部分或全部缺失患者，睾丸中可发现精子，而 AZFa 和 AZFb 完全缺失者获取精子的机会渺茫[80-81]。当发现遗传学异常时，患者在使用精子行 ICSI 之前应该进行遗传学咨询。

从附睾中获取精子仅适用于梗阻性患者，OA 和 NOA 患者都可进行睾丸取精。在 OA 患者，睾丸取精术作为附睾取精失败后的补救手段，或作为附睾缺如或附睾广泛纤维化的主要取精方法。对于 NOA 患者，睾丸取精术是获取精子的唯一选择。

麻 醉

取精术可在局部麻醉、区域麻醉或全身麻醉下安全进行。根据作者经验，经皮精子获取术可单独在局部麻醉或联合静脉推注短效催眠药物（异丙酚）下进行。这两种麻醉方式均需以 10~15 ml 2% 盐酸利多卡因注射到靠近腹股沟外环的精索周围。使用静脉麻醉者，可在患者无意识后局部注射麻醉药物。显微取精术可采用上述局部麻醉方式，联合自动驱动注射装置连续注入异丙酚麻醉，或采用硬膜外麻醉。

技 术

经皮精子获取术可在短期麻醉下进行，术后不适较少。其优点是具有易重复性，且费用较开放手术和显微手术低。此外，该项技术无须显微技术培训。但另一方面，显微技术每次获取的精子质量更高、数量更多，这增加了精子冷冻保存用于将来 ICSI 的机会。

经皮精子获取术 通常情况下，经皮精子获取术在门诊用连接注射器的细针即可进行。标准操作程序描述如下。目前已增加了一些小的技术上的改进，但不论何种技术，其主要目的是穿刺吸取附睾液或睾丸组织以进行诊断与治疗。应用小型放大镜，可透过阴囊皮肤，避免损伤小血管。

- PESA（经皮附睾穿刺抽吸取精术）：用手掌握住睾丸，示指、中指及拇指固定附睾，26 号细针连接 1 ml 注射器，通过阴囊皮肤刺入附睾（彩图 8.5a，P$_{317}$）。制造负压，针尖在附睾内缓慢进出，直至附睾液被吸入注射器。通常吸取的附睾液较少（约 0.1 ml），但先天性输精管缺如患者可达 0.3 ~ 1.0 ml。从附睾拔出针头，将吸取的附睾液注入 0.5 ~ 1.0 ml 37℃精子培养基中。含有附睾抽吸液的针管送实验室进行显微镜检查。PESA 可在同一附睾不同部位（从附睾尾部到附睾头部）和（或）对侧附睾重复进行，直至活动精子数量足够。如果为 IC-SI 获取精子的 PESA 失败，同期改行 TESA。

• TESA（睾丸穿刺抽吸取精术）：用食指、中指及拇指固定附睾，将睾丸推至皮下，使阴囊前面皮肤绷紧。用 18 号针头连接 20 ml 注射器，再将注射器装入固定器中，经阴囊皮肤斜角刺入睾丸上极的前内侧或前外侧，方向指向睾丸的中下极（彩图 8.5b，P$_{317}$）。拉动注射器固定器以产生负压，针尖在睾丸内斜行进出使生精小管破坏，并抽取不同部位的标本。当吸入一小片睾丸组织时，保持负压，缓慢退出针头。用一对显微镊夹住生精小管并自阴囊皮肤往外拉，以协助取出组织标本。将所取样本推入含有 0.5 ~ 1.0 ml 37℃精子培养液的试管中，并送实验室行显微镜检查。若精子数量不足或无精子，可在对侧睾丸行 TESA 或 TESE。

显微取精术 显微外科技术可在高倍放大下直视附睾管及生精小管。MESA 可获取数量更多、质量更好的精子，而 micro-TESE 获取精子成功率更高。由于 MESA 对附睾管的破坏很轻微，不影响将来可能想做的重建手术的成功率。相对于开放睾丸活检，micro-TESE 所取睾丸组织量少，这对于已有睾丸功能损害的 NOA 患者保持雄激素的产量尤为重要。

• MESA（显微镜下附睾抽吸取精术）：麻醉后，在阴囊上开一 2 ~ 3cm 横行切口，将睾丸挤出切口。检查附睾，切开附睾外膜；游离扩张附睾管，用锋利显微手术剪刀剪开附睾管，用硅胶管或连接 1 ml 注射器的钝针头吸取附睾管渗出液（彩图 8.6，P$_{318}$）。将吸取的附睾液注入 0.5 ~ 1.0 ml 的 37℃精子培养基中。同样，含有附睾液的针管送实验室进行显微镜检查。MESA 可在同侧附睾不同部位（从附睾尾部至头部）和（或）对侧附睾重复进行，直至获取足够数量活动精子。如果 MESA 获取活动精子失败，可同期行 TESA 或 TESE。

• micro-TESA（显微镜下睾丸穿刺抽吸取精术）：睾丸挤出方法同 MESA 描述。在放大 6 ~ 8 倍下，于睾丸白膜无血管区取单个、长的中部切口，广泛暴露睾丸组织（彩图 8.6a，P$_{318}$）。在放大 16 ~ 25 倍下解剖睾丸组织，寻找扩张的生精小管。可检查表面及深部睾丸区域，如有需要，可在显微镜下取出扩张的生精小管行睾丸活检，这些小管更可能有潜在的活跃的精子发生（彩图 8.6b ~ d，P$_{318}$）。如未见扩张小管，则切取任何与剩余生精小管大小不一致的小管；如所有小管在外观上大小一致，则在显微镜下随机选点行睾丸活检（在睾丸每个极点最少取 3 处）。睾丸组织标本需存放在含有精子培养基的细胞培养皿中，充分洗涤去除血凝块，送实验室处理并寻找精子。睾丸白膜、阴囊各层分别用不可吸收线和可吸收线缝合。

传统睾丸切开活检取精术（TESE） 单点或多点切开睾丸活检可用于 OA 或 NOA 的取精，但大多用于 NOA。TESE 亦可作为诊断手段，获取睾丸组织进行组织病理分析及 ICSI 周期前寻找精子。在麻醉的阴囊皮肤、提睾肌及鞘膜上方取 2 cm 横切口。传统 TESE 无须放大设备就可进行。由于睾丸未被拖出，可放置小的眼睑自动撑开器来暴露白膜。切开白膜 0.5～1.0 cm，轻柔按压睾丸，自小切口挤出睾丸组织。用锋利手术剪剪取大约 5 mm×5 mm×5 mm 睾丸组织，立即放入精子培养基内，并送实验室处理、显微镜检查，用不可吸收线缝合白膜。如果选择多点活检法，TESE 可在睾丸不同极部位重复进行。

术后护理

患者术后当天出院，经皮手术和开放手术可分别于术后 1d、3d 恢复正常活动。推荐用阴囊冰袋、阴囊托来控制水肿和减轻疼痛。术后 7～10 d，患者应避免射精及剧烈体力活动。可开具止痛药，但疼痛常极轻。

专家评论

● 精索静脉曲张的修复

精索静脉曲张手术治疗的目标应该是最大限度改善男性生育力，并使并发症发生率更低。由于存在诸多影响因素，如缺乏统一的术后随访时间、女方因素（女方年龄、生殖健康状况）等，因此很难评判术后自然妊娠的可能性是否提高了。因此，我们认为，不论采用何种方法（非辅助或辅助）使女方受孕，精索静脉曲张治疗的最终目标是改善男性生育力。理想的手术方法应该是结扎所有的精索内、外静脉和提睾肌静脉，并保留精索动脉和淋巴管。目前只有经腹股沟及腹股沟下显微手术能达到该要求。选择显微外科技术治疗精索静脉曲张的泌尿外科医师应接受相应的培训。足够数量的显微器械和脚踏开关控制缩放的双目手术显微镜也十分重要。与其他外科手术相比，经腹股沟或腹股沟下显微精索静脉结扎术需要更多手术技能，这是因为在腹股沟管水平精索内静脉数量更多、动脉直径更小。但常规应用显微镜行精索静脉结扎可能有助于泌尿外科医师掌握显微手术技巧，这对日后进行如输精管－输精管吻合和输精管－附睾吻合十分有益，因为后两者手术数量少，但手术技巧要求更高。如患者存在双侧可触及的精索静脉曲张，我们通常同时进行双侧精索静脉曲张手术。如一侧为临床型精索静脉曲张，我们会用笔式多普勒探头（9 MHz）听诊器检测对侧精索，以判断是否存在亚临床型精索静脉曲张。如有，则与双侧临床型精索静脉曲张同时手术治疗。这基于如下观察结果，即精索静脉曲张术后的血流改变可使潜在的静脉异常暴露出来，并导致临床型精索静脉曲张的形成[82-83]。使用放大镜有利于结扎扩张的精索静脉，但常不足以正确辨别睾丸动脉及淋巴管。我们早期用普通放大镜进行精索静脉结扎手术，多数情况下需要在术中滴注罂粟碱以帮助辨认动脉搏动。

治疗精索静脉曲张相关不育症，我们选择的方法是使用手术显微镜行腹股沟下显微精索静脉结扎术。在一组接受治疗的 384 例患者中，双侧和单侧精索静脉曲张平均手术时间分别为 113min 和 90min，结扎静脉数量分别为 11 根和 6 根。我们术中没有用多普勒超声辨认睾丸动脉，而是通过放大 10~16 倍的显微镜观察来辨别动脉，仅偶尔使用罂粟碱滴注帮助识别动脉搏动。运用该方法，97.6%的患者至少能发现 1 根动脉，4 例（1%）患者复发，无睾丸鞘膜积液形成。至少有一项精液参数（数量、活动力、形态）改善（较术前基线值变化≥15%）的患者占 68.5%。在男方接受治疗后 18 个月的随访中，58 对夫妇（33.7%）获得自然妊娠。

• 输精管和附睾的重建手术

对 OA 导致的不育，显微外科重建与获取精子行 ICSI/IVF 都是有效的治疗手段。选择哪一种方法，既要考虑患者夫妇的需求和意愿，也要考虑夫妇的临床特点，如男方无精子症的原因、女方同时存在的影响因素等。因此，夫妇双方在接受特定的治疗建议前应进行充分评估。费用问题在做出治疗决策过程中也需考虑，因为在多数国家，健康保险机构很少给患者支付辅助生殖治疗的费用。最重要的是，不育专科诊所和医生不应因自身技术局限性而限制患者夫妇选择治疗方案，而应该提供可用于特定案例的所有治疗选项。

经验丰富的医生行男性生殖管道重建手术的成功率相当高。显微外科吻合技术明显优于肉眼下或放大镜辅助下的吻合手术[35,84]。显微手术后，50%~95%的患者射出精液中重新出现精子，30%~75%夫妇有望在非辅助生殖的情况下获得妊娠。显微输精管复通术后，患者精液中出现精子和妊娠的概率与输精管结扎术后病程呈负相关[35]。其他影响成功率的因素包括手术中输精管液的外观、有无精子及精子质量、附睾端残留输精管长度、配偶年龄和显微外科医生的经验等。

目前有数个课程为泌尿外科住院医师提供显微操作技术培训。短期显微操作技术培训课程价值有限，但能帮助泌尿外科医师获得在日常工作中所需的显微外科手术基本技能。需要强调的是，对男性不育患者进行的显微外科手术技术要求极高，因此，医生需在显微外科实验室中使用动物或人工模型反复训练、掌握显微外科手术技能之后，才能进行输精管－输精管吻合或输精管－附睾吻合。在许多预测男性生殖管道显微外科重建手术成功与否的因素中，与治疗结果最相关的是外科医生的手术技能。临床上常无法预料需行输精管－附睾吻合术的情况，但当需要行该术式时，外科医生的手术技能至关重要。故同时掌握输精管－输精管吻合术和输精管－附睾吻合术技能，有利于实时做出临床决策，而不影响临床效果。即使机器人手术应用于男性不育领域，并期待使显微手术经验不太丰富的外科医生也能同样完成手术，显微外科培训依然是必需的。

显微镜下输精管－输精管吻合是输精管复通的治疗方法。这种情况下，我们倾向采用输精管夹行改良的单层端－端吻合术，在需要行输精管－附睾吻合时采用套叠技术，因为这些技术与其他技术相比，耗时较少、复通率相当。如睾丸端输精管无液体流出，但附睾触诊柔软且输精管结扎时间小于 15 年，输精管－输精管吻合仍是我们的优先选择。输精管－附睾吻合适用于附睾端输精管液稠厚呈牙膏样且无精子者，尤其是输精管结扎时间超过 15 年的患者。成功复通的手术要点包括：①适当的黏膜与黏膜对位吻合；②无泄漏和无张力吻合；③血供充足和健康的黏膜及肌层；④无损伤吻合技术。不推荐在输精管复通术的同时行精索静脉曲张手术，因输精管结扎男性的输精管静脉往往受损，结扎精索内、外静脉后会破坏静脉回流。但如确有需要，可待输精管复通术后 6 个月行精索静脉结扎术，因那时吻合口周围新静脉和动脉通路已形成。尽管 PESA 术后可行输精管复通术，但我们会告知患者，在此情况下的重建手术很可能不会成功。因此，患者若最终选择精子获取后行 ICSI，我们会优先选择睾丸取精，而不会选择不利于将来可能进行的重建手术的方式。

在我们一组包括 180 例输精管复通的患者中，改良的单层法输精管－输精管吻合术（126 例）、输精管－附睾管套叠吻合术（54 例）的术后总体复通率分别为 79% 和 44%。平均随访 15 个月，自然妊娠率分别为 42% 和 33%。3/5 的吻合通畅男性术后精液分析正常。若在输精管－输精管吻合术后 6 个月或输精管－附睾吻合术后 18 个月的精液分析中无精子，我们认为重建手术失败。在我们的病例组中，输精管－输精管吻合和输精管－附睾吻合复通后的远期再梗阻发生率分别为 2% 和 25%。有趣的是，所有发生远期梗阻的患者都是吸烟者和（或）梗阻病史大于 8 年者。在我们的病例组中，大多数妊娠发生于术后 8~13 个月（波动在 3~24 个月）。

● 经尿道射精管切开术

射精管切开术是一个有风险的操作。典型射精管梗阻患者的年纪轻且前列腺小。故经尿道射精管切开术是在紧邻膀胱颈、直肠及括约肌的情况下进行的。如有中线囊肿，行彻底的囊肿去顶切除；如没有，则需切除前列腺侧精阜直至看见射精管扩张段。只用切取方式做切除术，避免邻近射精管的热损伤。术中将手指置入患者直肠内以预防切除过程中损伤直肠，同时自射精管开口注入亚甲蓝，明确看到亚甲蓝自由流入尿道后方可结束手术。

作者报道了一组包括 25 例射精管部分或完全梗阻的患者，经尿道射精管切开术的结果取决于梗阻病因是先天性还是继发性。在先天性射精管梗阻患者组，85% 的患者精液质量改善（射精量、精子数量及活动力），60% 的患者的配偶在术后平均 7 个月获得自然妊娠。在继发性射精管梗阻患者组中，仅 30% 的患者精液质量得到改善，且仅有 1 例患者配偶自然妊娠。两组各有 1 例患者通过辅助生殖技术获得妊娠。两组的并发症发生率相近（35%），包括尿液反流入去顶囊腔使精子质量变差、逆行射精，1 例发生梗阻性附睾炎。无直肠损伤及尿失禁发生。

● 精子获取技术

采用经皮穿刺技术如果想获得高达 90% ~ 100% 的取精成功率，至关重要的一点是要用严格的标准诊断 OA。我们采用 PESA 法，先在附睾体部抽吸第一针，如有必要，则向头部方向推进，因为附睾尾部抽吸液通常含有大量质量较差的衰老精子、碎片及巨噬细胞。大多数 PESA 失败患者不一定都是技术原因，也可能是因为找到了不动精子。然而部分患者因多次 PESA 或术后感染导致附睾纤维化，PESA 可能无法取到精子。在这些情况下，可在对侧附睾尝试进行 PESA，对有正常精子发生者，可运用 TESA 成功取精。一些学者主张 MESA，认为其可收集到比 PESA 数量更多、更清洁的精子，但这种争论似乎没有太大意义。在我们一组 142 例的 OA 患者中，PESA 或 TESA 的累积取精成功率为 97.9%，约 1/3 患者获得了足够的活动精子并用于冷冻保存[85]。罕见情况下，对 OA 合并凝血异常者行 MESA 取精。单用 PESA，有超过 85% 的患者成功取精，但许多病例需要抽吸不止 1 次。如果 PESA 失败，几乎在所有情况下，通过 TESA 足以获取精子。大约 73% 的患者在第 1 次或第 2 次 PESA 抽吸时获得活动精子，约 14% 的患者在 PESA 失败后可通过 TESA 来补救。在我们的病例组中，在输精管结扎、先天性双侧输精管缺如及感染后各病因分组中，经皮穿刺技术获取精子成功率及 ICSI 妊娠结局相似[85]。从这些患者获取的附睾或睾丸精子表现出类似的生殖潜能。在本组 OA 患者中，行 ICSI 的活产率为 40.2%。我们的数据同时显示，使用从 OA 患者附睾与睾丸获取的新鲜精子行 ICSI 的结局与射出的精子行 ICSI 的结果相当[86]。我们常规冻存 ICSI 周期中遗留下的附睾和睾丸精子。

对于 NOA，我们只对预后良好的患者进行 TESA 取精，如既往成功通过 TESA 取精或睾丸活检结果显示生精功能低下的患者。如果 TESA 失败，我们不会在同一次手术中对同一睾丸进行二次抽吸，也不会转为开放手术，以避免血肿形成及睾丸损伤。广泛出血常见于 TESA 失败后行补救性的 TESE 时，即使应用手术显微镜亦难以辨别扩大的生精小管。在这种情况下，作者选择在对侧睾丸行 TESA 或 TESE。对于既往未行诊断性睾丸活检或尝试 TESA 的 NOA 患者，我们选择 micro-TESE 进行取精。在体外受精（IVF）实验室，从小体积样本中提取精子的技术要求低得多，劳动强度也小得多；如从大片睾丸组织中取精，需要剪碎组织，溶解红细胞，然后在倒置显微镜下不停地搜寻稀少精子。取卵当天或取卵前一天，可预先安排 TESE 或 micro-TESE。在早期的研究中，我们观察到，运用手术获取的精子行 ICSI，最佳受精时机在从开始使用 hCG 到显微注射的时间间隔应不超过 44h[87]。对 NOA 患者，睾丸组织内精子处理、搜寻、选择有活力精子用于 ICSI 可能需几小时。对于 NOA，我们实验室从处理到显微注射时处置单个睾丸精子大约需要 11.6min；而在 OA，只需要 5.5min。换句话说，通常典型的 NOA 治疗周期中有 8 ~ 12 个卵母细胞，行 ICSI 所需时间平均约 2 h。由于这些原因，我们选择在取卵前 1d 进行 micro-TESE，因为可预见，取卵当天 IVF 实验室工作十分繁忙。根据我们处理的近 200 例 NOA 患者的经验，成功取精率为 55.7%，所有病因分类如隐睾、睾丸炎、遗传性疾病、放化疗及特发性疾病，可取到精子的概率相似。睾丸组织病理学结果是运用 TESA 和 micro-TESE 进行精子收集的预测因子[74,77]。在我们的 NOA 组中，表现为生精功能低下或既往有成功 TESA 取精史者，TESA 的成功取精率分别为 100% 和 82.3%。对唯支持细胞综合征和成熟阻滞患者采用 micro-TESE 取精，成功取精率明显高于 TESA（39.2% vs. 22.8%）[77]。对生精功能低下患者，两种方法都获得相同的 100% 成功取精率。根据我们的数据，夫妇中患有梗阻的男性患者在获取精子的机会（OR = 43.0，95% CI 10.3 ~ 179.5）和 ICSI 后活产率（OR = 1.86，95% CI 1.03 ~ 2.89）方面，明显优于 NOA 患者[88]。这些结果表明，进行辅助生殖的不育男性，其生殖潜能与无精子症的类型有关。

5 年展望

● 精索静脉曲张的修复

在最近的一篇系统综述中，作者比较了不同外科手术方式治疗男性不育患者的精索静脉曲张[30]，结论为：比较腹腔镜、放射栓塞、经腹股沟或腹膜后肉眼下精索静脉结扎术，经腹股沟和腹股沟下径路的开放性显微精索静脉结扎术的自然妊娠率更高、复发率及术后并发症更低。术后并发症因手术技术而不同。鞘膜积液形成是最常见的精索静脉结扎术后并发症，发生率为 0 ~ 10%；显微手术的鞘膜积液发生率最低，而腹膜后高位手术的发生率则最高。复发率为 0 ~ 35%，也因精索静脉结扎手术方式而不同，显微精索静脉结扎手术的总体复发率低，而肉眼腹膜后和腹股沟手术的则高[30]。在显微精索静脉结扎术中，有报道约 1% 的睾丸动脉被误扎，这可能导致睾丸萎缩[89]。最近有报道显示，在显微精索静脉结扎术中联合使用术中血管多普勒超声可以保留更多动脉分支，同时可能结扎更多的精索内静脉[90]。表 8.2 总结了不同手术方式的治疗结果、术后复发率、睾丸鞘膜积液形成及自然妊娠率。

表 8.2　男性不育患者精索静脉结扎术的治疗结果

手术方法	术后复发率（%）	鞘膜积液形成率（%）	自然妊娠率（%）
腹膜后高位结扎[30,32]	7 ~ 35	6 ~ 10	25 ~ 55
腹腔镜[30,32]	2 ~ 7	0 ~ 9	14 ~ 42
肉眼经腹股沟[30,32]	0 ~ 37	7	34 ~ 39
经腹股沟或腹股沟下径路显微手术[15,30,32,93]	0 ~ 0.3	0 ~ 1.6	33 ~ 56

对精索静脉结扎术的研究显示，大约 65% 的患者术后有一个或多个精液参数的明显改善[91]。术后精液改善和自然妊娠平均时间分别约为 5 个月及 7 个月[92]。但精索静脉结扎术后生育力并非总能得到改善，其原因仍不清楚。一些研究对精索静脉曲张手术成功的预测因子进行评估，发现不育患者术前较高的精液参数或重度精索静脉曲张患者进行精索静脉结扎术，更有可能表现出术后精液质量的改善[91,93]。研究还显示，精索静脉结扎术后活动精子总数大于 2000 万、精子 DNA 碎片减少的患者，更有可能发生自然妊娠或通过辅助方式受孕[94-95]。不育男性精索静脉曲张患者抗氧化酶基因表型分布最近已被确定，有学者指出谷胱甘肽 S 转移酶 T1 基因的遗传多态性可能会影响患者精索静脉结扎术后的效果[96]。与此相反，术前睾丸体积减小、血清卵泡刺激素（FSH）水平升高、睾酮浓度降低、亚临床型精索静脉曲张以及存在 Y 染色体微缺失，是精索静脉曲张术后生育力改善的负性预测因素[27,97]。

建议同时行双侧临床型精索静脉曲张手术[15]。然而对于一侧临床型、对侧亚临床型精索静脉曲张的处理仍存争议。Zheng 等发现双侧精索静脉结扎术对左侧临床型精索静脉曲张手术并无益处[98]，但该作者采用的是腹膜后径路结扎静脉，本身具有较高复发率。Elbendary 等在一项前瞻性研究中发现，接受双侧精索静脉结扎的男性组中精子数量、活动力的变化幅度及自然妊娠率明显增高[99]。

精索静脉曲张是否导致或促进无精子症的发生仍存争议。最近的一篇 meta 分析报道，39% 的接受精索静脉曲张手术的无精子症患者精液中出现精子[28]。在前述的研究中发现，睾丸病理结果是手术成功的预测因子。活检证实的生精功能低下或生精阻滞患者术后精液中出现精子的概率，比唯支持细胞综合征患者增加了 9.4 倍。尽管精液中活动精子可优先用于 ICSI[86]，但精索静脉曲张术后持续无精子仍是潜在的问题，许多患者在 ICSI 前不可避免需要取精。在这种情况下，运用 micro-TESE 的成功取精率为 60%[100]。推荐临床型精索静脉曲张伴无精子症患者行精索静脉曲张手术治疗，可能最大限度增加获取精子的机会，并可将所取精子用于 ICSI[101]。

对于临床可触及的精索静脉曲张合并精液质量受损的患者，外科手术是最好的治疗选择[11]。最近的 meta 分析表明，精索静脉结扎术对于临床型精索静脉曲张不育患者的生育力状况是有益的[11,102-103]，总体来说，术后患者精子浓度、活动力和形态正常比例分别增加了 $9.7 \times 10^6/ml$、10% 和 3%[104]，术后精子 DNA 完整性也有增加[95,105-106]。手术治疗的自然妊娠率（33%～36%）高于未手术治疗组（15%～20%）[11,103]。作者团队最近已证实，治疗临床型精索静脉曲张可能改善精索静脉曲张相关不育症夫妇的 ICSI 结局[12]。在我们的研究中，如果在辅助受孕前已治疗精索静脉曲张，那么活产率显著增加 1.9 倍，而流产率降低为原来的 30.3%。

● 输精管和附睾重建手术

在过去 20 多年中，为可重建的 OA 夫妇提供的治疗方案有了显著改进。显微外科重建技术的改良、辅助生殖技术的发展，特别是用于 ICSI 的取精技术的进展，使临床结局和成本 - 效益得以改善。根据最新的资料，由经验丰富的显微外科医生进行的显微下输精管重建仍是具有成本 - 效益、可靠及有效的手术方式，可恢复大多数既往曾行输精管结扎术男性患者的生育力[107-111]。然而，外科重建手术与取精/ICSI 之间的数据比较既缺乏随机性，也缺乏均一性。因此，医疗机构在提供治疗方式时，建议对能影响结果和总体成本的因素，以及各种治疗方式的缺陷进行全面了解。

总体上，显微输精管 - 输精管吻合术、显微输精管 - 附睾吻合术的复通率/妊娠率分别为 92%/55% 和 78%/40%[35,38,45,48,50,57-60,112]（表 8.3）。大多数的妊娠发生于术后 24 个月内，妊娠率与输精管结扎术后复通时间、女方年龄相关。尽管女方年龄对输精管复通术后复通率影响不明显，但却影响妊娠率（女方年龄 >40 岁，妊娠率为 14%；女方年龄 <39 岁，妊娠率为 56%）[47]。输精管梗阻时间越长，妊娠率也越低。梗阻时间超过 15 年者，30%～40% 的夫妇在重建手术后获得妊娠；而梗阻病史较短者，妊娠率 >50%[41,48]。已证实，在 PESA 失败后，输精管复通术是可行的。Marmar 等发现 PESA 对附睾的损伤有限，PESA 后行输精管复通妊娠率可高达 50%；若夫妇中女方年龄在 37 岁及 37 岁以下，妊娠成功率更高[113]。

表 8.3　输精管 – 输精管吻合术和输精管 – 附睾吻合术的疗效

作者	病例数（N）	术式	复通率（%）	妊娠率（%）
输精管 – 输精管吻合术				
Belker 等[35]	1247	改良单层	89	57
		双层	86	51
Boorjian 与 Lipkin[38]	159	双层	95	83
Chan 与 Goldstein[45]	1048	双层	99	54
Kolettis 等[50]	34	改良单层及双层	76	35
输精管 – 附睾吻合术				
Silber[57]	139	端 – 端	78	56
Thomas[58]	137	端 – 侧	79	50
Berger[59]	12	三针套叠	92	NR
Marmar[60]	9	改良套叠	78	22
Chan 等[112]	68	三针套叠	84	40
Schiff 等[48]	153	端 – 端	73	NR
		端 – 侧	74	
		三针套叠	84	
		双针套叠	80	

　　由于现有的外科手术方式技术要求很高，术后复通和妊娠率无法达到 100%，故需继续努力为重建修复提供更多的术式。现有几种改良手术方式，包括套叠式输精管 – 附睾吻合技术，新型生物材料/密封剂和可吸收及不可吸收支架的使用，机器人的应用等[48,56,112,114 – 117]。近来对传统输精管 – 附睾吻合技术的改良简化了吻合方式。在一项前瞻性研究中，Chan 等报道应用套叠式吻合技术，总体复通率和妊娠率分别为 84% 和 40%[114]。这些结果得到 Schiff 等的证实，该作者采用简化套叠式吻合技术，复通率及妊娠率分别为 82% 和 45%[48]。这表明套叠吻合技术更能减少渗漏，进而减少肉芽肿的形成。因输精管 – 附睾吻合术后妊娠率低于 50%，并约有 20% 患者发生复通后再梗阻，故术中尝试取精后冻存，尤其是对重建困难的患者。然而，最近一项成本分析研究显示，输精管复通术中收集精子并冻存并不具有成本 – 效益[51]。在吻合位置周边使用密封剂的理由是可减少手术时间、简化手术过程且不降低成功率。纤维蛋白密封剂可促发凝血过程，在吻合口周边形成纤维素样密封层。当纤维蛋白原与凝血酶、钙离子混合，纤维蛋白原被转化为纤维蛋白单体，进一步转变为稳定的交联纤维蛋白聚合物[115]。Ho 等术中用 3 针透壁的 9 – 0 缝线和纤维蛋白胶，平均随访 6.2 个月，复通率为 85%，妊娠率为 23%[115]。然而有人担忧凝胶有潜在的机会接触输精管

腔，并可能导致梗阻，也可能导致病毒性疾病的传播，因为纤维蛋白凝胶来源于混合血浆[112]。使用不可吸收型聚合物支架的报道仅见于动物模型中，初步结果显示，随访 39 ~ 47 周，复通率为 100%，且支架组精子总数明显增高[116]。机器人应用于显微外科也是个新的概念，该技术加入现有手术设备的理由可能是能控制生理性颤动、增加视野放大倍数（用数码显微镜照相机时可达 100 倍）和提高工效[117]。动物研究表明机器人辅助输精管复通术更易于操作，并较显微手术具有更高妊娠率[118]。Parekattil 等在人体初步应用的经验表明，机器人手术较显微技术时间更短、术后精子计数更高[115]。然而机器人手术相对于经验丰富的显微外科医生的优势仍需大样本研究来证实。机器人系统价格超过 100 万美元，年度维护费用超过 10 万美元，这些费用问题将会是机器人在显微泌尿外科临床广泛应用的障碍。

● 经尿道射精管切开术

射精管梗阻是可治疗的男性不育病因之一，但诊断困难，尤其是部分梗阻患者。经直肠超声检查有一定价值，但缺乏特异性。建议采用如磁共振显像、输精管染料通畅试验、精囊穿刺抽液、精囊闪烁扫描及射精管测压等辅助检查，诊断灵敏度更高[119 - 121]。经尿道射精管切开仍是可选的治疗方法，创伤性更小的方法，如气囊扩张联合或不联合经尿道射精管切开产生的效果与经尿道射精管切开术类似，但并发症更少[122 - 123]。

● 精子获取技术

OA 和 NOA 患者最佳获取精子的方式仍不确定。至今仍无随机对照试验比较这些术式的有效率，故现有的建议是基于描述性、观察性及对照研究的累积证据[124]。PESA 无须阴囊探查，具有可重复性、易操作性，费用低廉，不需要手术显微镜，也不需要显微外科专业技能，局部麻醉即可施行，术后不适少。显微取精可取得较多精子，方便冷冻保存，血肿风险小[109]。meta 分析结果显示，OA 患者采用附睾或睾丸精子的妊娠结局无显著差异[125]。梗阻病因和使用新鲜或冻融附睾/睾丸精子似乎并不影响 ICSI 结局，比如受精、妊娠或者流产率[85,109,126]。在 NOA 患者中，TESA 取精效率低于 TESE[127 - 129]，除了情况较好的患者如以前 TESA 取得精子或者睾丸组织病理显示为生精功能低下，因为在这些情况下取精成功率（sperm retrieval rate, SRR）可能高达 100%[77]。在最近一篇系统综述中，报道的 TESE 平均 SRR 是 49.5%[128]。尤其对于唯支持细胞综合征和生精阻滞患者而言，多点 TESE 的 SRR 高于细针抽吸——TESA 的一种变异形式[128]。在 NOA 患者中，目前证据显示在唯支持细胞综合征患者中，micro-TESE 优于传统 TESE 或 TESA，因前者可通过显微外科手段识别含有活跃精子发生灶的生精小管。据报道 micro-TESE 的取精成功率为 35%～77%[74,128-132]。为获得痊愈及生精功能恢复，推荐 NOA 取精最短间隔为 3～6 个月[129-131]。

取精术后并发症包括持续疼痛、肿胀、感染、水肿和血肿[127-134]。根据术后超声检查，发现多数患者在单点或多点活检 TESE 后有睾丸内血肿形成，但是通常会自行吸收，并不影响睾丸功能[132]。在更大体积的标准睾丸活检中，有短暂甚至永久睾丸损伤的风险（如完全血管离断），可导致血清睾酮下降[129,131]。创伤较小的技术如 TESA 和 micro-TESE，其目的是为减少短期和长期并发症的发生。多个研究已证明，与传统取精术相比，micro-TESE 并发症发生率更低[128-131,133]。采用 micro-TESE 法，在切开白膜之前需准确判断白膜下睾丸血管。运用光学放大及显微外科技术能够保留睾丸内血供，以及辨认更可能有精子生成的生精小管[131]。因此，在提高取精效率的同时，也将切取大片睾丸组织的风险最小化。取出的少量睾丸组织也便于处理精子[130]。在某些类别的患者中，如那些雄激素产生已减少的克氏综合征，据报道 micro-TESE 术后睾酮水平显著下降[130]；然而，在 12 个月随访期内，大部分克氏综合征患者的睾酮水平恢复到术前数值。鉴于术后可能发生严重的并发症，建议取精术应由经过正规培训的外科医生操作[129]。

有学者指出，NOA 患者通过 TESA 或 micro-TESE 取到睾丸精子行 ICSI 的临床妊娠率，显著低于通过射出精液或睾丸/附睾获取精子的 OA 患者[86,88,125]。生精功能严重受损患者的睾丸精子的生育潜能似乎降低了，并且更可能携带与中心粒和遗传物质相关的缺陷，最终影响雄性配子激活卵子，以及受精卵和存活胚胎形成和发育的能力[134]。目前的有限数据表明，取精技术本身并不影响 ICSI 成功率[128]。然而，NOA 患者通过手术获取并冻融的精子的生殖潜能显著低于新鲜精子[125,134]。meta 分析结果表明，采用新鲜精子与冻融睾丸精子，ICSI 受精率仍相似，但新鲜精子的着床率（约 73%）显著高于冻融睾丸精子[135]。

从 OA 或 NOA 患者获取的精子行 ICSI 是否与出生缺陷相关风险增加的问题仍悬而未决。总体而言，体外受精与多胎妊娠和先天性缺陷风险升高相关（包括尿道下裂）[136]。尤其是 ICSI，会增加内分泌异常的风险及表观遗传印记效应[136]。虽然发生这些异常的绝对风险仍低[136-139]，但由于目前数据有限及研究人群的异质性，因此建议行设计良好的试验，密切随访采用射出精子 ICSI 组、附睾精子 ICSI 组、睾丸精子 ICSI 组及自然受孕对照组所生育的孩子。

关键问题

- 临床上可触及的精索静脉曲张及精液参数异常是精索静脉曲张治疗的指

征。经腹股沟或腹股沟下切口显微外科技术是最佳治疗方式，因其与腹腔镜、放射栓塞及肉眼下经腹股沟、腹膜后切口行精索静脉结扎相比，自然受孕率更高，复发率更低、术后并发症更少。成功的精索静脉曲张治疗并无绝对预测指标，现有证据不支持治疗伴有亚临床型精索静脉曲张的不育患者。

• 精索静脉曲张手术治疗能改善精液参数及氧化应激和 DNA 完整性的功能指标。临床型精索静脉曲张术后，自然受孕或辅助生殖助孕的概率增加。伴临床型精索静脉曲张的 NOA 不育患者，术后可能恢复生精功能。睾丸组织病理类型是手术成功与否的预测指标，成熟阻滞和生精功能低下患者术后射出精液更可能出现活动精子。此外，治疗 NOA 患者的临床型精索静脉曲张，可优化获取睾丸精子行 ICSI 的机会。

• 通过手术纠正梗阻，让夫妇自然受孕，或者直接从附睾或睾丸获取精子行 ICSI 助孕，可使 OA 患者成功生育。

• 外科医生需进行必要的显微外科培训，并具备丰富的手术经验，这样才能确保男性生殖管道重建手术取得最佳效果。理想情况下，需由同时具备输精管 – 输精管吻合术和输精管 – 附睾管吻合术能力的外科医生行生殖管道重建手术，因为，在许多情况下，无法预测什么时候需要行输精管 – 附睾吻合术。

• 对有经验的医生，显微镜下输精管复通率相当高，术后有 70% ~95% 患者的精液中出现精子，30% ~75% 夫妇有望自然受孕。显微镜下输精管复通术的复通率和妊娠率与输精管结扎后梗阻的时间呈负相关。影响成功率的其他因素包括术中输精管液外观、输精管液中有无精子及精子的质量、附睾端输精管剩余部分的长度、女性配偶年龄及行显微手术者的经验。

• 输精管 – 附睾管吻合应该只由经过严格训练及生殖显微外科经验丰富的医生操作。当治疗是对男性生殖管道进行复杂性重建时，术中取到的精子应考虑冷冻保存，因为手术可能不成功。

• 射精管梗阻是一种潜在可治疗的男性不育病因，可选择经尿道射精管切开术治疗。术后，50% ~75% 患者精液中出现精子，大约 20% 的夫妇可自然受孕。然而结果差异很大，取决于病因（获得性或先天性）及梗阻类型（部分或完全）。术后大约 20% 的患者会出现并发症，包括血尿、血精、尿道感染、附睾炎及尿液反流导致精液呈水样。

• OA 患者的精子生成是正常的，无论采用何种取精技术，大部分患者在附睾或睾丸可容易取到精子。PESA 或 TESA 是 OA 患者取到附睾或睾丸精子的简便而有效的方式。对于 NOA 患者，行 TESE 或 micro-TESE 是首选方式，大约 50% 的患者可取到精子。采用显微外科技术进行 TESE，可能提高取精效率、显著减少睾丸组织的切除，最终有利于精子的处理。对于 NOA 患者而言，如有睾丸的组织学检查结果，可能有利于预测取到精子的概率。除 Y 染色体 AZFa 和（或）

AZFb 完全微缺失的不育患者以外，即便病理结果最差的患者，也可能取到精子。

  ●取精的目标是获取质量可能最好、数量足够多的精子即刻使用或冷冻保存，同时将对生殖管道的损伤降到最低。对于 OA 和 NOA 患者而言，取精技术本身似乎并不影响 IVF/ICSI 成功率。不育患者行辅助生殖的生育潜能与无精子症类型有关。夫妇中男方为 OA 的患者，其获取精子的机会与通过 ICSI 获得活产子代的机会较 NOA 患者高。应随访从 OA 和 NOA 患者获取的精子生育的子代，因仍不清楚使用非射出精子行 ICSI 是否会增加子代出生缺陷的风险。

  致谢 感谢 Fabiola Bento 女士的协助编写，也感谢 Marcelo Coccuza 医生提供的有关重建手术的个人观察结果。

（李 朋 顾本宏 智二磊 唐松喜 周辉良 译）

参考文献

[1] Vital and Health Statistics, series 23, no. 26, CDC. [2009 – 12 – 10]. http：//www.cdc.gov.

[2] Silber S, Nagy ZP, Liu J, et al. Conventional in-vitro fertilization versus intracytoplasmic sperm injection for patients requiring microsurgical sperm aspiration. Hum Reprod, 1994, 9：1705 – 1709.

[3] Devroey P, Liu J, Nagy ZP, et al. Pregnancies after testicular extraction (TESE) and intracytoplasmic sperm injection (ICSI) in non-obstructive azoospermia. Hum Reprod, 1995, 10：1457 – 1460.

[4] Schlegel PN. Testicular sperm extraction：microdissection improves sperm yield with minimal tissue excision. Hum Reprod, 1999, 14：131 – 135.

[5] Goldstein M, Eid JE. Elevation of intratesticular and scrotal skin surface temperature in men with varicocele. J Urol, 1989, 142：743 – 735.

[6] Chehval MJ, Purcell MH. Varicocelectomy：incidence of external vein involvement in the clinical varicocele. Urology, 1992, 39：573 – 575.

[7] Nistal M, Gonzalez-Peramato P, Serrano A, et al. Physiopathology of the infertile testicle. Etiopathogenesis of varicocele. Arch Esp Urol, 2004, 57：883 – 904.

[8] Agarwat A, Prabakaran S, Allamaneni SS. Relationship between oxidative stress, varicocele and infertility：a meta-analysis. Reprod Biomed Online, 2006, 12：630 – 633.

[9] World Health Organization. The influence of varicocele on parameters of fertility in a large group of men presenting to infertility clinics. Fertil Steril, 1992, 57：1289 – 1293.

[10] Jarow JP. Effects of varicocele on male fertility. Hum Reprod Update, 2001, 7：59 – 64.

[11] Marmar JL, Agarwal A, Prabaskan S, et al. Reassessing the value of varicocelectomy as a treatment for male subfertility with a new meta-analysis. Fertil Steril, 2007, 88：639 – 648.

[12] Esteves SC, Oliveira FV, Bertolla RP. Clinical outcomes of intracytoplasmic sperm injection in infertile men with treated and untreated clinical varicocele. J Urol, 2010, 184：1241 – 1586.

[13] Redmon JB, Carey P, Pryor JL. Varicocele—the most common cause of male factor infertility? Hum Reprod Update, 2002, 8：53 – 58.

[14] Esteves S. Infertilidade masculina//Rhoden EL. Urologia no consultório. 1ᵃth ed. Porto Alegre：

Artmed Editora, 2009: 470 – 500.

[15] Libman J, Jarvi K, Lo K, et al. Beneficial effect of microsurgical varicocelectomy is superior for men with bilateral versus unilateral repair. J Urol, 2006, 176: 2602 – 2605.

[16] Gat Y, Bachar GN, Zukerman Z, et al. Physical examination may miss the diagnosis of bilateral varicocele: a comparative study of 4 diagnostic modalities. J Urol, 2004, 172: 1414 – 1417.

[17] Geatti O, Gasparini D, Shapiro B. A comparison of scintigraphy, thermography, ultrasound and phlebography in grading of clinical varicocele. J Nucl Med, 1991, 32: 2092 – 2097.

[18] Yamamoto M, Hibi H, Hirata Y, et al. Effect of varicocelectomy on sperm parameters and pregnancy rate in patients with subclinical varicocele: a randomized prospective controlled study. J Urol, 1996, 155: 1636 – 1638.

[19] Kantartzi PD, Goulis ChD, Goulis GD, et al. Male infertility and varicocele: myths and reality. Hippokratia, 2007, 11: 99 – 104.

[20] Esteves SC, Glina S. Recovery of spermatogenesis after microsurgical subinguinal varicocele repair in azoospermic men based on testicular histology. Int Braz J Urol, 2005, 31: 541 – 548.

[21] Steckel J, Dicker AP, Goldstein M. Relationship between varicocele size and response to varicocelectomy. J Urol, 1993, 149: 769 – 771.

[22] Marmar JL. The pathophysiology of varicoceles in the light of current molecular and genetic information. Hum Reprod Update, 2001, 7: 461 – 472.

[23] Marks JL, Mc Mahon R, Lipshultz LI. Predictive parameters of successful varicocele repair. J Urol, 1986, 136: 609 – 612.

[24] Yoshida K, Kitahara S, Chiba K, et al. Predictive indicators of successful varicocele repair in men with infertility. Int J Fertil, 2000, 45: 279 – 284.

[25] Cayan S, Lee D, Black LD, et al. Response to varicocelectomy in oligospermic men with and without defined genetic infertility. Urology, 2001, 57: 530 – 535.

[26] Pryor JL, Kent-First M, Muallem A, et al. Microdeletions in the Y chromosome of infertile men. N Engl J Med, 1997, 336: 534 – 539.

[27] Kondo Y, Ishikawa T, Yamaguchi K, et al. Predictors of improved seminal characteristics by varicocele repair. Andrologia, 2009, 41: 20 – 23.

[28] Weedin JW, Khera M, Lipshultz LI. Varicocele repair in patients with nonobstructive azoospermia: a meta-analysis. J Urol, 2010, 183: 2309 – 2315.

[29] Esteves SC. Editorial comment. J Urol, 2010, 183: 2315.

[30] Cayan S, Shavakhabov S, Kadioglu A. Treatment of palpable varicocele review in infertile men: a meta-analysis to define the best technique. J Androl, 2009, 30: 33 – 40.

[31] Sautter T, Sulser T, Suter S, et al. Treatment of variocde: a prospective randomized comparison of laparoscopy versus antegrade sclerotherapy. Eur Urol, 2002, 41: 398 – 400.

[32] Al-Kandari AM, Shabaan H, Ibrahim HM, et al. Comparison of outcomes of different varicocelectomy techniques: open inguinal, laparoscopic, and subinguinal microscopic varicocelectomy: a randomized clinical trial. Urology, 2007, 69: 417 – 420.

[33] Hopps CV, Lemer ML, Schlegel PN, et al. Intraoperative varicocele anatomy: a microscopic study of the inguinal versus subinguinal approach. J Urol, 2003, 170: 2366 – 2370.

[34] Anderson JE, Warner L, Jamieson DJ, et al. Contraception, 2010, 82: 230 – 235.

[35] Belker AM, Thomas AJ, Fuchs EF, et al. Results of 1469 microsurgical vasectomy reversals by the Vasovasostomy Study Group. J Urol, 1991, 145: 505 – 511.

[36] Vasectomia no Brasil. Veja online. [2010 – 10 – 03]. http: //veja. abril. com. br/041000/p_

084. html.

[37] Lipshultz LI, Rumohr JA, Bennet RC. Techniques for vasectomy reversal. Urol Clin N Am, 2009, 36: 375-832.

[38] Boorjian S, Lipkin M, Goidstein M. The impact of obstructive interval and sperm granuloma on outcome of vasectomy reversal. J Urol, 2004, 171: 304-306.

[39] Parekattil SJ, Kuang W, Agarwal A, et al. Model to predict if a vasoepididymostomy will be required for vasectomy reversal. J Urol, 2005, 173: 1681-1684.

[40] Hernandez J, Sabanegh ES. Repeat vasectomy reversal after initial failure. J Urol, 1999, 161: 1153-1156.

[41] Bolduc S, Fischer MA, Deceunik G, et al. Factors predicting overall success: a review of 74 microsurgical vasovasostomies. Can Urol Assoc J, 2007, 1: 388-391.

[42] Carbone Jr DJ, Shah A, Thomas Jr AJ, et al. Partial obstruction, not antisperm antibodies, causing infertility after vasovasostomy. J Urol, 1998, 159: 827-830.

[43] Chawla A, O'Brien J, Lisi M, et al. Should all urologists performing vasectomy reversal be able to perform vasoepididymostomy if required? J Urol, 2004, 172: 829-830.

[44] Eggert-Kruse W, Christmann M, Gerhard I, et al. Circulating antisperm antibodies and fertility prognosis: a prospective study. Hum Reprod, 1989, 4: 513-520.

[45] Chan PT, Goldstein M. Superior outcomes of microsurgical vasectomy reversal in men with the same female partners. Fertil Steril, 2004, 81: 1371-1374.

[46] Hinz S, Rais-Bahrami S, Kempkensteffen C, et al. Fertility rates following vasectomy reversal: importance of age of the female partner. Urol Int, 2008, 81: 416-420.

[47] Gerrard Jr ER, Sandlow JI, Oster RA, et al. Effect of female partner age on pregnancy rates after vasectomy reversal. Fertil Steril, 2007, 87: 1340-1344.

[48] Schiff J, Chan P, Li PS, et al. Outcome and late failures compared in 4 techniques of microsurgical vasoepididymostomy in 153 consecutive men. J Urol, 2005, 174: 651-655.

[49] Sharlip I. Absence of fluid during vasectomy reversal has no prognostic significance. J Urol, 1996, 155: 365-369.

[50] Kolettis PN, Burns JR, Nangia AK, et al. Outcomes for vasovasostomy performed when only sperm parts are present in the vasal fluid. J Androl, 2006, 27: 565-567.

[51] Boyle KE, Thomas Jr AJ, Marmar JL, et al. Sperm harvesting and cryopreservation during vasectomy reversal is not cost effective. Fertil Steril, 2006, 85: 961-964.

[52] Sharlip ID. Microsurgical vasovasostomy: modified one-layer technique//Goldstein M. Surgery of male infertility. 1st ed. New York: WB Saunders, 1995: 67-76.

[53] Belker AM. Microsurgical vasovasostomy: two-layer technique//Goldstein M. Surgery of male infertility. 1st ed. New York: WB Saunders, 1995: 61-76.

[54] Goldstein M. Vasovasostomy: surgical approach, decision making, and multilayer microdot technique//Goldestein M. Surgery of male infertility. 1st ed. New York: WB Saunders, 1995: 46-60.

[55] Fleming C. Robot-assisted vasovasostomy. Urol Clin N Am, 2004, 31: 769-772.

[56] Parekattil SJ, Cohen MS. Robotic surgery in male infertility and chronic orchialgia. Curr Opin Urol, 2010, 20: 75-79.

[57] Silber S. Microscopic vasoepididymostomy: specific microanastomosis to the epididymal tubule, Fertil Steril, 1978, 30: 565-571.

[58] Thomas Jr AJ. Vasoepididymostomy. Urol Clin North Am, 1987, 14: 527-538.

[59] Berger RE. Triangulation end-to-side vasoepididymostomy. J Urol, 1998, 159: 1951 – 1953.

[60] Marmar JL. Modified vasoepididymostomy with simultaneous double needle placement, tubulotomy and tubular invagination. J Urol, 2000, 163: 483 – 486.

[61] Chan PT, Li PS, Goldstein M. Microsurgical vasoepididymostomy: a prospective randomized study of 3 intussusception techniques in rats. J Urol, 2003, 169: 1924 – 1929.

[62] Netto Jr NR, Esteves SC, Neves PA. Transurethral resection of partially obstructed ejaculatory ducts: seminal parameters and pregnancy outcomes according to the etiology of obstruction. J Urol, 1998, 159: 2043 – 2053.

[63] Meacham RB, Hellerstein DK, Lipshultz LI. Evaluation and treatment of ejaculatory duct obstruction in the infertile male. Fertil Steril, 1993, 59: 393 – 397.

[64] Carter SS, Shinohara K, Lipshultz LI. Transrectal ultrasonography in disorders of the seminal vesicles and ejaculatory ducts. Urol Clin N Am, 1989, 16: 773 – 790.

[65] Hellerstein DK, Meacham RB, Lipshultz LI. Transrectal ultrasound and partial ejaculatory duct obstruction in male infertility. Urology, 1992, 39: 449 – 452.

[66] Jones TR, Zagoria RJ, Jarow JP. Transrectal US-guided seminal vesiculography. Radiology, 1997, 205: 276 – 278.

[67] Jarow JP, Espeland MA, Lipshuitz LI. Evaluation of the azoospermic patient. J Urol, 1989, 142: 62 – 65.

[68] Farley S, Barnes R. Stenosis of ejaculatory ducts treated by endoscopic resection. J Urol, 1973, 109: 664 – 666.

[69] Craft I , Tsirigotis M, Bennett V, et al. Percutaneous epididymal sperm aspiration and intracytoplasmic sperm injection in the management of infertility due to obstructive azoospermia. Fertil Steril, 1995, 63: 1038 – 1042.

[70] Craft I, Tsirigotis M. Simplified recovery, preparation and cryopreservation of testicular spermatozoa. Hum Reprod, 1995, 10: 1623 – 1627.

[71] Okada H, Dobashi M, Yamazaki T, et al. Conventional versus microdissection testicular sperm extraction for nonobstructive azoospermia. J Urol, 2002, 168: 1063 – 1067.

[72] Tsujimura A, Matsumiya K, Miyagawa Y, et al. Conventional multiple or microdissection testicular sperm extraction: a comparative study. Hum Reprod, 2002, 17: 2924 – 2929.

[73] Ramasamy R, Lin K, Gosden LV, et al. High serum FSH levels in men with nonobstructive azoospermia does not affect success of microdissection testicular sperm extraction. Fertil Steril, 2009, 92: 590 – 593.

[74] Esteves SC, Verza Jr S, Gomes AP. Successful retrieval of testicular spermatozoa by microdissection (micro-TESE) in nonobstructive azoospermia is related to testicular histology. Fertil Steril, 2006, 86: S354.

[75] Schlegel PN. Causes of azoospermia and their management. Reprod Fertil Dev, 2004, 16: 561 – 572.

[76] Sharlip ID, Jarow J, Belker AM, et al. Report on evaluation of the azoospermic male. AUA Best Practice Policy and ASRM Practice Committee Report. American Urological Association, 2001.

[77] Esteves SC, Verza S, Prudencio C, et al. Sperm retrieval rates (SRR) in nonobstructive azoospermia (NOA) are related to testicular histopathology results but not to the etiology of azoospermia. Fertil Steril, 2010, 94 (Suppl): S 132.

[78] Male Infertility Best Practice Policy Committee of the American Urological Association, Practice

Committee of the American Society for Reproductive Medicine. Report on evaluation of the azoospermic male. Fertil Steril, 2006, 86 (Suppl 1): S210 – 215.

[79] De Braekeleer M, Dao TN. Cytogenetic studies in male infertility: a review. Hum Reprod, 1991, 6: 245 – 250.

[80] Brandell RA, Mielnik A, Liotta D, et al. AZFb deletions predict the absence of spermatozoa with testicular sperm extraction: preliminary report of a prognostic genetic test. Hum Reprod, 1998, 13: 2812 – 2815.

[81] Hopps CV, Mielnik A, Goldstein M, et al. Detection of sperm in men with Y chromosome microdeietions of the AZFa, AZFb and AZFc regions. Hum Reprod, 2003, 18: 1660 – 1665.

[82] Nagler HM, Luntz RK, Martinis FG. Varicocele//Lipshultz LI, Howards SS. Infertility in the Male. 3rd ed. St Louis: Mosby, 1997: 336 – 359.

[83] Dhabuwala CB, Hamid S, Moghisi KS. Clinical versus subclinlcal varicocele: improvement in fertility after varicocelectomy. Fertil Steril, 1992, 57: 854 – 857.

[84] Jee SH, Hong YK. One-layer vasovasostomy: microsurgical versus loupe-assisted. Fertil Steril, 2010, 94 (6): 2308 – 2311.

[85] Esteves SC, Verza S, Prudencio C, et al. Success of percutaneous sperm retrieval and intracytoplasmic sperm injection (ICSI) in obstructive azoospermic (OA) men according to the cause of obstruction. Fertil Steril, 2010, 94 (Suppl): S233.

[86] Verza Jr S, Esteves SC. Sperm defect severity rather than sperm source is associated with lower fertilization rates after intracytoplasmic sperm injection. Int Braz J Urol, 2008, 34: 49 – 56.

[87] Schneider DT, Gomes AP, Verza Jr S, et al. Optimal time interval for intracytoplasmic sperm injection after administration of human chorionic gonadotrophin in severe male factor infertility. Fertil Steril, 2006, 86: S155.

[88] Prudencio C, Seol B, Esteves SC. Reproductive potential of azoospermic men undergoing intracytoplasmic sperm injection is dependent on the type of azoospermia. Fertil Steril, 2010, 94 (Suppl): S232 – 233.

[89] Chan PT, Wright EJ, Goldstein M. Incidence and postoperative outcomes of accidental ligation of the testicular artery during microsurgical varicocelectomy, J Urol, 2005, 173: 482 – 484.

[90] Cocuzza M, Pagani R, Coelho R, et al. The systematic use of intraoperative vascular Doppler ultrasound during microsurgical subinguinal varicocelectomy improves precise identification and preservation of testicular blood supply. Fertil Steril, 2010, 93: 2396 – 2399.

[91] Schlesinger MH, Wilets IF, Nagler HM. Treatment outcome after varicocelectomy. A critical analysis. Urol Clin North Am, 1994, 21: 517 – 529.

[92] Colpi GM, Carmignani L, Nerva F, et al. Surgical treatment of varicocele by a subinguinal approach combined with antegrade intraoperative sclerotherapy of venous vessels. BJU Int, 2006, 97: 142 – 145.

[93] Shindel AW, Yan Y, Naughton CK. Does the number and size of veins ligated at left-sided microsurgical subinguinal varicocelectomy affect semen analysis outcomes? Urology, 2007, 69: 1176 – 1180.

[94] Matkov TG, Zenni M, Sandlow J, et al. Preoperative semen analysis as a predictor of seminal improvement following varicocelectomy. Fertil Steril, 2001, 75: 63 – 68.

[95] Smit M, Romijn JC, Wildhagen ME, et al. Decreased sperm DNA fragmentation after surgical varicocelectomy is associated with increased pregnancy rate. J Urol, 2010, 183: 270 – 274.

[96] Jeng SY, Wu SM, Lee JD. Cadmium accumulation and metallothionein overexpression in inter-

nal spermatic vein of patients with varicocele. Urology, 2009, 73: 1231 – 1235.

[97] Cocuzza M, Cocuzza MA, Bragais FM, et al. The role of varicocele repair in the new era of assisted reproductive technology. Clinics (Sao Paulo), 2008, 63: 395 – 404.

[98] Zheng YQ, Gao X, Li ZJ, et al. Efficacy of bilateral and left varicocelectomy in infertile men with left clinical and right subclinical varicoceles: a comparative study. Urology, 2009, 73: 1236 – 1240.

[99] Elbendary MA, Elbadry AM. Right subclinical varicocele: how to manage in infertile patients with clinical left varicocele? Fertil Steril, 2009, 92: 2050 – 2053.

[100] Schlegel PN, Kaufmann J. Role of varicocelectomy in men with nonobstructive azoospermia. Fertil Steril, 2004, 81: 1585 – 1588.

[101] Inci K, Hascicek M, Kara O, et al. Sperm retrieval and intracytoplasmic sperm injection in men with nonobstructive azoospermia, and treated and untreated varicocele. J Urol, 2009, 182: 1500 – 1505.

[102] Meng MV, Greene KL, Turek PJ. Surgery or assisted reproduction? A decision analysis of treatment costs in male infertility. J Urol, 2005, 174: 1926 – 1931.

[103] Ficarra V, Cerruto MA, Liguori G, et al. Treatment of varicocele in subfertile men: the cochrane review-a contrary opinion. Eur Urol, 2006, 49: 258 – 263.

[104] Agarwal A, Deepinder F, Cocuzza M, et al. Efficacy of Varicocelectomy in Improving Semen Parameters: new meta-analytical approach. Urology, 2007, 70: 532 – 538.

[105] Zini A, Blumenfeld A, Libman J, et al. Beneficial effect of microsurgical varicocelectomy on human sperm DNA integrity. Hum Reprod, 2005, 20: 1018 – 1021.

[106] Moskovtsev SI, Lecker I, Mullen JB, et al. Cause-specific treatment in patients with high sperm DNA damage resulted in significant DNA improvement. Syst Biol Reprod Med, 2009, 55: 109 – 115.

[107] Lee R, Li PS, Goldstein M, et al. A decision analysis of treatments for obstructive azoospermia. Hum Reprod, 2008, 23: 2043 – 2049.

[108] Robb P, Sandlow JI. Cost-effectiveness of vasectomy reversal. Urol Clin North Am, 2009, 36: 391 – 396.

[109] Male Infertility Best Practice Policy Committee of the American Urological Association, Practice Committee of the American Society for Reproductive Medicine. Report on the management of infertility due to obstructive azoospermia. Fertil Steril, 2008, 90 (Suppl 3): S121 – 124.

[110] Malizia BA, Hacker MR, Penzias AS. Cumulative live-birth rates after in vitro fertilization. N Engl J Med, 2009, 360: 236 – 243.

[111] Hsieh MH, Meng MV, Turek PJ. Markov modeling of vasectomy reversal and ART for infertility: how do obstructive interval and female partner age influence cost effectiveness? Fertil Steril, 2007, 88: 840 – 846.

[112] Chan PT, Brandell RA, Goldstein M. Prospective analysis of outcomes after microsurgical intussusceptions vasoepididymostomy. BJU Int, 2005, 96: 598 – 601.

[113] Marmar JL, Sharlip I, Goldstein M. Results of vasovasostomy or vasoepididymostomy after failed percutaneous epididymal sperm aspirations. J Urol, 2008, 179: 1506 – 1509.

[114] Kolettis PN. Restructuring reconstructive techniques-advances in reconstructive techniques. Urol Clin N Am, 2008, 35: 229 – 234.

[115] Ho KLV, Witte MN, Bird ET, et al. Fibrin glue assisted 3-suture vasovasostomy. J Urol, 2005, 174: 1360 – 1363.

[116] Vrijhof EJ, De Bruine A, Zwinderman A, et al. The use of newly designed nonabsorbable polymeric stent in reconstructing the vas deferens: a feasibility study in New Zealand white rabbits. BJU Int, 2005, 95: 1081 – 1085.

[117] Parekattil SJ, Atalah HN, Cohen MS. Video technique for human robot-assisted microsurgicai vasovasostomy. J Endourol, 2010, 24: 511 – 514.

[118] Schiff J, Li PS, Goldstein M. Robotic microsurgical vasovasostomy and vasoepididymostomy in rats. Int J Med Robot, 2005, 1: 122 – 126.

[119] Eisenberg ML, Walsh TJ, Garcia MM, et al. Ejaculatory duct manometry in normal men and in patients with ejaculatory duct obstruction. J Urol, 2008, 180: 255 – 260.

[120] Orhan I, Duksal I, Onur R, et al. Technetium Tc99 m sulphur colloid seminal vesicle scintigraphy: a novel approach for the diagnosis of the ejaculatory duct obstruction. Urology, 2008, 71: 672 – 676.

[121] Onur MR, Orhan I, Firdolas F, et al. Clinical and radiological evaluation of ejaculatory duct obstruction. Arch Androl, 2007, 53: 179 – 186.

[122] Lawler LP, Cosin O, Jarow JP, et al. Transrectal US-guided seminal vesiculography and ejaculatory duct recanalization and balloon dilation for treatment of chronic pelvic pain. J Vase Interv Radiol, 2006, 17: 169 – 173.

[123] Manohar T, Ganpule A, Desai M. Transrectal ultrasound-and fluoroscopic-assisted transurethral incision of ejaculatory ducts: a problem-solving approach to nonmalignant hematospermia due to ejaculatory duct obstruction. Endourol, 2008, 22: 1531 – 1535.

[124] Van Peperstraten A, Proctor ML, Johnson NP, et al. Techniques for surgical retrieval of sperm prior to ICSI for azoospermia. Cochrane Database Syst Rev, 2006, 3: CD002807.

[125] Nicopoullos JD, Gilling-Smith C, Almeida PA, et al. Use of surgical sperm retrieval in azoospermic men: a meta-analysis. Fertil Steril, 2004, 82: 691 – 701.

[126] Kamal A, Fahmy I, Mansour R, et al. Does the outcome of ICSI in cases of obstructive azoospermia depend on the origin of the retrieved spermatozoa or the cause of obstruction? A comparative analysis. Fertil Steril, 2010, 94 (6): 2135 – 2140.

[127] Hauser R, Yogev L, Paz G, et al. Comparison of efficacy of two techniques for testicular sperm retrieval in nonobstructive azoospermia: multifocal testicular sperm extraction versus multifocal testicular sperm aspiration. J Androl, 2006, 27: 28 – 33.

[128] Donoso P, Tournaye H, Devroey P. Which is the best sperm retrieval technique for nonobstructive azoospermia? A systematic review. Hum Reprod Update, 2007, 13: 539 – 549.

[129] Carpi A, Sabanegh E, Mechanick J. Controversies in the management of nonobstructive Azoospermia. Fertil Steril, 2009, 91: 963 – 970.

[130] Schiff JD, Palermo GD, Veeck LL, et al. Success of testicular sperm injection and intracytoplasmic sperm injection in men with Klinefelter syndrome. J Clin Endocrinol Metab, 2005, 90: 6263 – 6267.

[131] Ramasamy R, Yagan N, Schlegel PN. Structural and functional changes to the testis after conventional versus microdissection testicular sperm extraction. Urology, 2005, 65: 1190 – 1194.

[132] Carpi A, Menchini Fabris F, Palego F, et al. Fine-needle and large needle percutaneous aspiration biopsy of the testicle in men with nonobstructive azoospermia: safety and diagnostic performance. Fertil Steril, 2005, 83: 1029 – 1033.

[133] Turunc T, Gul U, Haydardedeoglu B, et al. Conventional testicular sperm extraction combined with the microdissection technique in nonobstructive azoospermic patients: a prospective com-

159

parative study. Fertil Steril, 2010, 94 (6): 2157 – 2160. Epub 20 Feb 2010.

[134] Tesarik J. Paternal effects on cell division in the human preimplantation embryo. Reprod Biomed Online, 2005, 10: 370 – 375.

[135] Schlegel PN, Liotta D, Hariprashad J, et al. Fresh testicular sperm from men with nonobstructive azoospermia works best for ICSI. Urology, 2004, 64: 1069 – 1071.

[136] Alukal JP, Lamb DJ. Intracytoplasmic sperm injection (ICSI) —what are the risks? Urol Clin North Am, 2008, 35: 277 – 288.

[137] Knoester M, Helmerhorst FM, Vandenbroucke JPM, et al. Artificial Reproductive Techniques Follow-up Project. Cognitive development of singletons born after intracytoplasmic sperm injection compared with in vitro fertilization and natural conception. Fertil Steril, 2008, 90: 289 – 296.

[138] Belva F, Henriet S, Liebaers I, et al. Medical outcome of 8-year-old singleton ICSI children and a spontaneously conceived comparison group. Hum Reprod, 2007, 22: 506 – 515.

[139] Woldringh GH, Besselink DE, Tillema AH, et al. Karyotyping, congenital anomalies and follow-up of children after intracytoplasmic sperm injection with non-ejaculated sperm: a systematic review. Hum Reprod Update, 2010, 16: 12 – 19.

第9章 男性不育显微手术的 AIIMS 经验

Rajeev Kumar

新德里的全印度医学科学研究所（All India Institute of Medical Sciences，AI-IMS）是印度政府建立的三级医疗机构，提供医学教育、承担研究并提供低费用的医疗服务。所有印度公民，甚至是非印度公民，都可以得到服务。在学术上，该机构一直在印度 300 多所医学院校中排名第一。该机构拥有最先进的技术，包括两台达·芬奇手术机器人（Intuitive Surgicals，CA）。低成本和高端设施导致对服务的高需求，并使大多数择期手术的等待时间明显延长。了解这个机构的基本性质，对了解 AIIMS 的男性不育显微外科的发展和经验是至关重要的。

在印度文化中，不育是一个主要的社会问题。传宗接代被认为是生命的一个基本功能，对已婚夫妇而言，生育构成了巨大的社会压力。不育带来的严重羞耻感，使夫妻更喜欢通过无资质的、可提供快速治疗的从业人员寻求治疗方法，而不是去公立医院求诊，加上人均收入低和缺乏足够的医疗保险，这些都对 AIIMS 管理男性不育产生了极大影响。

首先，为男性伴侣寻求治疗有明显的延迟。在一项调查中，作者发现泌尿科的临床患者中，有 8%～10% 患有不育症，被调查者的男性伴侣的平均年龄是 27岁，平均不育年限是 6.2 年，88% 曾咨询过医生，84% 接受过药物治疗，最常见的是性质不明的不育（数据未发表）。有趣的是，如果没有来自检查妻子的医生建议转诊，男性绝不会自己来找我们。这种延迟就诊增加了早期干预和快速出结果的需要。

第二个主要影响是需要具有成本－效益的干预措施。接受体外受精（IVF）是没有经济补助的，其花费依然高昂。如果手术可以帮助患者不做 IVF，患者愿

R. Kumar, MCh
Department of Urology, All India Institute of Medical Sciences,
Ansari Nagar, New Delhi 110029, India
e-mail: rajeev02@gmail.com

S. J. Parekattil, A. Agarwal (eds.), *Male Infertility for the Clinician*,
© Springer Science + Business Media New York 2013

意接受成功率相当低的手术。在显微外科重建的患者中，少于 2% 的患者选择 IVF。

评估和病因

不育男性的评估旨在查明病因、病因是否可逆，以及潜在的、可能表现为不育的医学病症。显微外科手术目前用于绕过位于附睾或输精管的梗阻，以及修复精索静脉。相应的评估和调查可确定显微手术的适应证，并使结果获得最大化成功。

所有男性提供他们病症的详细病史，如既往的输精管结扎术、疝气手术、腹膜后手术、鞘膜积液/阴囊手术，以及结核引起的梗阻性无精子症。精液量少通过直接询问量是"几滴"还是"一勺"来确定；当有睾丸炎、放疗或化疗病史时表明睾丸衰竭。记录既往怀孕史、工作环境、吸烟史。体格检查用于确定输精管的存在、睾丸大小、附睾、第二性征特点，并记录所有的生殖器异常。精索静脉曲张检查应在直立位和仰卧位下进行。因所有的男性都是从其他医生转诊到我处，所以大多数携带一份精液分析报告，这份报告可用于进一步的评估。至少需两份精液标本用于精液异常分类。

在大多数患者中，先天性双侧输精管缺如（CBAVD）可临床诊断。精液量少、输精管触诊缺失、半个附睾和酸性无精子症的组合被认为是足够的证据[1]。对精液量少和输精管可触及的患者行经直肠超声，用于确定继发于射精管梗阻的精囊和射精管扩张。如果经直肠超声检查得不出结论，射精后检查尿液中有无精子可用于排除逆行射精。通常不考虑对这些男性实施显微外科重建。

对具有正常精液量、正常第二性征、正常大小睾丸和可触及输精管的无精子症男性，评估其是否适合显微手术。评估的主要目的是区分梗阻性和非梗阻性无精子症。除非病史提示有睾丸损伤，否则这些患者接受血清促卵泡激素（FSH）水平和双侧睾丸细针穿刺细胞学（fine needle aspiration cytology，FNAC）的评估。如果睾丸精子发生正常，则考虑梗阻性无精子症。FNAC 是使用 23G 蝶形针头连接 10ml 注射器，穿过皮肤进行反复穿刺。在经迈－格林华－吉姆萨染色、空气风干的玻片上检测至少 2000 个细胞。与活检组织学类似，报告分为精子发生正常、精子发生低下、生精阻滞或仅见支持细胞[2]。我们依靠 FNAC 报告判断精子发生是否正常，不做诊断性病理活检[3]。当 FSH 和 FNAC 不一致时，目前采用的是用 FSH 水平来预测和评估结果。

在诊断为梗阻性无精子症的患者中，我们能够确定梗阻病因的患者数少于 1/5[4]。这与大多数报道的显微外科重建中的特发性病例不到 20% 形成鲜明对比[5-6]。在我们中心接受显微外科手术治疗的不育症男性中，输精管复通术占很小比例，主要是因为输精管结扎术在印度夫妇中是不常用的避孕方法。而在西方人群中，输精管复通术成为显微手术最常见的指征[5-6]。我们认为，在印度人群中最常见的梗阻原因是未被诊断的生殖道感染[4]。这类人群中常见三种疾病——结核病、丝虫病和天花。

● 结核病

结核病在发展中国家仍然是重要的公共健康问题。生殖道结核是男性育龄人群最常见的肺外结核形式[7]。附睾是生殖道结核常见部位之一，并且可能是 3/4 患者的原发部位[8]。附睾的易感性源于附睾尾丰富的血管[9]。可能涉及的其他部位包括前列腺、精囊和阴茎体[10]。结核引起不育的病理生理机制通常是梗阻。梗阻可能由肉芽肿性病变直接导致，或因正常结构的改变和瘢痕形成[11]而致。

对结核病的评估需要有高度怀疑的精神。大多数男性不能提供确切的既往结核病病史，且体征可能很少。累及阴囊结构的通常表现为正常睾丸体积的无精子症。这可能伴随可触及的附睾结节和输精管串珠样改变，或存在阴囊脓肿或窦道，但较罕见。前列腺/精囊腺和射精管的累及通常是相连的。射精管梗阻可能表现出低精液量的无精子症。可以尝试组织学诊断，但不是总能获得阳性结果，这样的男性可能被归类到特发性梗阻中。个别射精管梗阻可以通过经尿道射精管切开术来治疗[10]。伴有结节的、受累及的输精管和附睾，很少能够通过显微外科重建。如果触及输精管散在结节，可以尝试输精管吻合，绕过梗阻结节。不幸的是，这类患者手术预后通常较差，而且很少能纠正。

● 丝虫病

丝虫病累及的淋巴系统可能包括阴囊和附睾。丝虫病在印度中北部的大部分地区流行。丝虫病引起的不育可能是炎性瘢痕的结果，而有时出现在丝虫性阴囊鞘膜积液治疗后的则是医源性的。许多研究描述了丝虫病与男性不育的关系[12-13]。阴囊丝虫病最常见的临床表现是鞘膜积液。虽然鞘膜积液本身可能不会导致不育，但通常与附睾周围的致密粘连和鞘膜的钙化有关。鞘膜极度增厚，附睾内的小管往往薄而脆弱[4]。粘连和瘢痕太厚以致无法分辨附睾本身，使之在手术纠正鞘膜积液时容易损伤。因术后疗效差，我们一般不建议曾行睾丸鞘膜积液手术的患者尝试显微外科重建术。

● 天 花

尽管 20 世纪 70 年代印度消灭了天花，但我们仍偶尔遇到 40 岁出头、具有该疾病临床特征的男性患者。天花引起梗阻性无精子症的发病率远高于人群研究的预期[14]。这类患者的显微手术重建是令人满意的，因该病往往影响附睾尾部，可以在更近端的扩张附睾管处实施输精管－附睾吻合术。

显微手术流程

在 AIIMS，显微手术重建用于输精管复通、输精管－附睾梗阻和精索静脉曲张（表 9.1）。所有的手术都按日间护理手术，在局麻或轻度全身麻醉下进行。使用术者与助手面对面装置的手术操作显微镜，以及一个可用来连接相机和传输设备的侧臂。多年来，在病例选择和技术方面不断进步，治疗结果也随之改善。

表 9.1　常见手术及其适应证

输精管－附睾吻合术
- 特发性
- 炎症性
    结核病
    丝虫病
    原因不明
- 输精管结扎术后

输精管－输精管吻合术
- 输精管结扎术后
- 炎性结节
- 创伤
    腹股沟疝手术
    鞘膜积液手术

精索静脉曲张切除术
- 临床可触及的精索静脉曲张

● 输精管－附睾吻合术

最常见的显微手术操作流程是通过阴囊探查行输精管－附睾吻合。几乎所有的这些流程都是针对男性特发性梗阻。对有正常精液体积的无精子症、伴有可触及的输精管和经睾丸细针穿刺细胞学检查有正常精子发生的男性患者，应怀疑梗阻。这些男性可考虑选择阴囊探查和 IVF。重建成功的预后因素包括年龄、睾丸大小、血清 FSH 和阴囊病理学表现。

在 20 世纪 90 年代，我们常在输精管和附睾管间进行非黏膜吻合，通常用粗大的 6－0 或 7－0 缝合线。这主要是由于缺乏显微外科的专业知识。这个"瘘管"技术的结果普遍较差，罕见通畅病例报道。20 世纪末的两篇文章使我们的方法发生重大改变（表 9.2）。第一篇文章是 Berger 关于输精管－附睾的端－侧吻合的三角形套叠技术[15]。在内层使用 3 根双针缝合线代替多根单针缝合线，加上我们越来越熟悉手术显微镜，使我们能够在一些患者中尝试这种技术，并获得成功。这种方法的一个主要问题是要用 10－0 的缝线。我们可用的 10－0 双针尼龙缝线用的是 200μm 的针。在小附睾管中放置这样的 3 根针很困难，我们通常只能设法放置 2 根缝线。

表 9.2 输精管－附睾吻合技术的演变

20 世纪 90 年代初：6－0/7－0 缝合线，非黏膜吻合
显微外科知识匮乏
设备有限
20 世纪 90 年代末：Berger[15] 的三根缝线套叠技术
粗针，三针没有足够空间
21 世纪初：Marmar[16] 的两根缝线套叠技术
粗针
薄壁管
目前：改良的纵向两根缝线套叠技术

2000 年，Marmar 的关于输精管－附睾吻合的两根缝线技术的文章成为这一手术的转折点[16]。手术简单易行，且效果非常好。我们 2002 年开始用这项技术，此后一直沿用我们的改良方法[17-18]。

2003 年，Chan 等发表了一篇对大鼠采用 3 种不同套叠技术进行比较的研究，并得出在附睾管纵向放置缝线可获得更高通畅率的结论[19]。由于难以将我们的粗针横向放置在附睾管中，因此我们几乎是在同一时间即对这一方法进行了改良，并与他们进行了通信交流与探讨[20]。

我们的外科技术

在开始阶段，我们进行单侧显微外科重建。在使用两根缝合线技术之前手术结果很差，我们希望保持一侧不变，以防患者希望在其他地方寻求治疗。我们初始的显微镜相对较高，且手术台和显微镜目镜的高度也使得医生无法坐位操作。因此，我们所有的显微手术都是站立操作的，即使在 2009 年我们更换显微镜为 Zeiss Opmi Vario@（Carl Zeiss Micro Imaging GmbH，Germany）S－88 后，也是如此。我们基本的显微器械包括弯的和直的无棘齿显微持针器、弯显微剪刀、直虹膜剪刀、Jeweler 有齿和无齿的显微手术镊（带平台有助于缝线打结）、Adson 有齿和无齿的手术镊。我们不用夹持附睾或输精管的夹子。

患者取仰卧位，在阴囊的前外侧边缘做纵行切口到达睾丸上端。切口深至可显露出睾丸鞘膜，后者切开后挤出睾丸。任何鞘膜层的粘连都应分开以显露附睾前表面。检查表面钙化/结节和可见的扩张小管。曾行鞘膜积液清除术的患者，其鞘膜层被破坏，可通过感觉尝试分辨附睾，并切开其上方组织层来显露附睾被膜。睾丸后外侧触诊精索，以确定输精管的存在，并得到其直径的直观印象。偶尔，在远端梗阻的男性中可感觉到输精管的扩张，透过其壁可见到管腔内的稠液。

在分离输精管之前，我们透过附睾被膜以辨别扩张的小管。如患者有明确扩张的小管，我们才着手输精管准备。如果附睾没有显示任何扩张小管并且全程感觉松弛，我们会在附睾膜上做一切口，在显微镜下观察各小管。如仍对梗阻的存在与否存疑，切开附睾管其中一个远端襻，检查附睾管液有无精子。如果精子被确认，则选择更近端的位置行吻合术。

将输精管从保留的精索结构中钝性分离出来，全程保留输精管系膜血管。确认输精管曲部和直部的连接点，将在此位置的一小段输精管从其系膜提到小止血钳上，用一个直尖刀，在此水平半切开输精管，检查可能提示有更远侧梗阻的流出液。将24G留置针小心插入远端输精管腔内，并用20ml生理盐水缓慢冲洗。盐水自由流动且无反流被认为是远端通畅的标志，并且输精管段是完整的。如果盐水流出受阻，用3-0尼龙线穿入管腔判定梗阻的位置。如果阻塞距离较短，将输精管显露到预期的阻塞位置，并在此行新的输精管切除术，再重复上述操作。对更远距离阻塞，进行正式的输精管造影术。

一旦确定输精管远端通畅，进一步行系膜松解，保留输精管周围大量的组织和血管。用止血钳将外周膜组织轻柔握住，直至浆肌层第一根缝线放置好。

重新检查附睾，并在最明显扩张的小管上切开被膜。单个附睾小管襻从其周围的小泡组织中小心分离出来，直到选定的小管突出于其他组织之上。在我们的早期病例中，缝线横向放置在附睾小管襻中，这种方式不用交叉缝线就可以打结[19-20]（图9.1）。在我们最近的病例中，我们纵向放置缝线，再以这种方式打结而不用交叉[17]（图9.2）。

输精管末端定位在附睾被膜切口的位置上。在输精管的浆肌层用8-0缝线在5点钟位置从外到内缝合，然后针从里到外穿过附睾被膜打结。用另一缝线在7点钟位置重复以上过程。这些缝合线的放置方向很重要，因为沿着血管的方向放置缝合线有助于在针进入壁厚的血管时为针提供牵引力。从内到外缝附睾被膜时可以用针提起被膜使其离开底层小管，防止意外误伤小管。

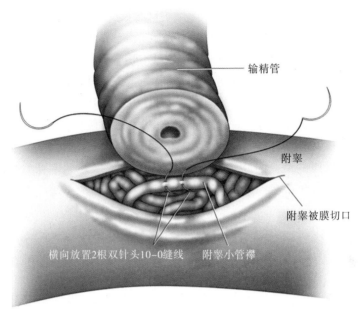

输精管

附睾

附睾被膜切口

横向放置2根双针头10-0缝线　　附睾小管襻

图 9.1　输精管 – 附睾吻合术的附睾管中横向缝线的放置

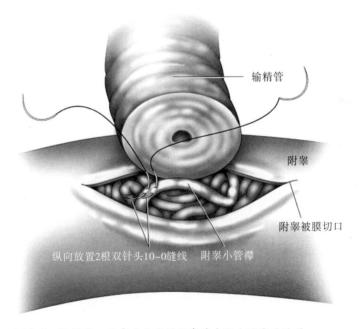

输精管

附睾

附睾被膜切口

纵向放置2根双针头10-0缝线　　附睾小管襻

图 9.2　输精管 – 附睾吻合术的附睾管中纵向缝线的放置

一旦输精管固定到附睾处，就将 10 - 0 尼龙双针缝线的针放置在附睾小管环内。针从靠近输精管一端的附睾小管穿入，并在相对端穿出。针在小管环内横向或纵向放置，取决于所选用的方法。放置第二根相似的缝线，平行于第一根缝线。两针之间的小管用显微刀切开。确保切口的长度不能超过两缝线的进出点是很重要的[18]。从附睾管中流出的液体直接用无菌的载玻片收集起来，在光学显微镜下检查。如果附睾液中有精子，手术继续进行。将针拔出并保持彼此分开。缝线的另一端针此时更靠近输精管，首先将其放置在输精管腔中。这些针放在输精管的 5 点和 7 点钟位置，从输精管腔内穿过肌层，但不要穿过全层。两根远离输精管的针此时类似地放置在输精管腔的 1 点和 11 点位置，确保缝线没有缠结。在 7 点和 11 点钟处穿出输精管的针属于同一根缝线，5 点和 10 点的针也属同一根缝线。每根缝线的两个针一起拉动，将小管"挂起"到输精管腔中。然后，同一缝线的两端彼此系在一起，将附睾小管襻套入输精管腔中。另外的 8-0 尼龙缝线缝合输精管前壁和附睾被膜，以确保吻合。2~3 根 8-0 尼龙缝线也缝在就近的输精管和附睾组织的浆膜层中，以保护吻合口免受提睾肌收缩的影响。如果在附睾液中没有精子，拆除缝线，然后在更近端位置重复这个过程。所有的患者给予 3~5d 的抗炎治疗，1 周后回访拆线。6 周后检查精液，之后每 3 个月复查 1 次，直到确定输精管通畅。尽管要告知患者延迟通畅可能发生在第 18 个月，仍建议 1 年内吻合不通畅的患者开始行 IVF 评估。技术上的改良在表 9.3 中描述。

表 9.3　输精管－附睾吻合技术的改良

1. 在附睾管缝合前，将输精管固定在附睾被膜
    优点：一旦黏膜缝合到位，需要的操作较少
    缺点：如果附睾液中没有精子，需要取下输精管缝线
2. 黏膜缝线依次放置，不是同时放置
    难以将两枚 200μm 针一起夹持在显微持针器中
3. 使用 200μm 针的 10-0 缝线替代 70μm 针
    成本和可获性
4. 用针在原位切开小管
    避免缝合材料的无意分开

结　果

尽管我们对输精管－附睾吻合术采取严格的纳入标准，但我们能够实施的吻合只占全部探查病例的 60%[4]。甚至在附睾中能找到精子的患者中，有些小管非常薄，扩张很轻微。在这种情况下，尤其是仅在附睾头部的小管中发现精子时，单一的附睾小管黏膜吻合是不可行的，应在输精管腔和有附睾小管切口的附睾被膜之间行非黏膜吻合。

在那些可行单一附睾小管吻合的病例中，根据射出精液中重现精子的情况判断，我们的吻合通畅平均成功率为 50%[17-18]。在附睾液中有活动精子的情况

下，用纵向缝合技术实施双侧手术的比例已高达 80% 左右。此外，术中操作技术的满意度与高通畅率相关[21]。

我们的结果与其他中心报道不同的原因有很多，其中最重要的是梗阻原因不明。我们接诊的大部分患者是原发不育症，需要排除的一种情况是输精管附睾连接处的梗阻。另一个可能原因是缝线上使用的是粗针，我们用的 200μm 针的价格只有标准 70μm 针的 1/5，这个差别往往是患者主要关注的问题。我们试图保留一侧，仅一侧手术也许也是一个原因，虽然我们实施双侧的结果已经比过去好了很多。最后，患者的随访时间短是影响我们手术的一个问题。众所周知，术后通畅可能在几个月后才明显表现出来，但我们的大部分患者在术后仅提供 1 份或至多 2 份精液标本，这也可能与之前讨论的社会压力和需要早期得到结果有关。许多男性在手术后很快就选择了辅助生殖，不愿等待手术成功的到来。

● 输精管 – 输精管吻合术

在印度，输精管结扎术是一种罕见的避孕方法，占所有避孕方法的比例不到 5%[22]。接受输精管结扎术的决定通常是经过慎重考虑的，罕有要求复通的。寻求复通最常见的原因是丧子[23]。这个数据有两个重要的含义：第一，与那些有存活的孩子的父母相比，本组患者希望成功的压力可能会更大；第二，在可能成为孩子父亲的年龄段，大多数患者对早期通畅感兴趣，没有重点关注延迟闭合的情况。手术量小也意味着手术训练不充分，这些因素对我们尝试简化输精管吻合的手术技术也有影响。

我们的外科技术

对所有寻求输精管复通术的患者均行精液分析以确定无精子症。如果睾丸大小正常、可触及双侧输精管，则不需要额外的检查。在阴囊皮肤上做一个纵行切口，如同行输精管 – 附睾吻合术。将睾丸和精索挤到阴囊外，确定输精管结扎的位置。用阑尾钳固定输精管结扎处的上方和下方，去掉一小段输精管的外膜组织。锐性切开远端输精管，用盐水冲洗测试是否通畅，类似于前述的输精管 – 附睾吻合术的操作过程。然后切开近端输精管，查流出液有无精子。在无任何流出液时，用盐水轻柔冲洗近端输精管，然后检查流出液。如果没有流出液或精子，检查附睾以寻找第二个梗阻，并考虑实施输精管 – 附睾吻合术。

输精管两端的外膜组织用小止血钳尖夹持住，彼此靠近。2 根 8 – 0 尼龙缝线在 5 点和 7 点位置缝合输精管两端的浆肌层并打结。缝线末端留长线用橡胶套止血钳固定。去除夹持输精管外膜的止血钳。用一根双针 10 – 0 尼龙缝线，一端的针在远端输精管黏膜层 6 点位置由内向外穿出，另一端针在近端输精管相应位置缝合，打结缝线。其余 3 根 10 – 0 尼龙缝线缝合在输精管两端黏膜的 3、9、12 点位置。一旦全部缝合完毕，这 3 根缝线依次打结。另外 2 根 8 – 0 尼龙缝线缝合在浆肌层（图9.3）。其余缝线可缝在浆肌层或外膜以加固吻合口[24]。术后咨询和随访同前述的输精管－附睾吻合术。

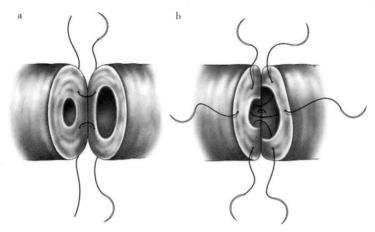

图9.3 4×4 输精管－输精管吻合术中的缝线放置技术

结　果

传统上，输精管复通术是一个非常令人满意的手术，可以获得很高的复通率，通常高于90%[25]。我们自己的输精管复通手术实践一直是零星的，每年少于8例或10例。结果较好，但没有详细的记录。自2008年起，我们完全按照研究方案，开始采用前述的4×4技术。我们发现该技术简单易行，结果很好。我们最近报道的8例患者都获得了通畅的吻合[24]。后续的病例术后输精管也是通畅的。这个技术的潜在问题之一是精子渗漏和延迟闭合。虽然这是一个理论上的可能性，但正如前述，大多数病人都渴望能立即通畅，很少有人会关注延迟结果。该手术简单，并且可以由更多的外科医生执行，早期结果极好，但对未知的长期结果，可权衡使用已证实其长期结果的、更难的技术。

● 显微精索静脉结扎术

我们对精索静脉结扎术的病例选择维持高准入标准，只有临床可触及的精索静脉曲张的男性才能入选。这个准则甚至在美国泌尿外科协会（AUA）及美国生殖医学协会（ASRM）指南发表之前就开始执行，并得到这些指南的支持[26-27]。对可触及精索静脉曲张的一侧进行手术，只有当临床检查可疑时才需行阴囊多普勒超声。

我们的外科技术

通过将手指穿过阴囊皮肤插入腹股沟区域来识别腹股沟外环。在外环表面皮肤做一个2cm的横切口。在显微镜放大下，这个切口深度能够显露精索。分离精索周围及外环上部的组织，在外环处做一个小切口使之更宽，该切口是沿着腹股沟管的。用阑尾钳提住精索，在显微镜下将其与周围组织及底部分离，然后将精索提到切口上面。检查这个切口窝内任何明显扩张的静脉并将其结扎、分离。精索用止血钳固定在表面。在靠近精索的头端，将精索筋膜的浅层纵行分离。鉴别动脉并分离。所有可见的静脉逐一鉴别并分离、结扎。术者用非优势手提起精索，扫视精索筋膜内外，确定所有的主要静脉都已被分离。我们不将睾丸挤至切口处或结扎引带血管。

结 果

我们之前报道过腹股沟下精索静脉结扎术的结果[26]。简单说，1/3 的患者能够在术后通过自然受孕获得子代，多数将表现出精液参数的改善。这个手术使已实施该手术的大量患者降低了对辅助生殖技术的需求[28]。

培训与证书

男科和显微外科技术作为标准的泌尿外科服务的一部分，提供给所有患者。在 3 年培训期间，泌尿科住院医师在这些手术中充当助手。男性不育或男科学没有奖学金项目，很少有人会返回致力于显微外科技术的专业培训。结果导致极少的人经过住院医师培训后习得这些技能乃至保持这些技能，因为在社区泌尿外科实践中开展的显微手术非常有限。

5 年展望及关键问题

在我们的实践中，有关男性不育显微手术的主要问题是缺乏认识和训练设施不足。妇科治疗医生和 IVF 专家的一般看法是手术干预的结果差。通过讲座和发表我们的结果，我们正在集中精力改善这一现状，使更多的梗阻性无精子症的男性可能来咨询手术。关于手术培训，机会仍然有限，主要是由于基础设施和实施这些手术的人力不足。在接下来的几年里，我们希望在显微外科技术方面培养训练大量的泌尿外科医生，以使更多的中心能够开展显微外科手术。

在我们的实践中，另一个重要方面是大多数病例诊断不出梗阻的病因。虽然感染仍然是最可能的因素，但是我们未能证实这一点。我们已开始通过分子方法研究病因，希望能够在接下来的 5 年得出一些结论。

结　论

在 AIIMS，引起男性不育的疾病，以及为其行显微外科重建的探索，可能与大多数西方文献报道的不同。探讨最多的病例是原发性不育症，梗阻病因不明，这导致获得成功结果的患者比率较低。然而，围绕印度不孕不育管理的社会经济因素，即使在预期结果不佳的情况下，也要尝试重建。在有良好预后因素的患者中，结果一般都很好。

（于 洋　周辉良 译）

参考文献

［1］ Kumar R, Thulkar S, Kumar V. Contribution of investigations to the diagnosis of congenital vas aplasia. ANZ J Surg, 2005, 5：807 – 809.

［2］ Meng MV, Cha I, Ljung BM, et al. Testicular fine-needle aspiration in infertile men：correlation of cytologic pattern with biopsy histology. Am J Surg Pathol, 2001, 25：71 – 79.

［3］ Kumar R, Gautam G, Gupta NP, et al. Role of testicular fine-needle aspiration cytology in infertile men with clinically obstructive azoospermia. Nat Med J Ind, 2006, 19：18 – 19.

［4］ Kumar R. Surgery for azoospermia in the Indian patient：why is it different？ Indian J Urol, 2011, 27（1）：98 – 101.

［5］ Schiff J, Chan P, Li PS, et al. Outcome and late failures compared in 4 techniques of microsurgical vasoepididymostomy in 153 consecutive men. J Urol, 2005, 174：651 – 655.

［6］ Chan PT, Brandell RA, Goldstein M. Prospective analysis of outcomes after microsurgical intussusception vasoepididymostomy. BJU Int, 2005, 96：598 – 601.

［7］ Viswaroop B, Johnson P, Kurian S, et al. Fine-needle aspiration cytology versus open biopsy for evaluation of chronic epididymal lesions：a prospective study. Scand J Urol Nephrol, 2005, 39：219 – 221.

［8］ Orakwe JC, Okafor PI. Genitourinary tuberculosis in Nigeria, a review of thirty-one cases. Niger J Clin Pract, 2005, 8：69 – 73.

［9］ Lenk S, Schroeder J. Genitourinary tuberculosis. Curr Opin Urol, 2001, 11：93 – 98.

［10］ Kumar R. Reproductive tract tuberculosis and male infertility. Indian J Urol, 2008, 24：92 – 95.

［11］ Kumar R, Hemal AK. Bilateral epididymal masses with infertility. ANZ J Surg, 2004, 74：391.

［12］ Ekwere PD. Filarial orchitis：a cause of male infertility in the tropics-case report from Nigeria. Cent Afr J Med, 1989, 35：456 – 460.

［13］ Eyquem A, Heuze D, Schwartz J, et al. Implications of heterophile antigens in immunological infertility in males. Arch Androl, 1978, 1：241 – 248.

［14］ Phadke AM, Samant NR, Dewal SD. Smallpox as an etiologic factor in male infertility. Fertil Steril, 1973, 24：802 – 804.

［15］ Berger RE. Triangulation end-to-side vasoepididymostomy. J Urol, 1998, 159：1951 – 1953.

[16] Marmar JL. Modified vasoepididymostomy with simultaneous double needle placement, tubuloto-my and tubular invagination. J Ural, 2000, 163: 483 – 486.

[17] Kumar R, Gautam G, Gupta NP. Early patency rates following the two-stitch invagination tech-nique of vasoepidiymal anastomosis for idiopathic obstruction. BJU Int, 2006, 97: 575 – 577.

[18] Kumar R, Mukherjee S, Gupta NP. Intussusception vasoepididymostomy with longitudinal suture placement for idiopathic obstructive azoospermia. J Urol, 2010, 183: 1489 – 1492.

[19] Chan PT, Li PS, Goldstein M. Microsurgical vasoepididymostomy: a prospective randomized study of 3 intussusception techniques in rats. J Urol, 2003, 169: 1924 – 1929.

[20] Kumar R. Re: microsurgical vasoepididymostomy: a prospective randomized study of 3 intussus-ception techniques in rats. J Urol, 2004, 171: 810 – 811.

[21] Gautam G, Kumar R, Gupta NP. Factors predicting the patency of two-stitch invagination vasoe-pididymal anastomosis for idiopathic obstruction. Indian J Urol, 2005, 21: 112 – 115.

[22] Dhillon BS, Chandhiok N, Kambo I, et al. Induced abortion and concurrent adoption of contra-ception in the rural areas of India (an ICMR task force study). Indian J Med Sci, 2004, 58: 478 – 484.

[23] Jina RP, Kumar V. Recanalisation of vas. J Indian Med Assoc, 1979, 72: 30 – 32.

[24] Kumar R, Mukherjee S. "4 × 4 vasovasostomy": a simplified technique for vasectomy reversal. Indian J Urol, 2010, 26 (3): 350 – 352.

[25] Belker AM, Thomas Jr AJ, Fuchs EF, et al. Results of 1469 microsurgical vasectomy reversals by the Vasovasostomy Study Group. J Urol, 1991, 145: 505 – 511.

[26] Kumar R, Gupta NP. Subinguinal microsurgical varicocelectomy: evaluation of results. Urol Int, 2003, 71: 361 – 367.

[27] Sharlip ID, Jarow JP, Belker AM, et al. Best practice policies for male infertility. Fertil Steril, 2002, 77: 873 – 882.

[28] Kumar R, Gupta NP. Varicocele and the urologist. Indian J Urol, 2006, 22: 98 – 104.

第 10 章　输精管 - 附睾吻合的先进技术

Wayland Hsiao　Marc Goldstein

第一例输精管 - 附睾吻合术由宾夕法尼亚大学的 Edward Martin 在 1902 年报道。其吻合方法包括切开多根附睾管，然后将输精管与附睾被膜用 4 根细银丝做侧 - 侧吻合[1-2]。能否复通取决于是否形成瘘管。1909 年，Martin 报道了一组 11 例附睾梗阻患者，复通率为 64%，妊娠率为 27%[3]。他证明了输精管 - 附睾吻合术在技术上是可行的，其手术方法成为后续工作的基础。

随着外科技术进展和显微外科技术发展，现代输精管 - 附睾吻合术使我们可以精确地把单根附睾管的黏膜对合到输精管腔内黏膜[4]。随着精确度的提高，我们已经能够实现更高的复通率和妊娠率[5-6]。然而，在所有显微外科中，显微输精管 - 附睾吻合术对操作的技术要求最高。实际上，没有其他的手术结局如此依赖于技术熟练程度。因此，显微输精管 - 附睾吻合术应该仅由经验丰富的、实施足够数量显微外科手术的医生来尝试。

输精管 - 附睾吻合术

梗阻性无精子症是输精管 - 附睾吻合术的指征，究竟是采取输精管 - 附睾吻合术还是输精管 - 输精管吻合术取决于术中具体情况。在输精管结扎复通术中，

W. Hsiao, MD (✉)
Department of Urology, Emory University, 1365 Clifton Road,
NE Building B, Suite 1400 Atlanta, GA 30322, USA
e-mail: whsiao@emory.edu

M. Goldstein, MD
Cornell Institute for Reproductive Medicine, New York Presbyterian Hospital/
Weill Cornell Medical Center, Weill Cornell Medical College
of Cornell University, 525 East 68th Street,
580, New York, NY 10021, USA
e-mail: mgoldst@med.cornell.edu

S. J. Parekattil, A. Agarwal (eds.), *Male Infertility for the Clinician*,
© Springer Science + Business Media New York 2013

切开睾丸端输精管，在肉眼和400倍台式显微镜下评估输精管腔内液。以下情况行输精管 – 附睾吻合术：输精管腔内液呈黏稠牙膏状且不含精子，没有精子肉芽肿且输精管腔内液稀少，输精管腔内液稀少且无精子，非输精管结扎引起的梗阻，睾丸活检提示精子发生正常，且近端输精管即使在冲洗情况下也无精子。

现代单根附睾管行输精管 – 附睾吻合术最早起源于 Silber 报道的端 – 端吻合术，然后是 Wagenknecht 和 Fogdestam 报道的端 – 侧吻合术，再到 Berger 首次报道的端 – 侧套叠式吻合术。在所有术式中，初始探查和准备工作类似，取高位阴囊纵行切口，长 3 ~ 4cm，指向腹股沟管外环。如果输精管长度不足，可以延长切口至外环口，在腹股沟分离输精管。皮肤和阴囊肉膜切开后，将睾丸带鞘膜一起挤出。用 Babcock 钳分离输精管并环绕烟卷引流管。将手术显微镜移至术野。识别并分离输精管直、弯连接处。游离输精管后，在显微镜下分离其外鞘和血管束，裸露一段输精管。输精管的裸露段用15°超锐利刀半切至显露内腔，输精管腔内液在 400 倍台式显微镜下观察，如果未见到精子，则向睾丸端输精管注入0.1 ~ 0.2 ml 液体，再挤压睾丸和附睾排出液体，再次在台式显微镜下检查。显微镜检查输精管内无精子，并且睾丸活检生精功能正常或者抗精子抗体阳性[7]者，可以确诊附睾梗阻。

此时，把一根 24G 套管针插入输精管腹侧端并注射 1ml 乳酸林格液来检查该侧通畅度。根据注射畅通无阻力或反流来确认输精管腹侧端是否通畅。如果需要进一步证实，在注射靛胭脂后，插入 Foley 导尿管以检查尿液颜色，绿色或者蓝色尿液提示腹侧端输精管和射精管通畅。

当确认附睾梗阻并需行输精管附睾吻合术时，则开始行吻合术前输精管准备，在带切割槽的 2mm、2.5mm 或 3mm 神经固定夹协助下，用超锐利刀完全切断输精管。这样可以帮助外科医生在健康的输精管组织上切出完美的90°切面。输精管睾丸端切面在15 ~ 25 倍放大下检查，切面应该呈靶心状，且输精管三层结构清晰可辨。可见健康白色黏膜环，轻轻扩张后应立即弹回。黏膜外包绕着平滑、均质肌层。僵硬肌层提示存在瘢痕或者纤维化。黏膜切缘和肌层表面均应见到正常的渗血。如果血供不佳或者肌层僵硬，重切输精管直至显露正常组织。输精管动脉和静脉用 6 – 0 薇乔线结扎。小出血点用显微双极镊以小功率电凝止血。此时，打开睾丸鞘膜，检查附睾。

对于既往输精管结扎患者，手术稍有不同，但总体流程相近。找到并游离这些患者的输精管睾丸端和腹侧端。横断输精管腹侧端并检查其通畅性。确认输精管腹侧端通畅后，再检查睾丸端并横断，在显微镜下检查腔内液。连续切断和镜检直至见到精子或者切至输精管卷曲段。当切至输精管卷曲段且冲洗液未找到精子时，需行输精管 – 附睾吻合术。打开睾丸鞘膜，手术显微镜下观察附睾。此时，需要决定附睾吻合部位。

● 端－端吻合术

这是由 Silber 提出的最早的显微外科技术，也是第一种能够将一根特定的附睾管吻合于输精管的技术，此技术远优于之前描述的方法。这种技术解剖附睾至其与输精管卷曲段交界处，然后连续切断附睾直至见到大量液体（图10.1），提示已越过梗阻段。辨认有液体涌出的单根附睾管，用10－0尼龙线间断缝合3～5针，将附睾管吻合于输精管。输精管外层用9－0尼龙线缝合于附睾被膜（图10.2）。

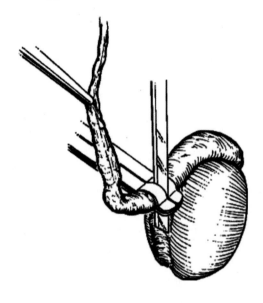

图 10.1　*端－端吻合术采用切割方法*（经 Elsevier 许可，引自 Goldstein[25]）

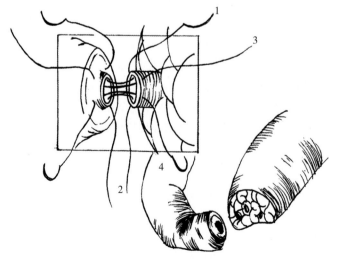

图 10.2　*端－端吻合术：单根附睾管吻合至输精管腔。注意：输精管外层吻合于附睾被膜（经 Elsevier 许可，引自 Goldstein[25]）*

这种技术的优点在于当输精管长度不足时，可以游离出附睾并翻转附睾获得足够的长度。这种技术的主要缺点是附睾被膜的外径远大于输精管外径，导致防渗漏的缝合异常困难。此外，由于血供在术中总是受到影响，故与端 – 侧吻合术相比，更难获得干净、无血的精子用于冻存。

● 端 – 侧吻合技术

输精管 – 附睾的端 – 侧吻合技术是对端 – 端吻合技术的改进，其优点是相对无血、对纤细的附睾管创伤小[8-11]。端 – 侧吻合术中，附睾管剥离少，外科医生容易把握附睾管上开孔的大小。此外，该法可保留睾丸动脉的附睾分支。因此，如果另需行输精管吻合术，可以保留输精管中间部分的血供。当睾丸动脉完整性不确定时（既往睾丸下降固定术、精索静脉结扎术、疝修补术），也需要保留分支动脉以维持睾丸血供。

与端 – 端吻合术相比，端 – 侧吻合术在吻合部位选择上稍复杂些。输精管准备完毕后，打开睾丸鞘膜，挤出睾丸。手术显微镜下检查附睾，可发现一个明显扩张分界线，其上附睾管显著扩张，其下附睾管塌陷。通常可以看到一个孤立黄色精子肉芽肿，其上方附睾质硬且附睾管扩张，其下方附睾软且附睾管塌陷（图10.3）。如果梗阻水平不清晰，可用 10 – 0 尼龙线所带 70μm 锥形缝针穿刺附睾管，穿刺尽量从远方开始，镜检每个穿刺点液体直至找到精子为止。在这个水平，用显微双极电凝封闭穿刺点，吻合部位选在穿刺点近睾丸端。

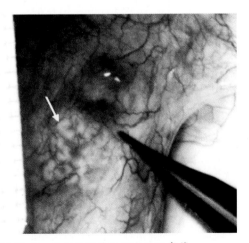

图 10.3 手术显微镜下扩张的附睾管

吻合点选在附睾管明显扩张部位。用精细显微钳抓起无血管区域，把此处附睾被膜提起呈帐篷状。在被膜上用显微剪剪出一个 3~4 mm 的纽扣孔，正好对应输精管外径。然后轻轻地分离附睾管，直至清晰暴露扩张的附睾管环。

在这个部位的睾丸鞘膜上开窗，将输精管断端由此穿入，并用 6 – 0 聚丙烯缝线间断缝合 2~3 针将其固定于鞘膜，以确保输精管腔到达附睾被膜开孔处时没有张力且有多余长度。用双针 9-0 尼龙线间断缝合 2~3 针，将附睾被膜后缘缝合于邻近输精管的肌层及外膜后缘。完成此步后，输精管腔应该贴近确定为吻合部位的附睾管。正确的输精管放置和适合的前期准备对其后持续无张力下吻合至关重要。

● 吻合技术

吻合准备工作完成后，外科医生就要选择一种吻合技术。吻合技术因置入缝线数量、缝线顺序，以及管腔套叠的不同而各有特点。我们将讨论传统端-侧吻合技术和多种套叠吻合技术。

最初的端-侧吻合技术

传统端-侧吻合术包括沿选定的附睾小管纵向切开，这一过程在放大 25~30 倍显微镜下完成。附睾管内液体在台式显微镜下检查。如果显微镜下观察未见精子，用 10-0 缝线关闭附睾管切口，9-0 尼龙线关闭此处附睾被膜。然后确定一个更近端附睾管，并重复吻合前步骤。如果显微镜检查找到精子，继续手术是可行的。挤出附睾液吸入毛细玻璃管内，然后转移至培养液内用于冻存[12]。稀释靛胭脂涂布于术区，标记附睾管边界和输精管黏膜边界。注意，我们既往研究已发现亚甲蓝和造影剂对精子有害，而靛胭脂则无害[13]。因此，我们倾向于使用乳酸林格液稀释的 50% 靛胭脂来做所有的输精管造影和标记黏膜边界。

用生理盐水或乳酸林格液持续冲洗来维持纤细的附睾管保持开放状态、边界清晰。用 70μm 锥形双头缝针的 10-0 尼龙线，间断两针将已切开的附睾管黏膜后缘缝合到输精管黏膜后缘。黏膜后缘缝线打结后，黏膜前缘再用 10-0 双头缝针尼龙线间断缝合 2~4 针。使用带 100μm 口径双头缝针的 9-0 尼龙线，用 6~10 针，将输精管肌层和外膜间断缝合于附睾被膜切缘。用 9-0 尼龙线缝 3~5 针，将输精管鞘固定在附睾被膜上，避免扭曲。睾丸鞘膜用 5-0 薇乔线关闭，肉膜用可吸收线关闭，皮内缝合皮肤。

端-侧套叠吻合技术

输精管-附睾吻合术随着套叠技术的开展取得了新的进步。这项技术首先由 Berger 在 1998 年报道[14]。准备工作与传统术式相同。输精管固定在附睾被膜开口处后，在输精管切面上标记 6 个出针位置。微点定位技术通过精确绘制每个计划缝合点，确保了缝合的精准位置。微点定位方法包含了对手术的规划，而并非仅为了布置缝线位置[15]。正如工人在开始建桥之前询问土木工程师，微点定位技术使外科医生完全专注于手头每个具体的手术。这在实质上提高了缝合位置的准确性，使缝合间距更恰当。接下来，解剖拟行吻合的附睾管，使其游离于周围组织并突显出来。外用靛胭脂使附睾管更加醒目。用带 70μm 锥形双头缝针的 10 – 0 尼龙线，在附睾管以三角形排列置入 3 针。缝针留在原位，形成三角形（图 10.4）。切记 10 – 0 缝线的缝针直径是 70μm，而缝线直径仅 17μm。这样，如果过早拔出针，附睾液和精子将会通过缝合孔漏出导致附睾管塌陷，随后缝合线的放置和附睾管的切开就更加困难。原位留置缝针也须防止在附睾管切开时意外切断缝线。

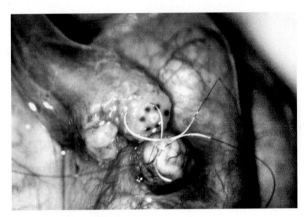

图 10.4 Berger 报道三针套叠式端 – 侧吻合技术中，缝针形成三角状

3 枚针布置妥当后，Berger 起初采取的方法是使用 9 – 0 三角缝针挑起附睾管撕出开口。我们常在三角形中心用 15° 显微刀在附睾管上开孔。然后拔出 3 枚缝针。此时，放置好 6 根缝线，防止缠绕。镜检附睾溢出液找精子。如果见到精子，6 根缝线以内进外出方式穿过输精管，由预先标记出针点出针（图 10.5）。然后缝线打结，附睾管套叠到输精管黏膜，由此形成防渗漏闭合。套叠也使得附睾管内液流入输精管，把附睾管边缘推向输精管腔，从而加强吻合防渗漏性能。输精管边缘用 9 – 0 尼龙线间断缝合（图 10.6）。三针技术的局限性包括需要较粗的附睾管来放置 3 枚缝针，因此，若输出小管及近端附睾头管腔较小，则不适宜采用该吻合技术。

输精管 – 附睾吻合术的双针变革

这是我们目前首选的输精管 – 附睾吻合方法，此方法用双针行套叠式吻合。使用此法时，在输精管末端标记 4 个点。将两枚分别来自独立 10 – 0 双头缝线的缝针纵行穿入附睾管，注意勿将针完全穿出。使用 15° 显微刀在两缝针之间纵行切开附睾管以开口。显微镜观察确认有精子后再出针。然后，4 枚缝针穿入输精管黏膜腔，从标记点以内进外出方式穿出。用一根 9 – 0 缝线把输精管前壁和外膜牵向附睾管上的开孔，使输精管黏膜靠拢附睾管开口。在黏膜缝线打结之前，以肝素化生理盐水冲洗管腔。最后,黏膜缝线打结(图10.7),使附睾管形成套叠。外层仔细地用9-0尼龙线间断缝合,缝合时要小心,以免误缝任何附睾管(彩图10.8,P₃₁₉)。再次提醒,术中暂不出针,此针保留在扩张附睾管内使缝合更准确和可靠。该技术的变形形式包括用一把持针器操作两枚针,如 Marmar 建议两针同时在附睾管内横向进针。

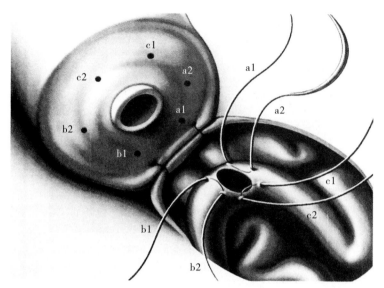

图 10.5 Berger 报道的端-侧三角状三针套叠吻合技术(经 Elsevier 许可,引自 Goldstein[25])

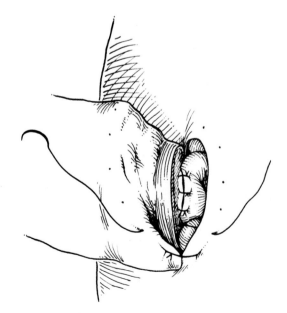

图 10.6 应使用9-0尼龙线关闭附睾被膜,特别注意应避免缝到深面附睾管(经 Elsevier 许可,引自 Goldstein[25])

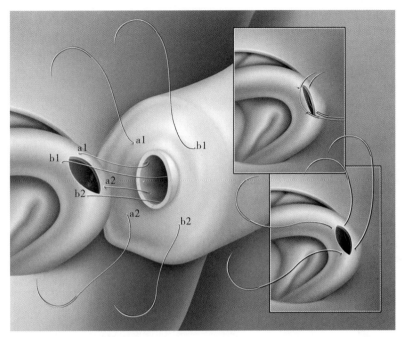

图 10.7　纵向套叠式输精管 - 附睾吻合术。放置黏膜层缝线如图所示
（经 Elsevier 许可，引自 Goldstein[25]）

　　值得注意的是，双针缝线费用会比较高。针对此问题，我们已开发了输精管 -
附睾吻合的单针技术，发现单针技术和双针技术几乎一样有效[16]。单针技术采
用输精管 - 附睾吻合术的标准术前准备。然后，在输精管断端做 4 点微标记。接
着，两根 10 - 0 单缝针尼龙线通过微标记点进针，从输精管腔出针（外进内出）。
此后，这两根缝线纵向穿入拟吻合的附睾管，缝针不完全出针。切开附睾管并确
认有精子后，穿出缝针，缝针再以内进外出方式从输精管腔进针、微标记点出针
（彩图 10.9，P$_{319}$）。然后缝线打结，使附睾管套叠。用 9 - 0 尼龙线间断缝合 2 ~
4 针，将输精管外鞘缝合于附睾被膜，使吻合口完全减张。

输精管长度严重不足时的应对技术

　　输精管长度不足是输精管 - 附睾吻合术中最常见的问题之一，这常因过多破
坏性的输精管切除所致。当输精管长度不足以无张力地到达扩张的附睾管时，可
以采取如下任何一种外科技术，如延长附睾、增加输精管长度、固定睾丸或者使
用对侧输精管。

　　为了获得更多附睾长度，将附睾尾部和体部向下游离至输精管附睾连接部，
然后像在行端 - 端吻合术中那样剥离睾丸。在附睾梗阻水平环绕小烟卷式引流
管，把附睾从睾丸上游离下来直至梗阻段，这样就获得了足够的长度来实施吻
合。通常选择睾丸与附睾之间的睾丸白膜上的无血管区，可以避免损伤附睾的血

供。睾丸动脉的附睾下支，必要时也包括中支，可以结扎并切断以游离出足够的附睾长度。睾丸动脉的附睾上支在附睾头处进入附睾，这一支常规保留，因为附睾有双重血供，这一支足以满足整个附睾的血供。

如果附睾全长硬化并扩张，则一直解剖附睾到越过输精管附睾连接部。这种解剖通常首先从下方解剖到输精管附睾连接部；然后，用烟卷式引流管环绕附睾，在输精管附睾连接部上方解剖附睾。这样，整个输精管附睾连接部完全游离出来。对于靠近输精管附睾连接部的远端梗阻，这种方式可以最大限度保留附睾长度。将附睾从睾丸上游离下来并翻起，实施之前介绍的两针套叠式端－侧吻合术（图10.10）。

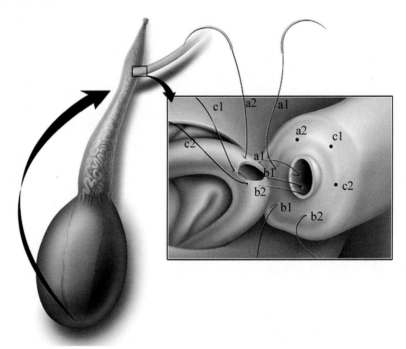

图10.10　在输精管长度较短时，解剖附睾体、尾部以获得更多长度的技术。当整个附睾都扩张时，这项技术尤为有效（经 Elsevier 许可，引自 Goldstein[25]）

为了增加输精管长度，可以向腹股沟管外环方向从精索内广泛钝性游离输精管，也可以用手指在腹股沟管内钝性分离至内环。在极端情况下，输精管可以在精索血管内侧改道，类似于困难隐睾下降固定术所采用的 Prentiss 术式[17]。切开腹股沟管后壁，输精管经腹股沟管后壁下方内侧改道，直接跨过耻骨。

也可能将睾丸固定于水平位置，甚至颠倒睾丸来减少所需输精管长度。必须小心确认精索无扭转，而且缝线未破坏睾丸血供。

在单侧睾丸萎缩或对侧睾丸缺如情况下，可经阴囊中隔行输精管－附睾交叉

182

吻合术。如果同侧有疝修补，或腹股沟段、腹侧端输精管继发梗阻，则交叉吻合术更有实用价值。用这个术式，分离对侧输精管时应尽量靠近输精管附睾连接部。如果输精管长度仍不足，可以把睾丸移入对侧阴囊来实现无张力吻合。

长期随访评估和结果

由经验丰富的显微外科医生实施显微外科输精管 - 附睾吻合术，使 50% ~ 85% 男性患者射出的精液中出现精子。传统的端 - 侧或早期的端 - 端吻合术，随访 2 年的复通率大约为 70%，妊娠率为 43%[5,18]。套叠技术引入后，复通率为 70% ~ 90%，妊娠率为 40% ~ 45%[6,14,19-22]。不管哪种技术，吻合部位越靠近附睾管远端，妊娠率越高[23]。因此，术者应该争取使用尽可能远的附睾端作为吻合部位。

晚期吻合失败是另一个麻烦的问题。采用早期的端 - 端吻合或端 - 侧吻合，术后 14 个月，25% 发生开放的吻合口再次闭塞[12]。采用套叠技术，晚期闭塞率小于 10%，但是长期随访结果尚未见报道。尽管如此，不管采取了哪种术式，我们建议吻合术中[24]、术后一旦精液中出现活动精子，都予以保存。对于术后精子数量极少或精子质量差及术后仍无精子的患者，术中冻存的精子可以用于 ICSI 治疗。术中未冻存精子、术后仍持续性无精的患者，可以选择再次输精管 - 附睾吻合术和（或）附睾精子抽吸联合 IVF 与 ICSI。

专家评论

输精管 - 附睾吻合术的现代演变是一个非凡的过程。自从 Martin 在 100 多年前第一次尝试以来，我们在这项外科技术的改进方面持续取得重大进展。最近，输精管 - 附睾吻合术采用了显微技术和套叠方式，使这种手术的临床效果越来越好。随着纵向双针套叠技术的引入，吻合术变得更加简便，并减少了发生技术差错的风险。

现代 IVF-ICSI 技术为期望生育的夫妇开辟了另一种生殖选择，这使得有些人质疑改进生殖道重建技术的必要性。但是，在有经验的显微外科医生中，对于不愿意接受 IVF 或不想生育多个孩子的患者，输精管 - 附睾吻合术是一种安全、有效的重建方法。另外，输精管 - 附睾吻合术的技能至关重要，因为在输精管重建过程中可能发现继发性附睾梗阻。我们认为，任何从事输精管重建的生殖外科医生，必须掌握输精管 - 附睾吻合术的操作方法。

5 年展望

虽然输精管-附睾吻合术已经取得满意的临床结局，但我们期待未来技术改进能集中在输精管-附睾吻合术的手术简化、减少手术时间、更容易被大多外科医生掌握方面。这些改进将源于显微外科模型和动物模型的建立。

另外，分子遗传学的进步将继续阐明特发性不育的病理生理，使我们识别出可以从先进外科重建技术获得最佳受益的患者。本研究的重点必须是将这些遗传性术前预测因子转化为可提高术后成功率的治疗手段。

关键问题

● 良好吻合取决于健康组织，在无张力下准确、防渗漏的黏膜对黏膜吻合，手术计划是关键。

● 吻合技术包括端-端吻合、端-侧吻合和端-侧套叠。

● 输精管长度可以通过游离附睾侧、输精管侧或者两侧来延长。如果输精管长度仍不足，可以考虑睾丸固定术，在单侧睾丸萎缩或者缺如情况下还可以经阴囊中隔行输精管-附睾交叉吻合。

● 我们首选的吻合方式是纵向双针、端-侧套叠技术。

● 我们也开发了一种单针法输精管-附睾吻合术，在难以得到双针缝线时很实用。

● 输精管-附睾吻合术是显微外科最具挑战性的手术，手术仅能由受过足够培训并有足够多显微外科手术经验的外科医生实施。

致谢 Hsiao 医生得到了纽约社区信托基金 Frederick J. 和 Theresa Dow Wallace 基金的资助。

（杨慎敏　洪锴译）

参考文献

[1] Jequier AM. Edward Martin (1859-1938). The founding father of modern clinical andrology. Int J Androl, 1991, 14 (1): 1-10.

[2] Martin E, Carnett JB, Levi JV, et al. The surgical treatment of sterility due to obstruction at the epididymis: together with a study of the morphology of human spermatozoa. Univ Pa Med Bull, 1902, 15: 2.

[3] Martin E. The operation of epididymo-vasostomy for the relief of sterility. Ther Gaz, 1909: 1-19.

［4］ Silber SJ. Microscopic vasoepididymostomy：specific microanastomosis to the epididymal tubule. Fertil Steril, 1978, 30 （5）：565 – 571.

［5］ Schlegel PN, Goldstein M. Microsurgical vasoepididymostomy：refinements and results. J Urol, 1993, 150 （4）：1165 – 1168.

［6］ Chan PT, Brandell RA, Goldstein M. Prospective analysis of outcomes after microsurgical intussusception vasoepididymostomy. BJU Int, 2005, 96 （4）：598 – 601.

［7］ Lee R, Goldstein M, Ullery BW, et al. Value of serum antisperm antibodies in diagnosing obstructive azoospermia. J Urol, 2009, 181 （1）：264 – 269.

［8］ Wagenknecht LV, Klosterhalfen H, Schirren C. Microsurgery in andrologic urology. I. Refertilization. J Microsurg, 1980, 1 （5）：370 – 376.

［9］ Krylov VS, Borovikov AM. Microsurgical method of reuniting ductus epididymis. Fertil Steril, 1984, 41 （3）：418 – 423.

［10］ Fogdestam I, Fall M, Nilsson S. Microsurgical epididymovasostomy in the treatment of occlusive azoospermia. Fertil Steril, 1986, 46 （5）：925 – 929.

［11］ Thomas Jr AJ. Vasoepididymostomy. Urol Clin North Am, 1987, 14 （3）：527 – 538.

［12］ Matthews GJ, Schlegel PN, Goldstein M. Patency following microsurgical vasoepididymostomy and vasovasostomy：temporal considerations. J Urol, 1995, 154 （6）：2070 – 2073.

［13］ Sheynkin YR, Starr C, Li PS, et al. Effect of methylene blue, indigo carmine, and Renografin on human sperm motility. Urology, 1999, 53 （1）：214 – 217.

［14］ Berger RE. Triangulation end-to-side vasoepididymostomy. J Urol, 1998, 159 （6）：1951 – 1953.

［15］ Goldstein M, Li PS, Matthews GJ. Microsurgical vasovasostomy：the microdot technique of precision suture placement. J Urol, 1998, 159 （1）：188 – 190.

［16］ Monoski MA, Schiff J, Li PS, et al. Innovative single-armed suture technique for microsurgical vasoepididymostomy. Urology, 2007, 69 （4）：800 – 804.

［17］ Prentiss RJ, Weickgenant CJ, Moses JJ, et al. Surgical repair of undescended testicle. Calif Med, 1962, 96：401 – 405.

［18］ Pasqualotto FF, Agarwal A, Srivastava M, et al. Fertility outcome after repeat vasoepididymostomy. J Urol, 1999, 162 （5）：1626 – 1628.

［19］ Kolettis PN, Thomas Jr AJ. Vasoepididymostomy for vasectomy reversal：a critical assessment in the era of intracytoplasmic sperm injection. J Urol, 1997, 158 （2）：467 – 470.

［20］ Schiff J, Chan P, Li PS, et al. Outcome and late failures compared in 4 techniques of microsurgical vasoepididymostomy in 153 consecutive men. J Urol, 2005, 174 （2）：651 – 655, quiz 801.

［21］ Marmar JL. Modified vasoepididymostomy with simultaneous double needle placement, tubulotomy and tubular invagination. J Urol, 2000, 163 （2）：483 – 486.

［22］ Brandell AR, Goldstein M. Reconstruction of the male reproductive tract using the microsurgical triangulation technique for vasoepididymostomy. J Urol, 1999, 161 （Suppl）：350.

［23］ Silber SJ. Role of epididymis in sperm maturation. Urology, 1989, 33 （1）：47 – 51.

［24］ Matthews GJ, Goldstein M. A simplified method of epididymal sperm aspiration. Urology, 1996, 47 （1）：123 – 125.

［25］ Goldstein M. Surgical management of male infertility //Wein AJ. Campbell-Walsh urology. 9th ed. St. Louis：WB Saunders, 2006.

第11章 输精管复通的支架技术

Henry M. Rosevear   Moshe Wald

输精管外科重建的目的是去除存在于精子输送通道上的梗阻病变。梗阻可以发生在输精管的不同部位，可由以下因素导致：既往输精管结扎术、先天性异常、继发于泌尿生殖系感染、外伤，以及既往腹股沟、盆腔或阴囊手术过程中的意外损伤。在美国，无官方报告系统监测每年行输精管结扎术的例数，2002年一项调查经统计估算出输精管结扎术人数为526 501例，与1991年和1995年报道例数相当[1-2]。在男性人群中，有2%~6%的男性要求行输精管复通手术，而在20~24岁时采取输精管结扎的男性中，这一比例达11%[3]。据估计，美国每年有30 000~80 000名男性接受输精管复通手术；因与输精管切除术一样，对其报道的要求也没有标准化，故确切的数字尚不得而知[4]。

导致输精管梗阻的先天性异常包括先天性输精管缺如，其常伴发于囊性纤维化[5]。部分输精管发育不全和前列腺囊肿亦可导致输精管道梗阻[6-7]。Young综合征是一种导致梗阻性无精子症的遗传性疾病，特征表现为慢性鼻窦炎、支气管扩张症及梗阻性无精子症[8]。Young综合征由于浓稠附睾液导致附睾头、体连接处发生梗阻。在抗生素应用时代，炎症性梗阻很少见，主要包括附睾结核、淋病性尿道炎引起的梗阻性附睾炎和衣原体性附睾炎[9]。

输精管复通术成功与否取决于多种因素，但只有一部分可以在术中掌控。与吻合方法无关但可能影响后续妊娠结果的因素，包括患者配偶的年龄和生育力、梗阻间隔时长、是否存在抗精子抗体，以及梗阻导致输精管或附睾管腔内高压力[10-13]。选用的吻合技术、狭窄、瘢痕产生和肉芽肿形成可直接影响复通率[14]。引起特定并发症最常见的原因是张力下吻合、输精管壁去血管化或由于技术问题导致吻合口精子溢漏[15]。

H. M. Rosevear, MD (⊠) · M. Wald, MD
Department of Urology, University of Iowa, 200 Hawkins Drive, 3RCP,
Iowa City, IA 52242 – 1089, USA
e-mail: henry-rosevear@ uiowa. edu; moshe-wald@ uiowa. edu

S. J. Parekattil. A. Agarwal(eds.), *Male Infertility for the Clinician*,
© Springer Science + Business Media New York 2013

显微镜下两层输精管吻合术是目前外科治疗输精管梗阻的金标准，但并非一直如此[16-17]。由于该术式复杂、耗时，新的术式包括机器人辅助手术、改良术式，借助吻合器械的方式也正在不断探索中。其中一些技术包括使用纤维蛋白胶、激光焊接、可吸收性和不可吸收性支架、添加或未添加特异性生长因子的人造导管等[18]。本章重点阐述外科支架技术用于输精管吻合术的进展，包括应用支架和移植物，同时关注这些装置在临床上的应用和未来的研究方向。

男性生殖道重建中的支架技术

●支 架

如前所述，手术中可以控制影响输精管复通结局的一些因素。20 世纪 50 年代至 70 年代中期，肉眼下输精管吻合术应用普遍，并成为当时的金标准。该术式实现了输精管初步吻合，但是按照现代标准，该术式的复通率和妊娠率则过低。根据美国泌尿外科学会（AUA）1973 年发表的一项调查结果显示，当时输精管吻合术复通率为 38%，妊娠率为 19.5%[19]。直到 20 世纪 70 年代中期，如今盛行的显微吻合技术才发展起来，因此导致部分或完全输精管梗阻的狭窄是该时期最常见的技术并发症。为解决这一常见并发症，大约 90% 的泌尿外科医生在输精管吻合术中采用了支架技术，银丝和尼龙缝线是最常报道的支架[19]。广泛使用支架的原因也可以在 1973 年的 AUA 调查中找到。AUA 会员报道，根据支架的使用情况，无支架输精管吻合术妊娠率为 10.9%，而使用支架的妊娠率提升至 19.9% ~ 26.0%。至 1973 年，已经开发出了多种吻合技术，最大限度提高了复通率和妊娠率。其中最主要的改进是采用放大镜放大和（或）使用支架[20]。

在现代泌尿外科医生的词典中，谈到支架，最先想到的是用于治疗输尿管内在或外在梗阻的中空硅胶管，而最初采用的输精管吻合支架是完全不同的概念。支架是某种异物，通常是一段缝线，目的是保持输精管吻合术中或术后短期输精管腔通畅（使用或未使用放大镜）。放置支架的直接目的是防止输精管吻合部位因术中缝线位置不当及术后短期内瘢痕形成导致的梗阻。举其中一例，用一小段 2-0 尼龙缝线作为输精管支架支撑吻合口，而实际用来吻合输精管的是 6-0 聚丙烯缝线[21]。这种技术中，尼龙缝线在手术完成前取出，其目的是确保手术过程中输精管腔通畅。Dorsey 对该技术做了另一种改进，在拟吻合部位近端输精管约 1cm 处通过空针引入 0 号单丝缝线[22]。然后把这根线引入远端输精管。然后用 6-0 Ethiflex 线吻合输精管，作为支架的单丝线近端通过阴囊皮肤引出，12 ~ 14d 后取出。这种支架技术的目的是为确保术中及术后愈合过程中输精管吻合部位通畅。与 1973 年 AUA 的调查相比，据报道，采用此技术的复通率超过 80%。

尽管采用支架技术后提升了输精管吻合术的复通率和妊娠率，但也存在诸多已知的弊端，尤其是使用 Dorsey 介绍的外置支架[20]。支架穿出输精管的位置在理论上是感染的源头和精子漏出输精管的部位[20,23]。此外，Fernandes 报道称，外置支架穿出输精管的部位通常取代原始吻合口，成为继发管腔梗阻的好发部位[24]。为了避免外置支架问题，一些学者尝试吻合时使用可吸收性内置支架，其理论上的优势是该支架可以缓慢吸收，维持术中和术后愈合期输精管的通畅性，而不需要取出。在一项犬类动物模型实验中，Montie 等比较了 3 个试验组：无支架组、内置 Dexon 可吸收线支架组和内置铬制可吸收线支架组[23]。输精管吻合术后 3~6 个月，采用逆行输精管造影检查确定复通率。两组可吸收线支架组的复通率高于对照（无支架）组，其中铬制可吸收线支架组的复通率为 70%，Dexon 可吸收线支架组为 60%，无支架组为 50%。Rowland 和同事在后续几年一项人类临床试验中验证了此结论，作者发现内置 3-0 铬制可吸收线支架组复通率高于外置蚕丝肠线支架组（86% *vs.* 67%）[25]。

1975 年，Silber 首次报道人类显微外科输精管吻合术[26]。Silber 及 Owen 的研究开启了现代显微外科输精管双层吻合术[26-27]。从历史角度来看，我们应该铭记 Silber 及其团队，正是他们通过组织学及电子显微镜观察发现，肉眼下吻合术导致输精管狭窄的比例高于预想[28]。Silber 还基于他的观察，即这种双层吻合技术在输精管近端和远端口径不一致情况下可以达到更好防渗漏黏膜对合，推广了该技术[29]。这些学者开发的技术使得显微双层输精管吻合术成为输精管复通术的金标准，手术成功率与梗阻时间长短有关。输精管梗阻时间在 3 年之内的患者，复通成功率和妊娠率分别高达 97% 和 76%；而梗阻时间超过 15 年的患者，复通率和妊娠率分别降至 71% 和 30%[13]。

由于这项技术的成功率具有较高的可重复性，因此多年来对替代技术的研究甚少。虽然获得了成功，但是 Silber 的这项显微外科技术并不完美。这项显微外科吻合技术的缺点是手术耗时，且需由经专业培训过的外科医生使用昂贵的手术显微镜来完成。这推动着学者开发新技术以简化操作，同时保持高复通率和妊娠率。1989 年，Flam 等报道在大鼠模型中使用可吸收性空心聚乙醇酸支架管[30]。在试验中，他们在输精管吻合部位腔内插入了一根长 10mm、外径约 0.5mm 的空心支架，并用单层法吻合这一侧输精管（图 11.1）。而另一侧输精管采用标准显微吻合技术。他们表明采用支架的一侧输精管术后趋于具有更高复通率。Flam 在其论文中强调，输精管吻合部位的精子溢漏可以导致继发性输精管狭窄，应当避免。在此发现启发下，1996 年 Rothman[31] 和同事进行了可吸收腔内支架临床试验。这项随机试验研究比较了传统两层显微吻合技术和改良技术，即采用可吸收聚乙醇酸支架但管腔内层不缝合（图 11.2）。尽管支架组手术时间明显缩短（118min *vs.* 137min），但支架组的复通率和妊娠率都降低（分别为 81% *vs.* 89% 和 22% *vs.* 51%），作者认为不应采用腔内支架吻合技术。

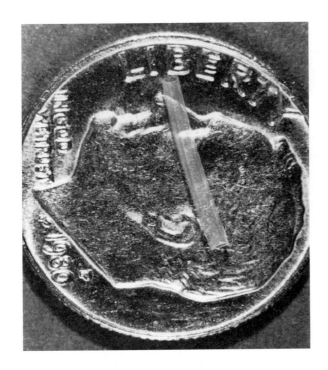

图 11.1　在一角硬币上展示空心聚乙醇酸支架（0.5mm 外径）（经许可，引自 Flame 等[30]）

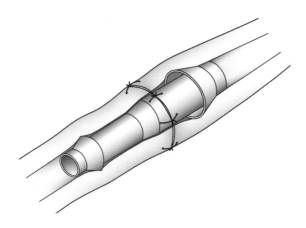

图 11.2　可吸收聚乙醇酸支撑支架

　　最近，Vrijhof 等报道在兔模型中采用了不可吸收内支架[14]。他们提出理论，以前报道可吸收性支架在支架溶解后，吻合部位会形成狭窄；而无反应、不可吸收支架能避免这个问题，并简化了手术。他们所用支架由生物相容性材料制成，同时具备亲水性和疏水性的特征。支架也设计了横嵴以减少其在吻合口的移动（图 11.3）。该小组报道，在研究终止期（39~47 周）所有输精管均复通成功，并且支架组的术后精子总数更高。但尚无该支架在人类中应用的数据。

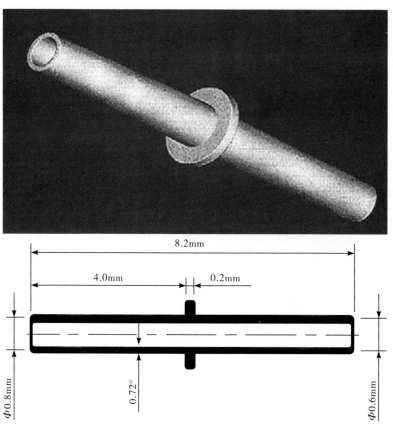

图11.3　不可吸收多聚体支架，带横嵴以减少移位（经许可，引自 Vri-jhof 等[14]）

在"成本意识"更强的医学时代，尤其是当许多患者必须自费做输精管复通术时，我们需要进一步研究如何简化当前金标准，同时不能降低复通率和妊娠率。有一点很重要，迄今为止在人类研究中使用的所有可吸收和非吸收性物质都具有良好的耐受性，没有副作用，很少甚至没有炎症反应。

总之，在"宏观外科"输精管吻合术时代，支架被视为一种提高复通率的方法，而在应用手术显微镜和引入显微外科双层输精管吻合术之后，支架逐渐被摒弃。使用可吸收支架改进和简化显微外科吻合术的努力并没有改善总体复通率和妊娠率。近期，使用非吸收性支架的努力在动物模型中显示出希望，但尚未在人体中测试，因此其实用性仍未得到证实。理想的支架至少通过传统的双层显微吻合手术来维持复通率和妊娠率，同时减少手术时间，降低训练和实现这些结果所需的成本。

● 导 管

不论引起梗阻的病因如何，绕过输精管梗阻段的优选方法为外科切除或旷置梗阻段，并采用显微外科双层吻合法行再吻合术。手术目标是吻合防渗漏、无张力及宽畅吻合口。如前所述，在不影响复通率和妊娠率的前提下，为了简化手术过程推出了很多技术。前述所有吻合技术都假定输精管可以充分游离并无张力吻合。不幸的是，一些病例由于输精管梗阻段过长，不能以防渗漏、无张力的方式重建。因为继发性梗阻性无精子症理论上是可以通过外科手段纠正的，这些长段梗阻病例给临床带来挑战。目前，这类患者唯一的生殖选择是手术取精。据报道，无法通过外科手术纠正的梗阻性无精子症患者，可以成功获取其睾丸或附睾内的精子，但必须辅以体外受精技术[32]。因为涉及激素治疗、手术干预、多胎妊娠风险和体外受精的花费增加，使得该解决方案不那么理想，为男性生殖道的重建创造了一个激发人研究兴趣的研究领域。

理论上，男性生殖道的移植有 3 种选择。第一种是输精管移植，但会出现一些手术技术及免疫因素等方面的并发症。第二种是用管状结构替代梗阻段输精管，其唯一能达到的目的是简单实现精子向远端输送。血管外科也面临相似的临床问题，医生需要采用内源性移植物如长段大隐静脉，或外源性移植物如聚四氟乙烯涂层血管内支架，来替代病变的血管。第三种是利用组织工程学技术，即创建一个人造管道，该管道作为输精管本身再生长的 "脚手架"。在另一种生物系统中，已显示聚合物支架可以促使周围神经再生长达 1cm[33]。不管是采用哪种方法来替代梗阻段输精管，其目的均是重新建立男性生殖道的连续性，使射出精液中含有精子，从而免于采用辅助生殖技术。需要指出的是，即使射出精液中只有少量精子，也是一个重大进步，因为这可能允许采用侵袭性较小的辅助生殖技术[34]。

1989 年 Romero-Maroto 和同事[35]首次报道了采用移植物重建雄性生殖道试验。他们通过自体移植方法，成功地将兔一侧带蒂输精管移植到对侧。他们报道了良好的输精管复通率，但无有关妊娠率的数据。这项技术似乎临床应用价值有限，因为这类患者可以采用输精管交叉吻合术，交叉吻合术应用很少，但据报道成功率很高[36]。因此，取出一长段输精管来重建另一侧输精管的可行性令人质疑。

关于雄性生殖道移植的第二种选择，Carringer 等在 1995 年报道了取大鼠自体对侧输精管和雌性大鼠血管物重建后的复通率[37]。研究选取了 3 种不同长度的移植物，分别为 0.5cm、1.0cm 和 1.5cm，对应约 10%、20% 和 30% 的输精管长度。术后 4 周通过直接检查移植物来确定复通成功，他们发现两个手术组大鼠（输精管和血管移植物）的总体复通率均约为 40%，移植物越短复通率越高。该研究没有评估妊娠率。这两种移植技术也没有人类临床试验的报道。大规模人造移植物的长期复通率尚不可知，即使是在动物模型中亦无报道，需要深入研究。

由于缺乏合适的同种异体移植物用于输精管重建，人们开始研究一些生物相容性可降解高分子作为组织工程骨架的可行性。如前所述，该技术已成功应用于周围神经再生[33]。这项技术的附加产物，如管腔内微型结构（如凹槽）和特异性靶向生长因子均能提高该技术的效果[38-39]。输精管是一个很好的观察对象，因在输精管结扎部位可出现自发性复通[40]。

在动物模型中发现输精管切缘选择性生长因子的含量明显升高，这可能支持组织工程方式用于输精管再生。先前的一项大鼠研究中，通过实时 PCR、ELISA 和病理组织学等方法，发现输精管切除部位的血小板衍生生长因子 β 的含量升高 12 倍、转化生长因子 β 含量升高 9 倍[41]。

以周围神经再生模型为指导，有研究采用 D，L - 丙交酯制成可生物降解的导管用于大鼠模型中生殖道的重建[42]。47 只大鼠在输精管切除术后，植入内表面具有微型凹槽的生物可降解导管（图 11.4）。导管植入后 8 周，无输精管复通的证据，然而，在第 12 周，在剩余 3 只大鼠身上发现了输精管复通的证据，其中 1 只大鼠显示出跨越整个 0.5 cm 管道的微通道，其余 2 只大鼠在植入导管边缘发现了特异上皮化输精管微通道（彩图 11.5，P_{320}）[42]。

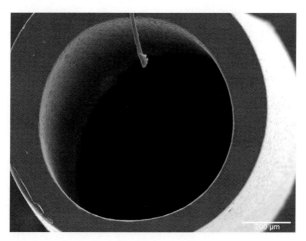

图 11.4 PDLA 导管扫描电镜观察。标尺 = 200μm
（经许可，引自 Simons 等[42]）

在动物模型中可生物降解移植物成功实现了输精管微复通，此后，人们试图找出最大化这种反应的方法（数据未发表）。基于发现输精管切除术部位的生长因子水平升高的基础，人们研究了局部微粒介导的生长因子对可生物降解导管模型中输精管复通率的影响。持续不断地将生长因子提供给身体的特定部位并非易事，选择性地作用于输精管移植部位的生长因子的有效补充，可能会因生长因子

执行其功能的能力而受到影响，这一能力取决于它们的三级结构，如果没有局部
环境的保护，它们就容易降解。因此，需要使用微球体来保持局部生长因子持续
性浓度的递送。使用这些微球体目的是隔离生物活性分子，使其有控制的、持续
性释放。持续释放、精确时控是微球体的一大特征。出于以上原因考虑，一种多
聚体 D，L-丙交酯材料被选来构建这种微球体。由于和研究中的生物降解性导
管选用的是同一种材料，故推测导管附近的微球体能以非共价方式与导管结合。
把生物降解导管浸泡于含有转化生长因子 β 和血小板衍生因子的微球体内，然后
用这种导管来修复手术导致的输精管缺损，发现移植物内微通道数量增加，但术
后 12 周的微通道长度并未增加。

为了进一步优化输精管复通的条件，学者们开始研究能增加重建后输精管血
管供应的方法，基于以下观察结果，即发现导管到输精管边缘的新生血管形成随
着时间的推移而不断增加（数据未发表）。为了增加新生血管形成并可能提高复
通率，研究者观察了生物可降解移植模型中口服枸橼酸西地那非对复通率的影
响。枸橼酸西地那非是一种 5 型磷酸二酯酶抑制剂，已证实其在其他系统中能促
进新生血管形成[43]。实验大鼠在采用生物可降解移植物行输精管重建后，每天
口服 5mg/kg 的西地那非。16 周后发现，尽管通道长度仍保持在 2mm，口服西地
那非组的大鼠微通道的数量明显增多（29 *vs.* 4）。该观察结果通过内皮标志物
CD31 染色的数量增加而得到证实。进一步研究除了口服西地那非，还联合微球
体运送来增加局部转化生长因子 β 和血小板衍生因子的浓度。该领域未来的研究
方向包括尝试导管自身的不同材质和把生长因子直接包埋于导管使局部浓度最
大化。

专家评论

男性生殖道移植技术是一个令人激动的新兴组织工程学领域，长段输精管梗
阻的患者也可因此技术而获得自然生育。在显微外科技术出现之前的时代，支架
在提高复通率和妊娠率方面具有显著和重要的意义。支架在现代显微外科双层吻
合术中的作用还有待确定。到目前为止，如果输精管可以达到防渗漏、无张力吻
合，则显微外科无支架吻合技术仍是金标准。由于梗阻段长而不能完成无张力吻合
的病例，其治疗仍然很棘手，通过组织工程学进一步研究出可植入导管，极具
前景。

5 年展望

可植入性导管在男性生殖道重建术中的潜在作用需要充分研究。近来，虽然

旨在通过补充天然生长因子来提高输精管再生能力的研究在继续，但是生物可降解性导管在引导总长约5mm的输精管缺损再生方面收效甚微。当通过生物工程导管来桥接的输精管梗阻段变长时，成功的障碍随之而来。其中一个障碍是血管生成所需的细胞，其存活所需的氧及其他必需的养分可弥散2～3mm的范围。当前研究的5mm导管接近此长度，可以在无血管发生的情况下桥接两端。使用枸橼酸西地那非促进血管发生，是缓解此问题的一种可能的方法。需要解决的其他具体研究问题包括最大限度地增加局部生长因子递送。纳米粒子已用于当前研究，另一种可能性是导管本身植入生长因子，该方法提出的具体设计和工程问题正在研究中。

关键问题

- 显微外科双层吻合术治疗输精管梗阻仍是金标准。
- 输精管支架术在显微外科双层吻合时代的价值有限。
- 当显微外科双层吻合术无法实现时，用生物可降解导管来桥接输精管梗阻段仍处于观察阶段，但是前景光明。

致谢 感谢 Kris Greiner 在本章节准备过程中协助编辑所做的工作。

（杨慎敏 洪锴 译）

参考文献

[1] Barone MA, Hutchinson PL, Johnson CH, et al. Vasectomy in the United States, 2002. J Urol, 2006, 176: 232 - 236.

[2] Magnani RJ, Haws JM, Morgan GT, et al. Vasectomy in the United States, 1991 and 1995. Am J Public Health, 1999, 89: 92 - 94.

[3] Holman CD, Wisniewski ZS, Semmens JB, et al. Population-based outcomes after 28 246 inhospital vasectomies and 1902 vasovasostomies in Western Australia. BJU Int, 2000, 86: 1043 - 1049.

[4] Schiff J, Li PS, Goldstein M. Toward a sutureless vasovasostomy: use of biomaterials and surgical sealants in a rodent vasovasostomy model. J Urol, 2004, 172: 1192 - 1195.

[5] Castaldo G, Tomaiuolo R, Vnanacore B, et al. Phenotypic discordance in three siblings affected by atypical cystic fibrosis with the F508del/D614G genotype. J Cyst Fibros, 2006, 5: 193 - 195.

[6] Stricker H, Kunin J, Faerber G. Congenital prostatic cyst causing ejaculatory duct obstruction: management by transrectal cyst aspiration. J Urol, 1993, 149: 1141 - 1143.

[7] EnginG, Kadioglu A, Orhan I, et al. Transrectal US and endorectal MR imaging in partial and complete obstruction of the seminal duct system. A comparative study. Acta Radiol, 2000, 41: 288 - 295.

[8] Handelsman DJ, Conway AJ, Boylan LM, et al. Young's syndrome. Obstructive azoospermia and chronic sinopulmonary infections. N Engl J Med, 1984, 310 (1): 3 - 9.

[9] Thomas AH, Sabanegh Jr ES. Microsurgical treatment of male infertility//Lipshultz LI, Howards SS, Niederberger CS. Infertility in the Male. 4th ed. New York: Cambridge University, 2009: 392 – 406. A very well written summary of current microsurgical surgical techniques.

[10] Kolettis PN, Woo L, Sandlow JI. Outcomes of vasectomy reversal performed for men with the same female partners. Urology, 2003, 61: 1221 – 1223.

[11] Silber SJ. Microscopic vasectomy reversal. Fertil Steril, 1977, 28: 1191 – 1202.

[12] Vrijhof HJ, Delaere KP. Vasovasostomy results in 66 patients related to obstructive intervals and serum agglutinin titres. Urol Int, 1994, 53: 143 – 146.

[13] Belker AM, Thomas Jr AJ, Fuchs EF, et al. Results of 1469 microsurgical vasectomy reversals by the Vasovasostomy Study Group. J Urol, 1991, 145: 505 – 511.

[14] Vrijhof EJ, de Bruine A, Zwinderman A, et al. New nonabsorbable stent versus a microsurgical procedure for vasectomy reversal: evaluating tissue reactions at the anastomosis in rabbits. Fertil Steril, 2005, 84: 743 – 748.

[15] Carbone Jr DJ, Shah A, Thomas Jr AJ, et al. Partial obstruction, not antisperm antibodies, causing infertility after vasovasostomy. J Urol, 1998, 159: 827 – 830.

[16] Practice Committee of the American Society for Reproductive Medicine. Vasectomy reversal. Fertil Steril, 2008, 90: S78 – 82.

[17] Lipshultz LI, Rumohr JA, Bennett RC. Techniques for vasectomy reversal. Urol Clin North Am, 2009, 36: 375 – 382. The most recent definitive treatise on surgical techniques.

[18] Kolettis PN. Restructuring reconstructive techniques—advances in reconstructive techniques. Urol Clin North Am, 2008, 35: 229 – 234.

[19] Derrick Jr FC, Yarbrough W, D'Agostino J. Vasovasostomy: results of questionnaire of members of the American Urological Association. J Urol, 1973, 110: 556 – 557.

[20] Kim HH, Goldstein M. History of vasectomy reversal. Urol Clin North Am, 2009, 36: 359 – 373. A concise and fascinating summary of the history of the vasectomy reversal.

[21] Amelar RD, Dubin L. Vasectomy reversal. J Urol, 1979, 121: 547 – 550.

[22] Dorsey JW. Surgical correction of post-vasectomy sterility. J Urol, 1973, 110: 554 – 555.

[23] Montie JE, Stewart BH, Levin HS. Intravasal stents for vasovasostomy in canine subjects. Fertil Steril, 1973, 24: 877 – 883.

[24] Fernandes M, Shah KN, Draper JW. Vasovasostomy: improved microsurgical technique. J Urol, 1968, 100: 763 – 766.

[25] Rowland R, Nanninga JB, O'Connor VJ. Improved results in vasovasostomies using internal plain catgut stents. Urology, 1977, 10: 260 – 262.

[26] Silber SL. Microsurgery in clinical urology. Urology, 1975, 6: 150 – 153.

[27] Owen ER. Microsurgical vasovasostomy: a reliable vasectomy reversal. Aust N Z J Surg, 1977, 47: 305 – 309.

[28] Silber SJ, Galle J, Friend D. Microscopic vasovasostomy and spermatogenesis. J Urol, 1977, 117: 299 – 302.

[29] Silber SJ. Vasectomy and vasectomy reversal. Fertil Steril, 1978, 29: 125 – 140.

[30] Flam TA, Roth RA, Silverman ML, et al. Experimental study of hollow, absorbable polyglycolic acid tube as stent for vasovasostomy. Urology, 1989, 33: 490 – 494.

[31] Rothman I, Berger RE, Cummings P, et al. Randomized clinical trial of an absorbable stent for vasectomy reversal. J Urol, 1997, 157: 1697 – 1700.

[32] Nudell DM, Conaghan J, Pedersen RA, et al. The mini-micro-epididymal sperm aspiration for sperm retrieval: a study of urological outcomes. Hum Reprod, 1998, 13: 1260 – 1265.

[33] Miller C, Shanks H, Witt A, et al. Oriented Schwann cell growth on micropatterned biodegradable polymer substrates. Biomateriais, 2001, 22: 1263 – 1269.

[34] Kamischke A, Nieschlag E. Analysis of medical treatment of male infertility. Hum Reprod,

1999, 14 (Suppl 1): 1 – 23.

[35] Romero-Maroto J, Escribano G, Egea L, et al. Transplant of a pediculate segment of vas deferens. Experimental study. Eur Urol, 1989, 16: 133 – 137.

[36] Gilis J, Borovikov AM. Treatment of vas deferens large defects. Int Urol Nephrol, 1989, 21: 627 – 634.

[37] Carringer M, Pedersen J, Schnurer LB. Experimental vas replacement by either vas or a vascular graft. Scan J Urol Neprhol, 1995, 29: 97 – 102.

[38] Rutkowski GE, Miller CA, Jeftinija S, et al. Synergistic effects of micropatterned biodegradable conduits and Schwann cells on sciatic nerve regeneration. J Neural Eng, 2004, 1: 151 – 157.

[39] Miller C, Jeftinija S, Mallapragada S. Synergistic effects of physical and chemical guidance cues on neurite alignment and outgrowth on biodegradable polymer substrates. Tissue Eng, 2002, 8: 367 – 378.

[40] Labrecque M, Hays M, Chen-Mok M, et al. Frequency and patterns of early recanalization after vasectomy. BMC Urol, 2006, 6: 25.

[41] Stahl BC, Ratliff TL, De Young BR, et al. Involvement of growth factors in the process of postvasectomy micro-recanalization. J Urol, 2008, 179: 376 – 380.

[42] Simons CM, De Young BR, Griffith TS, et al. Early microrecanalization of vas deferens following biodegradable graft implantation in bilaterally vasectomized rats. Asian J Urol, 2009, 11: 373 – 378.

[43] Koneru S, Varma Penumathsa S, Thirunavukkarasu M, et al. Sildenafil-mediated neovascularization and protection against myocardial ischaemia reperfusion injury in rats: role of VEGF/ angiopoietin-1. J Cell Mol Med, 2008, 12: 2651 – 2664.

第 12 章　小切口输精管复通技术：直视钳穿法输精管结扎术器械与原理的应用

Darby J. Cassidy　　Keith Jarvi　　Ethan D. Grober　　Kirk C. Lo

文献已描述了用于输精管复通的各种技术，并且与大多数技术一样，它们在目前的外科实践中不断发展。在多伦多大学，我们开发了一种小切口输精管复通术，当中应用了直视钳穿法输精管结扎术的器械与原理。

历　史

像大多数外科手术一样，输精管复通技术在不断优化。用于输精管复通的技术，其起源可追溯到 20 世纪初宾夕法尼亚大学 Edward Martin 医生的工作。1902 年，Martin 完成首例有记录的输精管–附睾吻合术，患者是一名因淋病继发梗阻性无精子症的患者[1]。1909 年，他发表了接受输精管–附睾吻合术的 11 例无精子症患者的资料，其复通率为 64%，妊娠率为 27%。Martin 的文章，以及经验证的输精管–附睾吻合术的有效性，改变了先前普遍认为该技术复杂、预期成功率低、不值得开展的观念。Francis Hagner 随后重复了 Martin 的结果，33 名患者的复通率为 48%，妊娠率为 64%，巩固了输精管–附睾吻合术作为治疗梗阻性无精子症的有效方法的地位[1]。

D. J. Cassidy, MD (✉)
Department of Urology, University Hospital of Northern British Columbia,
Prince George, BC, Canada

K. Jarvi, MD · E. D. Grober · K. C. Lo, MD, CM
Division of Urology, Department of Surgery,
University of Toronto, Mount Sinai Hospital, Toronto, ON, Canada
e-mail: kjarvi@ mtsinai. on. ca; klo@ mtsinai. on. ca

S. J. Parekattil, A. Agarwal (eds.), *Male Infertility for the Clinician*,
© Springer Science + Business Media New York 2013

Quinby 在 1919 年报道了第一例成功的输精管吻合术，患者 8 年前曾接受了输精管结扎术[1]。Quinby 的前助理 O'Connor 随后发表了应用 Quinby 技术对 14 例男性患者行输精管吻合术的结果，整体复通率为 64%，再次证明了输精管吻合术是输精管复通的有效技术[1]。

在随后几十年中，由于计划生育及女性社会地位的提高，输精管结扎术的应用大幅增加，从而不可避免地增加了对输精管复通术的需求。

输精管结扎术仍是北美最常见的泌尿外科手术，仅在美国每年就有超过 50 万台的输精管结扎术[1-3]。1974 年，外科医生引入了直视钳穿法输精管结扎术（no-scalpel vasectomy），该技术降低了手术带来的不适和并发症，且不影响疗效[4-6]。2% ~11% 的输精管结扎术后男性最终会因各种原因（如有新伴侣或孩子死亡）而要求行输精管复通术[3]。因此，对泌尿外科医生来说，输精管复通术是非常常见的手术，且需求不断增加。

输精管复通技术

输精管复通术的原始描述是使用或不使用手术放大镜的肉眼下手术。20 世纪初的早期技术使用细银丝线进行输精管吻合，至 20 世纪 70 年代，最终演变为使用不可吸收的 4-0 至 6-0 缝合线[2]。这些技术报道的复通率为 79% ~88%，妊娠率为 34% ~50%。当大部分中心广泛使用手术显微镜时，这些技术大多被放弃了。

尽管有许多作者先前在动物模型上应用了这种技术[2]，但公认的是 Silber 和 Owen 在 1977 年首次描述的在人体进行的显微输精管吻合术。这些吻合是在放大 16~25 倍的手术显微镜下进行的，并使用 9-0 的尼龙线行单层或双层缝合。在双层缝合技术中，最初的 3 根缝合线沿着前壁穿过黏膜和相邻肌层。这些缝合线打结后，接着旋转输精管以暴露其后壁，便于剩余 3 根黏膜缝合线的缝合和打结。然后使用 9-0 尼龙线分别置于第二层浆肌层的 6 个点。单层缝合则使用 9-0 尼龙缝线进行 6~7 针的全层关闭缝合。

随着时间的推移，原有的技术不断发展和完善。在 20 世纪 80 年代，双层缝合技术演变为使用 10-0 尼龙线行黏膜吻合，8-0 或 9-0 尼龙线缝合浆肌层。Marc Goldstein 发明了带微棘的输精管合拢夹，并介绍了微点标记缝合线放置技术，使输精管断端更加稳定，能更精确地在预置的微标记点放置 10-0 的吻合缝线，尤其是输精管管腔口径不一致时[1,7]。

Larry Lipshultz 及其研究小组详尽描述了当前的输精管吻合技术，并被今天的显微外科医生广泛使用[2]。使用这种技术时，可通过单个 4~6 cm 阴囊正中切口或双侧 4~6 cm 阴囊旁正中切口暴露睾丸和精索。确定输精管切除部位，使用虹膜剪刀和 Jacobesen 蚊钳游离出健康的睾丸侧和腹侧的输精管断端，注意保留尽可能多的输精管外膜和血液供应，以免损伤输精管断端；于距离睾丸侧和腹侧输精管拟切开点的 1~2 cm 处，用 5-0 的可吸收线浅表固定。用新的手术刀片整齐切断睾丸端输精管，立即用放大 100~400 倍的光学显微镜检查流出的液体，通过确认流出液中精子或精子组分的存在来确定睾丸端输精管通畅。腹侧端输精管以同样方式切断，插入 Foley 导尿管，用盐水或亚甲蓝行输精管通畅试验来检测是否通畅。用双极电凝止血，以减少血管的损伤。如果术中发现适合行输精管吻合术［大量稀薄液体和（或）精子，精子组分存在，输精管通液通畅］，用输精管合拢夹或微血管夹，或 6 点钟位置放置 1~2 根外膜固定线，使两输精管断端合拢、固定。将手术显微镜移入操作区域，开始双层吻合术。以双针 10-0 尼龙线于黏膜 6 点钟位置缝合并打结。用另外 3~5 条 10-0 黏膜缝线围绕输精管腔缝合黏膜并打结。单针 9-0 的尼龙缝线间断缝合浆肌层以完成第二层缝合。该技术的常见改进措施是不需暴露睾丸，尽量减少术后并发症[7]。使用这种技术，只需在阴囊上部，输精管路径上朝着腹股沟外环口做一 4~6cm 的切口。这样更易于识别输精管切除部位，并可游离输精管的睾丸端和腹侧端。然后用前述的相同方式进行吻合。

文献报道的复通率和妊娠率变化较大，这取决于许多术前、术中及术后的可控或不可控因素。普遍认为，与肉眼手术吻合相比，显微外科手术具有更高的复通率和妊娠率，因其能更准确地放置更精细的缝合线[3]。未发表的数据也表明，经显微外科培训的外科医生的手术结局较好，其术后平均复通率为 89%，而无显微手术经验者为 53%[3]。输精管吻合术研究小组回顾了 1469 例现代显微输精管吻合术的结果[3,8]。输精管结扎术后 3 年内患者的复通率约 97%，妊娠率为 76%。随着输精管结扎术间隔时间的延长，输精管复通率和妊娠率下降。输精管结扎术后 15 年及 15 年以上的复通率仅为 71%，妊娠率为 30%。输精管吻合术研究小组还发现，根据外科医生的经验和偏好决定的单层和双层吻合，其复通率和妊娠率无统计学差异[1,8]。

输精管吻合术的并发症研究较少，没有公开的研究探讨各种输精管复通手术相关并发症的发生率。术后疼痛、肿胀、淤血和活动限制常见于输精管复通术后，尤其在睾丸及其鞘膜被挤出时。大多数男性被建议穿支撑内裤或阴囊托 2 周，休息 1~2 周，第 3~4 周只进行轻体力活动。

我们已经讨论了许多技术性改进，旨在改善手术结果，但没有研发出一种专门用于减少手术并发症发生率的技术。

小切口输精管复通术

为努力保持显微输精管吻合术的既有疗效，减少术后并发症，多伦多大学的 Keith Jarvi 教授及其团队将已建立的直视钳穿法输精管结扎术这一金标准技术应用于输精管吻合术[4,9]。用于行输精管结扎术的小切口和直视钳穿法，对于大多数有经验的泌尿科医生来说是熟悉的，且被证实可降低并发症的发生率、减少术后恢复时间，而不影响输精管结扎术的结局，使得这些技术对进行输精管复通术的泌尿科医生具有吸引力。

● 小切口输精管复通技术

该技术所需器械与直视钳穿法输精管结扎术和传统输精管复通术所需的器械相同，包括 2 把用于直视钳穿法的输精管固定钳、1 把用于直视钳穿法的锋利输精管分离钳、多把新的 15 号手术刀、2 把无齿 Adson 组织镊、2 ~ 3 把 Jeweler 组织镊、2 把显微结扎镊、1 把无锁扣显微持针器、显微剪、Wexel 海绵和适当的缝合线。

用与直视钳穿法输精管结扎术相同的方式，使用先前描述的三指技术，在阴囊纵隔旁的阴囊中上部，通过阴囊皮肤触诊、操作、固定输精管（彩图 12.1，P320）。把输精管固定于距阴囊中线至少 1cm、阴囊皮肤更柔软的部位十分重要。然后使用直视钳穿法的输精管固定钳钳夹住距离既往输精管结扎部位约 5 mm 处的输精管，如有可能，直接钳夹住输精管结扎闭塞部位，以尽可能减少输精管的损伤（彩图 12.2，P320）。用输精管固定钳将腹侧端输精管轻轻提至阴囊皮肤下，使用 15 号手术刀或输精管分离钳的锐利钳尖，直接在输精管上方做一小于 1 cm 的小皮肤切口（彩图 12.3，P321）。在此切口，用输精管分离钳向下穿过阴囊皮肤和肉膜层，注意不要损伤下方的输精管。一旦输精管显露后，用第二把输精管固定钳在切口内重新钳夹住显露的输精管，并将其轻轻地提出切口（彩图 12.4，P321；彩图 12.5，P322）。然后仔细游离输精管，联合钝性和锐性分离，创建一个长约 1 cm 的输精管周围操作窗，小心保留输精管管周外膜内的脉管系统，最后用血管套固定（彩图 12.6，P322；彩图 12.7，P323）。在每一步中，细致的止血必不可少，主要因为肉膜和皮下层的血管在缩入阴囊后，通过微创切口可能难以控制。使用显微双极电凝是最合适的，可实现最佳止血效果。随着腹侧端输精管的游离和固定，通过切口越过已明确的输精管结扎部位，触及输精管的睾丸端，经阴囊皮肤小切口用输精管固定钳重新钳夹输精管，并轻轻将其从切口中拉出、游离，并以与腹侧端输精管相同的方式固定（彩图 12.8，P323）。由于阴囊皮肤固有的顺应性，使用这种技术，大部分的输精管可以通过小切口游离出来（彩图

12.9，P$_{324}$）。在游离睾丸端输精管的过程中必须小心，经常会遇到输精管弯曲部分，该部分非常薄而且易受损伤。在距离腹侧和睾丸侧输精管预期切断处 5~10 mm 处，用 5-0 的 Biosyn 或 PDS 缝合线小心穿过输精管浅表的浆肌层。这些保留的缝线一旦打结，可以起到控制输精管两末端、防止其缩回切口的作用，但也可以在显微手术吻合完成后打结，以减轻修复的张力。两输精管末端固定后，其下方放置无齿的 Adson 组织镊以稳定输精管，然后每条输精管都用新的 15 号刀片整齐横断（彩图 12.10，P$_{324}$）。然后用市售的输精管合拢夹或小血管夹来控制输精管两末端，使它们在阴囊切口外彼此靠近。最后，将固体状的、高对比度的背衬放置在输精管末端和输精管合拢夹下方，以改善缝合线的可视化程度，并在显微吻合过程中提供支撑（彩图 12.11，P$_{325}$）。然后以标准方式在手术显微镜放大下进行吻合。我们首先将 4 根 10-0 双针尼龙缝合线以由内向外的方式穿过两侧输精管前壁的黏膜和肌层。一旦缝合好所有的 4 根前壁缝线，剪断缝线，用显微结扎镊将其打结。在已打结的 10-0 缝线之间缝合 3 根 9-0 的单针尼龙缝线，只缝合浆肌层，完成前壁第二层缝合。9-0 缝线打结后，旋转输精管合拢夹以显露输精管后壁。两输精管腔的通畅性，在放大的视野下容易进行视觉评估，也可以通过用 Jeweler 组织镊轻柔探查来确认。然后根据两端之间的管腔尺寸差异，将另外的 2~3 根 10-0 尼龙线缝合穿过后壁黏膜层。打结后，在 10-0 缝合线之间浆肌层缝合另外 3 根 9-0 尼龙线，完成双层吻合。如前所述，5-0 保留缝合线可以松散地打结或拆掉，以防止吻合处张力过大。将吻合后的输精管还纳回阴囊，从手术视野移开手术显微镜。皮缘和肉膜层用电凝止血。通常情况下，只需缝合 1 针；而在许多情况下，根本不需要缝合。皮肤切口长度通常为 8~10mm（彩图 12.12，P$_{325}$）。在手术结束时，每侧可使用 5 ml 的 0.25% 丁哌卡因进行局部切口封闭。所有患者在手术当天出院回家，开具 30 片麻醉镇痛药物，并建议使用阴囊托 7d，2 周内避免性交，并在 3 周内避免剧烈运动和举重物。门诊随访安排在术后 4~6 周，术后第 2、4 个月进行精液分析，然后每 3 个月复查 1 次，直到配偶怀孕。

对于原发性输精管复通术或重新行输精管复通术，在大多数男性中，小切口方法在技术上是可行的。偶尔，因输精管周围的瘢痕或解剖结构不清，可能无法使用小切口技术，需要较大的传统手术切口。

小切口输精管复通术的结局

迄今为止，多伦多大学的 3 位外科医生已经进行了超过 200 例的小切口输精管复通手术。使用单个外科医生的数据，对 2004—2010 年的 164 例系列输精管复通术进行了回顾[9]。所有患者在术后 4 周进行门诊或电话随访。记录所有的术后并发症，并使用经过验证的、修订自输精管结扎术后疼痛评分并适用于输精管复通术的疼痛量表来记录疼痛评分[10]。还要求患者量化手术后重返工作所需天数和术后恢复日常活动的时间。术后 2 个月和 4 个月也进行精液分析，并按 WHO 1992 标准进行评估[11]。

在 164 名男性患者中，139 名接受双侧输精管复通术，55% 采用小切口技术。小切口技术的复通率为 96%，与采用传统切口行输精管复通术的复通率差异无统计学意义。小切口技术和传统切口之间的平均精液参数也没有差异。

53 名男性患者完成了疼痛和恢复评估，其中 20 名接受了小切口输精管复通术。与采用传统切口组相比，小切口组报告的疼痛严重程度在前 48h 显著减少，尽管 1 周时疼痛评分无统计学差异（图 12.13）。

患者报告的术后恢复"正常日常活动"的时间，小切口输精管复通术组比传统切口组早 2d。但两组恢复工作的时间并无统计学差异，平均都为 5d。

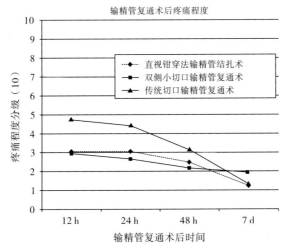

图 12.13　与接受传统切口输精管复通术的患者相比，接受双侧小切口输精管复通术的患者手术后 48h 内疼痛程度较低

关键问题

多伦多大学建立的小切口输精管复通技术，使用大多数泌尿科医生所熟悉的技术和器械。利用阴囊壁的顺应性，通过小切口可以安全地游离出相当长的输精管，以便有效地进行输精管复通术。我们的经验证明，通过避免更长的切口、挤出睾丸和更广泛的组织剥离，可以显著减轻术后疼痛、加快恢复日常活动，而不会影响患者的手术效果。

（纪智勇　林浩成　译）

参考文献

［1］ Kim H, Goldstein M. History of vasectomy reversal. Urol Clin North Am, 2009, 36 (3): 359 – 373.

［2］ Lipshultz LI, Rumohr JA, Bennett RC. Techniques for vasectomy reversal. Urol Clin North Am, 2009, 36 (3): 375 – 382.

［3］ Nagler HM, Jung H. Factors predicting successful microsurgical vasectomy reversal. Urol Clin North Am, 2009, 36 (3): 383 – 390.

［4］ Jarvi K, Grober ED, Lo KC, et al. Mini-incision microsurgical vasectomy reversal using no-scalpel vasectomy techniques and instruments. Urology, 2008, 72 (4): 913 – 915.

［5］ Li SQ, Goldstein M, Zhu J, et al. The no-scalpel vasectomy. J Urol, 1991, 145 (2): 341 – 344.

［6］ Weiss RS, Li PS. No-needle jet anesthetic technique for no-scalpel vasectomy. J Urol. 2005; 173 (5): 1677 – 1680.

［7］ Goldstein M, Li PS, Matthews GJ. Microsurgical vasovasostomy: the microdot technique of precision suture placement. J Urol, 1998, 159 (1): 188 – 190.

［8］ Belker AM. Thomas Jr AJ, Fuchs EF, et al. Results of 1469 microsurgical vasectomy reversals by the Vasovasostomy Study Group. J Urol, 1991, 145 (3): 505 – 511.

［9］ Grober E, Jarvi K, Lo K, et al. Mini-incision vasectomy reversal using no-scalpel vasectomy principles: efficacy and postoperative pain compared with traditional approaches to vasectomy reversal. Urology, 2011, 77 (3): 602 – 606.

［10］ Aggarwal H, Chiou RK, Siref LE, et al. Comparative analysis of pain during anesthesia and no-scalpel vasectomy procedure among three different local anesthetic techniques. Urology, 2009, 74 (1): 77 – 81.

［11］ World Health Organization. WHO Laboratory Manual for the examination of human semen and sperm-cervical mucus interaction. 4th ed. Cambridge, UK/New York: World Health Organization, 1999.

第 13 章 男性不育的机器人辅助显微外科手术治疗

Jamin V. Brahmbhatt　　*Sijo J. Parekattil*

自 1975 年手术显微镜应用于显微外科以来，该技术在男性不育和慢性睾丸或腹股沟疼痛的手术治疗中的应用不断增加[1-11]。有关在手术显微镜下实施输精管－输精管吻合手术具有更高复通率及妊娠率的报道不断增加[12]，手术显微镜放大系统也已成功应用于输精管－附睾吻合术及精索静脉结扎术。最近，显微镜下精索神经松解术已被证明适用于腹股沟及睾丸不适[13-14]。这些显微镜手术需要不同程度显微外科操作技能和一系列支持技术，许多泌尿科医生可能并不掌握这些技术，其所在科室也没有这些手术设备。将改进的可视化技术与可远程操作的人体工程学平台结合起来，在睾丸及生殖外科领域体现出重要的应用价值。外科手术过程中的机器人辅助已被广泛应用于各种外科领域，其优势如上所述[15-19]。本章将介绍机器人显微外科平台、机器人显微外科手术工具的最新进展，以及对各种机器人显微外科手术应用于男性不育及慢性睾丸或腹股沟疼痛的现状进行评价。

新设备

在任何新的领域，为使外科医生能为现有临床需求创造新的解决方案，开发

J. V. Brahmbhatt, MD
Department of Urology, University of Tennessee Health Science Center,
Memphis, TN, USA
e-mail: jaminbrahmbhatt @ gmail. com

S. J. Parekattil, MD (✉)
Director of Urology, Winter Haven Hospital, University of Florida.
200 Avenue F. N. E. , Winter Haven, FL 33881, USA
e-mail: sijo. parekattil@ winterhavenhospital. org

S. J. Parekattil, A. Agarwal (eds.), *Male Infertility for the Clinician*,
© Springer Science + Business Media New York 2013

新型工具或仪器都是至关重要的。以下是一些能提高机器人辅助显微外科手术的新产品。

● 新型机器人手术平台

Intuitive Surgical（Sunnyvale，CA）公司现提供增强型四臂达·芬奇型 Si 机器人系统，具有高清数字视觉放大功能，其放大倍数超过标准机器人系统（达10 ~ 15 倍）。增强放大性能允许外科医生将摄像机装在距离手术区域 6 ~ 7cm 高的位置，这样可避免摄像机照明散发的热量产生任何局部组织效应（这是旧式操作系统的弊端，摄像机只能放在距离显微手术区域 2 ~ 3cm 的位置）。该新系统（彩图 13.1，P$_{326}$）移动范围更大，显微器械操作更便捷。外加的第四臂可扩大移动区域及增强定位功能，术中可为显微外科医生增加一个额外操作工具。如图13.2 所示，用于显微手术时，机器人从患者的右侧定位。

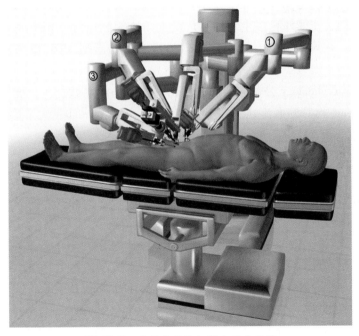

图 13.2　显微手术的机器人平台位置

● 精密的机器人多普勒血流探头

Cocuzza 等[20]已证明，在经腹股沟外环下切口显微精索静脉结扎手术过程中，术中血管多普勒超声系统的使用有助于精确识别和保存睾丸血供。机器人显微手术过程中，由于机器人抓手无法便捷地操作标准多普勒探头，故只能由手术助手握持。新型改良的显微多普勒血流探头（micro-Doppler flow probe，MDP）由

Vascular Technology（Nashua，NH）公司研制（彩图 13.3，P₃₂₆），专门为机器人平台使用而设计。该新型探头可通过机器人的第四臂便捷操作，使手术医生在行机器人辅助的显微精索静脉结扎术和机器人辅助显微精索去神经术时，可进行睾丸动脉的实时多普勒监测。当用机器人另两个机械臂分离静脉和神经时，术者能听到睾丸动脉血流的声音。

从 2009 年 7 月至 2010 年 9 月，研究人员进行了一个关于 MDP 应用的前瞻性随机对照研究，共 273 例机器人显微手术患者，其中 67 例接受机器人辅助腹股沟管外环下显微精索静脉结扎术，206 例接受机器人精索去神经术。5 例机器人辅助腹股沟外环下显微精索静脉结扎术和 20 例机器人辅助显微精索去神经术术中随机使用了 MDP。主要终点为手术时间，次要终点为术者定位睾丸动脉的便易性及机器人抓取的机动性。MDP 使用并未影响到手术时间（$P > 0.05$），MDP 在识别所有患者的精索内所有睾丸动脉方面富有成效。由于 MDP 的紧凑尺寸，使用机器人抓手的机动性比标准型手持多普勒探头有显著改善。MDP 允许机械臂全范围移动，使得外科医生容易从广泛的角度探测血管。MDP 使用过程中无并发症发生。在该研究中，用于机器人显微手术的新型 MDP 似乎已显示其有效性。

Vascular Technology 公司近期已开发出一款更小的显微探头，能够探测到直径 0.5 mm 左右血管的血流（彩图 13.3，P₃₂₆），这就进一步扩大了这项技术的潜在应用范围。

● 增强的数字视觉放大功能

高级数码显微相机（放大 100～250 倍）的小型化和开发，使其具有比目前使用的标准机器人（放大 10～15 倍）和手术显微镜（放大 10～20 倍）更大的放大倍率。我们的小组目前正参与一项临床试验，使用的 100 倍放大的数码相机（Digital Inc.，China），通过 TilePro TM 达·芬奇 S1 型机器人系统，允许外科医生切换或同时使用 100 倍和 10～15 倍视野。对于复杂显微手术，这项技术为外科医生提供了无与伦比的视觉分辨力。

Karl Storz（El Segundo，CA）也提供了一个机器人手臂平台，可以容纳 16～20 倍放大倍率的光学迷你镜，可以在达·芬奇机器人手术病例中使用，以提供额外的增强放大视图（通过达·芬奇控制台）。

● 新型盐水增强电刀

盐水增强电切除术（saline-enhanced electrosurgical resection，SEER）已被用在许多肝肾血管的电灼止血上。这种技术在电凝或切割中，产生的烟雾最小、瘢痕形成最少。一种新的机器人 SEER 显微电刀正在研发中（Boviedo Inc.，Clear-

206

water，FL），可供机器人辅助腹股沟外环口下精索静脉结扎术中切除静脉时选择应用。

机器人显微手术过程

● 机器人辅助显微输精管复通术

许多团队已经研发出机器人辅助技术，在动物及离体人体模型中行机器人辅助显微输精管复通术[21-25]。一些研究表明，在手术易操作性和提高复通率方面，机器人辅助复通术可能优于常规显微手术复通术[23-24]。事实上，数个团队已经采用最初的达·芬奇机器人系统，实施人类的机器人辅助输精管吻合术[26]。

最近，在使用新的达·芬奇 Si 系统进行的机器人辅助显微输精管复通术（后文简称"机器人辅助复通术"）病例中，证实了前期的努力[27-28]。2007 年 8 月至 2010 年 9 月，对 90 例输精管复通患者行机器人与纯显微外科输精管复通术（后文简称"显微外科复通术"）的前瞻性对照研究，手术由一组训练有素的显微外科医生操作（这是前期发表研究的延续）[29]。主要终点为手术持续时间，次要终点是术后第 2、5、9、12 个月的活动精子总数。入选患者分组情况：机器人辅助复通术组 45 例，显微外科复通术 45 例。选择何种手术方法基于患者的选择（机器人费用远超过显微外科）。两组患者术前临床特征相似，两种手术均使用同样的缝合材料及缝合技术（双层 10-0 与 9-0 尼龙线缝合）。

中位临床随访时间为 14 个月（范围 1~37 个月）。机器人辅助复通术组术后中位时间为 8 年（范围 1~19 年），显微外科复通术组为 6.5 年（1~19 年）。机器人辅助复通术术后总体复通率为 94%，而显微外科复通术组为 79%（精子数 $>1 \times 10^6$/高倍视野）。机器人辅助复通术组手术持续中位时间为 90min（范围 60~180min），显著低于显微外科复通术组的 120min（范围 60~180min），$P = 0.004$。与显微外科复通术组相比，机器人辅助复通术组术后平均活动精子总数并未明显增多，但机器人辅助复通术组术后精子数的恢复率明显增高。

从减少手术持续时间及提高术后活动精子总数恢复率来看，在显微输精管吻合中使用机器人辅助，较显微外科复通术可能具有潜在的优势。但要评估机器人辅助显微输精管复通术的临床应用潜力及真实成本-效益比，有必要进行进一步评估和长期随访。

● 机器人辅助显微精索静脉结扎术

虽然机器人辅助腹腔镜下经腹腔精索静脉结扎术已经有报道[30]，但许多文献认为，腹股沟管外环下显微精索静脉结扎术的结局可能优于经腹腔精索静脉结扎术^[31~34]。Shu 和 Wang 等首先发表有关机器人辅助腹股沟管外环下显微精索静脉结扎术的文章^[35]。该团队比较了标准显微精索静脉结扎术与机器人辅助的精索静脉结扎术，发现机器人辅助手术的优势在于稍微缩短了手术时间和完全消除了外科医生的手颤抖。

为进一步探讨这些发现，我们进行了一项前瞻随机对照研究，在犬精索静脉曲张模型上比较腹股沟管外环下显微精索静脉结扎术与机器人辅助腹股沟外环下显微精索静脉结扎术，术者是经专门培训的显微外科医生。术者游离精索，用 3-0 丝线结扎 3 根静脉。12 只犬的精索静脉结扎术随机分为 2 组，每组 6 只，记录手术时间、血管损伤及打结失败情况。机器人辅助精索静脉结扎术组的平均手术持续时间（9.5min）明显短于显微精索静脉结扎术组（12min），$P = 0.04$。机器人设置的时间与显微镜准备的时间无明显差异。两组均未发生血管损伤和打结失败情况。

对 2008 年 6 月至 2010 年 9 月的 97 例机器人辅助腹股沟外环下显微精索静脉结扎术病例的前瞻性临床资料（中位随访时间为 11 个月，范围 1~27 个月）回顾如下。单侧精索静脉的中位手术持续时间为 30min（10~80min）。手术适应证是Ⅱ度或Ⅲ度精索静脉曲张，并且有下列情况：无精子症 10 例、少精子症 42 例和睾丸疼痛 49 例（伴或不伴少精子症，其他保守治疗均无效）。对 81 例患者进行 3 个月的随访：75% 的少精子症患者在精子数量或活动力方面有明显提高，1 例无精子症转为少精子症。就睾丸疼痛来说，92% 患者完全解除疼痛（除了结扎精索静脉之外，行针对性的精索神经松解）。有 1 例精索静脉曲张复发或持续存在（通过体检和超声检查），1 例术后出现轻度睾丸鞘膜积液，2 例术后有小的阴囊血肿（保守治疗）。在手术过程中，第四机械臂使术者术中额外多操控一件器械，降低了对显微外科助手的依赖性。当用其他机械臂分离静脉时，如有必要，第四机械臂也能使术者在术中对睾丸动脉进行术中实时多普勒探测。

机器人辅助的腹股沟外环口下显微精索静脉结扎术，似乎是安全、可行及有效的。初步的人类手术结果似乎是有前景的，但有必要行进一步评估及开展疗效对比研究。

● 机器人辅助显微精索去神经术

Levine 等^[13]与 Oliveira 等^[14]的近期研究表明，显微去神经术对慢性睾丸疼痛患者是一项有效的治疗。我们团队一直在研究机器人辅助显微精索去神经术，以评估其是否具有优于标准显微技术的任何潜在优势。

作者对 2008 年 10 月到 2010 年 9 月最初接受机器人辅助显微精索去神经术的 230 例患者（中位随访时间为 8 个月）做了回顾。患者纳入标准：慢性睾丸疼痛（＞6 个月）、规范疼痛管理措施失败、泌尿系统检查阴性。根据疼痛定位，手术路径分为腹股沟外环下、腹股沟管、腹腔内 3 种。使用标准化的已经验证的工具 PIQ – 6 来评估疼痛程度。平均手术持续时间是 20min（7 ~ 150min）。

术后有 77%（176 例）的患者疼痛完全解除，8%（19 例）的疼痛程度减轻 50%。机器人辅助显微精索去神经术在消除诸多可能引起睾丸疼痛和（或）腹股沟疼痛的原因方面是成功的，包括输精管结扎术后疼痛综合征、腹股沟疝术后疼痛、运动疝或腹股沟创伤疼痛、慢性附睾炎或特发性疼痛、精索静脉曲张性疼痛、机器人前列腺切除术后腹股沟或睾丸疼痛、肾切除或供肾切除术后腹股沟或睾丸疼痛、骨盆放疗后或近距离放疗后腹股沟或睾丸疼痛，以及腹股沟纤维肌痛。图 13.4 列出了不同疼痛分类的治疗结果。

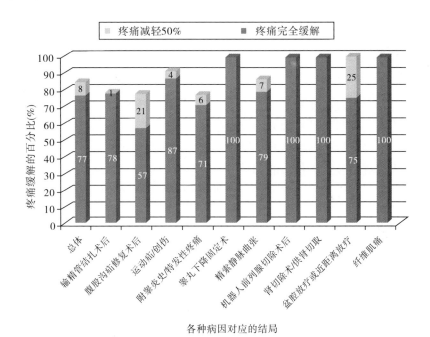

图 13.4 不同原因腹股沟或睾丸疼痛在机器人辅助显微精索去神经术后疼痛的解除情况

● 机器人辅助单孔经腹显微神经松解术

慢性腹股沟疼痛会使患者虚弱。这种疼痛可选择腹股沟外环下显微精索去神经术治疗。然而，对于术后无效或睾丸切除术后幻痛的患者，进一步治疗的方式有限。我们拟研发一种单孔经腹机器人辅助的显微神经松解术，目的是在腹腔内、内环上方结扎生殖股神经和下腹下神经纤维。

针对经腹股沟外环下显微精索去神经术治疗无效或睾丸切除术后幻痛的患

者，我们进行了一项前瞻性研究。主要终点是疼痛对生活质量的影响（根据 RAND 的 PIQ－6 疼痛影响问卷），次要终点是操作机器人时间。术前及术后 1、3、6、12 个月收集 PIQ－6 评分。

2009 年 6 月至 2010 年 9 月，我们共完成 30 例（5 例为单孔）手术，疼痛解除率达 60%（18 例），另 13%（4 例）术后 1 月内疼痛减轻程度超过 50%（4 例），无效患者中有 2 例术后前 6 个月疼痛解除，但之后疼痛又复发。中位手术持续时间为 10min（5～30min）。3 例患者有并发症，1 例为术后阴囊血肿，保守治疗后消失；1 例有穿刺点疼痛；1 例疼痛自腹股沟转移到大腿。对这类困难患者群体，单孔经腹机器人辅助显微神经松解术似乎是一个可选的治疗方案，但需进一步随访和评估。

专家评论

显微外科手术过程中机器人辅助操作应用范围正逐步扩大。除泌尿外科之外，该技术在其他显微外科领域的应用也在逐步扩大，如眼科、手外科和整形重建显微外科。稳定运行的显微外科操作平台、符合人体工程学的外科医生器械控制、消除人体震颤及放大仿真的 3D 视觉，这些优势都是显而易见的。进一步的疗效对比研究正在进行中，并即将就这种新型外科平台的真正适用性展开讨论。然而，到目前为止，初步结果令人印象深刻。

5 年展望

显微外科手术过程中使用机器人辅助可能会在所有显微外科领域普及。为了提供一个结构化的循证医学平台来发展这些技术并保障患者安全，医生们成立了专门的学会——机器人辅助显微外科和内镜学会（Robotic-Assisted Microsurgical and Endoscopic Society：RAMSES—www. roboticmicrosurgeons. org）。该学会开发了机器人显微外科培训的核心课程，适用于泌尿外科、手外科、整形或重建外科、眼科和血管外科等专业领域。学会宗旨是进一步审慎、科学地应用这种技术。这些机构可能会影响到企业的仪器/设备的研发方向。

关键问题

● 显微外科手术过程中的机器人辅助可为显微外科医生提供很多便利：提高手术效率、消除操作震颤、缩放运动、增强成像。

- 机器人辅助似乎能够提高临床疗效，初步研究似乎支持此观点。
- 采用该项技术可为男性慢性睾丸疼痛或腹股沟疼痛、输精管结扎术后痛、运动疝疼痛、肾切除术后疼痛、供肾切除术后疼痛及腹股沟幻痛提供新的治疗方案。
- 为了这项技术的科学发展，有必要建立一个结构化的循证医学平台，来保障患者的安全。RAMSES 等组织可提供指导。

致谢 感谢 Johannes Vieweg 医生、Li-Ming Su 医生、Philip Li 医生、Hany Atalah 医生、Katy Lyall、David Regan 及 Rachana Suchdev 医生，也要感谢 Intuitive Surgical 和 Vascular Technology Inc. 对我们研究及改良机器人显微外科技术与器械一如既往的支持。

（王 雄 唐松喜 周辉良 译）

参考文献

［1］ Silber SJ. Microsurgery in clinical urology. Urology, 1975, 6：150 – 153.

［2］ Marmar JL. Modified vasoepididymostomy with simultaneous double needle placement, tubulotomy and tubular invagination. J Urol, 2000, 163：483 – 486.

［3］ Berger RE. Triangulation end-to-side vasoepididymostomy. J Urol, 1998, 159：1951 – 1953.

［4］ Chan PT, Li PS, Goldstein M. Microsurgical vasoepididymostomy：a prospective randomized study of 3 intussusception techniques in rats. J Urol, 2003, 169：1924 – 1929.

［5］ Fogdcstam I, Fall M. Microsurgical end-to-end and end-to-side epididymovasostomy to correct occlusive azoospermia. Scand J Plast Reconstr Surg, 1983, 17：137 – 140.

［6］ Marmar JL, Kim Y. Subinguinal microsurgical varicocelectomy：a technical critique and statistical analysis of semen and pregnancy data. J Urol, 1994, 152：1127 – 1132.

［7］ Owen ER. Microsurgical vasovasostomy：a reliable vasectomy reversal. Aust N Z J Surg, 1977, 47：305 – 309.

［8］ Schlegel PN. Testicular sperm extraction：microdissection improves sperm yield with minimal tissue excision. Hum Reprod, 1999, 14：131 – 135.

［9］ Schultheiss D, Denil J. History of the microscope and development of microsurgery：a revolution for reproductive tract surgery. Andrologia, 2002, 34：234 – 241.

［10］ Silber SJ. Microscopic vasoepididymostomy：specific microanastomosis to the epididymal tubule. Fertil Steril, 1978, 30：565 – 571.

［11］ Thomas Jr AJ. Vasoepididymostomy. Urol Clin North Am, 1987, 14：527 – 538.

［12］ Owen ER. Microsurgical vasovasostomy：a reliable vasectomy reversal. J Urol, 1977, 47：305 – 309.

［13］ Levine LA. Microsurgical denervation of the spermatic cord. J Sex Med, 2008, 5：526 – 529.

［14］ Oliveira RG, Camara C, Alves Jde M, et al. Microsurgical testicular denervation for the treatment of chronic testicular pain initial results. Clinics（Sao Paulo）, 2009, 64：393 – 396.

［15］ Bourla DH, Hubschman JP, Culjat M, et al. Feasibility study of intraocular robotic surgery with the da vinci surgical system. Retina, 2008, 28：154 – 158.

［16］ Casale P. Robotic pediatric urology. Expert Rev Med Devicçs, 2008, 5：59 – 64.

［17］ Colombo Jr JR, Santos B, Hafron J, et al. Robotic assisted radical prostatectomy：surgical techniques and outcomes. Int Braz J Urol, 2007, 33: 803 – 809.

[18] Guru KA, Wilding GE, Piacente P, et al. Robot-assisted radical cystectomy versus open radical cystectomy: assessment of postoperative pain. Can J Urol, 2007, 14: 3753 – 3756.

[19] Rodriguez E, Chitwood Jr WR. Minimally invasive robotic cardiac surgery. Ann Thorac Surg, 2008, 85: 357 – 358.

[20] Cocuzza M, Pagani R, Coelho R, et al. The systematic use of intraoperative vascular doppler ultrasound during microsurgical subinguinal varicocelectomy improves precise identification and preservation of testicular blood supply. Fertil Steril, 2010, 93 (7): 239 – 249.

[21] Kuang W, Shin PR, Matin S, et al. Initial evaluation of robotic technology for microsurgical vasovasostomy. J Urol, 2004, 171: 300 – 303.

[22] Kuang W, Shin PR, Oder M, et al. Robotic-assisted vasovasostomy: a two-layer technique in an animal model. Urology, 2005, 65: 811 – 814.

[23] Schiff J, Li PS, Goldstein M. Robotic microsurgical vasovasostomy and vasoepididymostomy: a prospective randomized study in a rat model. J Urol, 2004, 171: 1720 – 1725.

[24] Schiff J, Li PS, Goldstein M. Robotic microsurgical vasovasostomy and vasoepididymostomy in rats. Int J Med Robot, 2005, 1: 122 – 126.

[25] Scboor RA, Ross L, Niederberger C. Robotic assisted microsurgical vasal reconstruction in a model system. World J Urol, 2003, 1: 48 – 49

[26] Fleming C. Robot-assisted vasovasostomy. Urol Clin North Am, 2004, 31: 769 – 772.

[27] Parekattil SJ, Moran ME. Robotic instrumentation: evolution and microsurgical applications. Indian J Urol, 2010, 26: 395 – 403.

[28] Parekattil S, Cohen M, Vieweg J. Human robotic assisted bilateral vasoepididymostomy and vasovasostomy procedures: initial safety and efficacy trial. Proc SPIE, 2009, 7161: 71611L.

[29] Parekattil S, Atalah H, Cohen M. Video technique for human robotic assisted microsurgical vasovasostomy. J Endourol, 2010, 24: 511 – 514.

[30] Corcione F, Espòsito C, Cuccurullo D, et al. Advantages and limits of robot-assisted laparoscopic surgery: preliminary experience. Surg Endosc, 2005, 19: 117 – 119.

[31] Chen XF, Zhou LX, Liu YD, et al. Comparative analysis of three different surgical approaches to vancocelectomy. Zhonghua Nan Ke Xue, 2009, 15: 413 – 416.

[32] Cayan S, Shavakhabov S, Kadioglu A. Treatment of palpable varicocele in infertile men: a comparative meta-analysis to define the best technique. J Androl, 2009, 30: 33 – 40

[33] Al-Said S, Al-Naimi A, Al-Ansari A, et al. Varicocelectomy for male infertility: a comparative study of open, laparoscopic and microsurgical approaches. J Urol, 2008, 180: 266 – 270.

[34] Al-Kandari AM, Shabaan H, Ibrahim HM, et al. Comparison of outcomes of different varicocelectomy techniques: open inguinal, laparoscopic, and subinguinal microscopic varicocelectomy: a randomized clinical trial. Urology, 2007, 69: 417 – 420.

[35] Shu T, Taghechian S, Wang R. Initial experience with robot-assisted varicocelectomy. Asian J Androl, 2008, 10: 146 – 148.

第 14 章　机器人辅助输精管复通术

Peter Frank De Wil　　*Vincenzo Ficarra*　　*George A. de Boccard*　　*Alexandre Mottrie*

　　20 世纪初以来，输精管结扎术用于优生、刑罚或治疗目的。现今，这一技术作为一种避孕手段而被广泛应用。据统计，已有约 5000 万名男性因计划生育而接受输精管结扎术。在美国，约 11% 的已婚夫妇使用输精管结扎作为避孕方式，这一比例远超过欧洲[1]。输精管结扎术的第二适应证为良性前列腺增生患者经尿道前列腺或腺瘤切除术后预防泌尿生殖系感染。

　　20 世纪初，宾夕法尼亚大学的 Edward Martin 医生首先进行了复通手术。他做了输精管 - 附睾吻合术，患者因附睾炎继发梗阻而非输精管结扎。

　　正是基于此项工作，Jeequier 将 Martin 称为"男科学之父"[2]。

　　由于输精管结扎术人口数量的增加，加上离婚和再婚率的持续攀升，输精管复通的数量日趋增加，尤其是在工业化国家。为选择更恰当的干预措施以获得妊娠，在输精管通畅和（或）怀孕成功的概率方面，应综合考虑医生的个人经验

P. E De Wil, MD (✉)
Urological Department, Kliniek Sint Jan,
Kruidtuinlaan 32, 1000, Brussels, Belgium
e-mail: peter_dewil@ hotmail. com

V. Ficarra, MD, PhD
Department of Oncological and Surgical Sciences,
Urology Clinic, University of Padua, Monoblocco Ospedaliero,
IV Floor, Via Giustiniani 2,35100 Padua, Italy
e-mail: vincenzo. ficarra@ unipd. it

G. A. de Boccard, MD
Clinique Generale Beaulieu, Robot-Assisted Laparoscopic Surgery Center,
20 Chemin Beau Soleil, 1206 Geneva, Switzerland
e-mail: boccard@ iprolink. ch

A. Mottrie,
Department of Urology, O. L. V. Clinic Aalst, Aalst, Belgium
e-mail: a. mottrie@ telenet. be

S. J. Parekattil, A. Agarwal (eds.), *Male Infertility for the Clinician*,
© Springer Science + Business Media New York 2013

和病人的自身状况，比如病史、年龄、体格检查及配偶生育力情况。行体外受精（IVF）或卵胞浆内单精子显微注射（ICSI）获取精子是一种潜在的可选择方式。对于大多数男性患者来说，输精管复通在技术上是可行的，其成功率取决于男女双方生育力等多种因素[3]。

输精管复通是具有技术挑战的手术，显微外科的进步（比如使用光学放大的手术显微镜）使其临床结局得以改善。许多新技术[4-5]，如单层缝合[6-8]、微点定位[9]、支架[10]及斜面技术[11]等用于显微外科操作中。本章将综述机器人辅助在显微输精管复通术中的应用。

机器人输精管吻合术

为什么要应用机器人辅助来做显微输精管复通手术呢？这是因为机器人可以为显微外科医生提供许多便利，如消除震颤、缩放运动（1∶5）及增强放大，以上均集中于一个稳定的显微外科技术平台。其无须专门的组织支持平台，减轻了显微外科医生对有技能的显微手术助手的依赖。对于具有挑战性的手术来说，这些都有着重要的优势。

从经济的角度来看，只有已经配备了达·芬奇机器人的中心才能进行机器人输精管吻合术，因为额外的费用只有几百欧元/美元[12]。目前，已有5项在动物模型或人体进行机器人辅助输精管复通的研究报道，分别是 Kuang 等[13-14]、Schiff 等[15]、Parekattil 等[16]及 De Boccard 等[17]的研究。本章重点介绍作者的技术。

个人手术技巧

个人的手术技巧已在前面做了详细的介绍[18]。关于准备用于吻合的输精管的手术技巧同显微外科。选择阴囊中隔切口（切口长度约5 cm）。辨别既往输精管结扎位置，解剖游离出输精管近端和远端。将输精管远端（睾丸端）横断，并评估自该断端流出的液体。近端注射生理盐水2 ml 以评估通畅性。此时，用4-0或7-0可吸收缝线将输精管两端松散地靠拢在一起，以利于无张力吻合。

一旦输精管断端准备完毕，将机器人平台（达·芬奇Si型系统）推入手术区域，置于病人两腿之间，类似于行机器人前列腺癌根治术的位置。第一助手仍位于患者左侧，主刀医生从患者右侧移至手术操作台。使用0°镜头并放置于患者80°角的位置。首先进行右侧的输精管吻合，摄像机的定位，要求摄像机可以以相同的角度移动到左侧进行输精管吻合（仅简单滑动几厘米就可移至左侧）。第一和第二机械臂使用"黑钻石"显微外科镊，置于摄像机镜头的45°，第三机械臂使用 Potts 剪，置于镜头前与病人呈 30°。尽管手术不是在体内进行，为了保证手术器械的稳固，在所有机械臂上仍会放置标准的机器人套管。

现使用 8 - 0 或 9 - 0 尼龙线间断缝合完成吻合。后壁全层（包括肌层和黏膜）缝合 3 针后打结，以保证吻合口后壁的牢固性。前壁全层缝合 5 针并打结，完成吻合。可以额外增加 2 ~ 3 针以加固肌层的支持。使用带 Potts 剪的第三机械臂提高了手术效率，无须受过训练的显微外科助手（1 名助理护士即可）。在前后两壁缝合都完成后，就可将机器人设备推出手术区域，用 4 - 0 可吸收线分两层关闭阴囊切口。

我们在机器人显微输精管吻合方面的经验，包括 2006 年 1 月至 2009 年 12 月在比利时阿尔斯特完成的 11 例患者，以及在瑞士日内瓦完成的 14 例患者。在这些患者中只有 1 例术后出现了阴囊血肿，采取保守治疗。所有患者术后 6 个月随访输精管均通畅。随访结果显示：行机器人辅助显微输精管吻合患者平均总精子浓度达到了 $48.6 \times 10^6 / ml$，而接受显微输精管吻合患者的精子浓度达到了 $22.8 \times 10^6 / ml$。在比利时同一机构接受机器人辅助显微输精管复通术与传统显微输精管复通术的患者，妊娠率分别是 36% 与 41%。

专家评论

达·芬奇机器人系统的优势包括术中 3D 视野更清晰、舒适而符合人体工程学的更高效的体位，以及器械上更加自由的移动度。另外一个重要的优势是机器人减少了术中移动，从而提高了缝合过程中的稳定性。

正是基于以上这些因素，在短短几年内，达·芬奇机器人系统已被广泛应用于普通外科、血管外科、心脏外科、小儿外科、妇产科及泌尿外科。一些报道表明，机器人使外科医生大大简化了腹腔镜手术的复杂重建步骤。使用达·芬奇机器人辅助的泌尿外科手术的数量激增，我们相信机器人技术代表了微创手术的未来，随着更多的中心报道他们的结果，机器人的应用将会扩大。正如 Fleming 在 2004 年报道的[12]，相对于传统显微输精管吻合和输精管 - 附睾吻合，机器人辅助输精管复通术是一种吸引人的可选术式，基于以下几个原因。

- 消除人体生理性震颤，有可能更容易和更精确地缝合定位。虽然机器人的摄像机放大倍数（10 ~ 15 倍）不如手术显微镜（可放大至 25 倍）高，但前者良好的控制力可减少移动以弥补这一不足。文献资料表明，精确吻合导致缝线定位更快速、吻合更严密。而且，机器人在最大限度上减少了左右手缝合的差异，更有利于缝合。在通畅吻合百分率及出现精子肉芽肿的百分率方面，这些观点得到了临床确认。
- 训练周期可能短于传统显微外科技术，通过较短的学习曲线可获得手术机器人带来的便利。而对于有经验的显微外科医生来说，学习曲线期被认为是不存在的，但对于没有经过专门显微外科训练的机器人外科医生而言，进行少量病例的训练还是必需的。正如 Fleming 等报道的，一名没有显微外科技术专长的外科医生应参与大鼠显微手术，并应具有丰富的实验动物显微手术经验，至少操作过5 ~ 8 例[12]。而对于有经验的显微外科医生来说，仅需要进行模拟训练，用30min 左右的时间学习如何使用机器人，然后在 Gore-tex 血管支架上用 9 - 0 尼龙线练习缝合技术[12]。然而，至关重要的是，目前尚无研究表明学习曲线对输精管复通手术有确切影响。

● 更多具有机器人手术专长的外科医生将能够为患者提供高质量的外科治疗。虽然来自文献的数据显示了其应用前景，但机器人辅助输精管复通术仍处于可行性测试阶段，大多数可用的研究是在动物模型上进行的。与目前以显微外科技术为代表的金标准治疗相比，我们的个人经验证实了文献中所报道的在吻合通畅率、平均精子数量和妊娠率方面的良好结果。

使用机器人行输精管复通术的潜在不足之处是无最理想的手术器械可用，因其并非为显微外科设计，而且缺乏触觉反馈。另外一个关键点可能是手术费用问题。然而，需要明确的是，机器人辅助显微输精管复通术仅限于在常规行机器人手术的中心作为一种可选择的术式。我们相信，机器人手术对显微外科技术的贡献将产生更为深远的影响。

5 年展望

相较显微输精管复通术而言，机器人辅助输精管吻合术是一个有前途和有吸引力的替代方案。在未来的几年里，必将有更多证据来证明其有用性。我们在 Medline 数据库中，使用"输精管吻合"和"机器人"两个关键词进行搜索，仅仅检索到 7 条记录，这说明该技术处于起步期或可行性研究阶段。鉴于达·芬奇机器人在美国和欧洲的广泛使用，我们有理由相信，在未来的几年里，机器人辅助显微输精管复通术也将在越来越多的病例和泌尿中心使用。需要足够样本量和更长期随访的进一步研究，来评估机器人外科在输精管复通中的临床作用。同样，直观外科手术系统（Intuitive Surgical Systems）可提供更多专用仪器以进一步改善临床结果。

关键问题

● 常规显微镜辅助的输精管复通术（输精管 - 输精管吻合和输精管 - 附睾吻合）是一项有技术难度的手术，在训练有素的显微外科医师手中是最成功的。

●相对于传统显微技术来说，机器人辅助输精管复通是一种具有吸引力和应用前景的替代方案。

●文献数据来源于在动物模型上进行的少量实验研究和初步的人类临床研究。

●在过去的 10 年里，机器人辅助显微输精管复通术变得更加可行。

●初步研究结果表明，与传统显微输精管复通术相比较，机器人辅助显微输精管复通术具有较低的并发症率、较高吻合通畅率及良好妊娠率。

●与传统的显微技术相比，机器人辅助显微输精管复通术的训练周期可能更短，通过较短的学习曲线可获得手术机器人带来的便利。

●需要足够样本量和更长期随访的进一步研究，来评估机器人外科在输精管复通中的临床作用。

（陈 杰 唐松喜 周辉良 译）

参考文献

[1] Sandlow JI, Nagler HM. Vasectomy and vasectomy reversal：important issues. Urol Clin North Am, 2009, 36 (3)：xiii – xiv.

[2] Jequier AM. Edward Martin (1859 – 1938). The founding father of modern clinical andrology. Int J Androl, 1991, 14 (1)：1 – 10.

[3] Belker AM, Thomas Jr AJ, Fuchs EF, et al. Results of 1469 microsurgical vasectomy reversals by the Vasovasostomy Study Group. J Urol, 1991, 145：505.

[4] Yarbro ES, Howards SS. Vasovasostomy. Urol Clin North Am, 1987, 14 (3)：515 – 526.

[5] Meacham RB, Nìederberger CS. Use of a moderated international Internet information exchange in the study of male reproduction. Urology, 1996, 48 (1)：3 – 6.

[6] Thomas Jr AJ, Pontes JE, Buddhdev H, et al. Vasovasostomy：evaluation of four surgical techniques. Fertil Steril, 1979, 32 (3)：324 – 328.

[7] Fuse H, Kimura H, Katayama T. Modified one-layer microsurgical vasovasoslomy in vasectomized patients. Int Urol Nephrol, 1995, 27 (4)：451 – 456.

[8] Fischer MA. Grantmyre JE. Comparison of modified one-and two-layer microsurgical vasovasostomy. BJU Int, 2000, 85 (9)：1085 – 1088.

[9] Goldstein M, Li PS, Matthews GJ. Microsurgical vasovasostomy：the microdot technique of precision suture placement. J Urol, 1998, 159 (1)：188 – 190.

[10] Rothman I, Berger RE, Cummings P, et al. Randomized clinical trial of an absorbable stent for vasectomy reversal. J Urol, 1997, 157 (5)：1697 – 1700.

[11] Hendry WF. Vasectomy and vasectomy reversal. Br J Urol, 1994, 73 (4)：337 – 344.

[12] Fleming C. Robot-assisted vasovasostomy. Urol Clin North Am, 2004, 31：769 – 772.

[13] Kuang W, Shin PR, Matin S, et al. Initial evaluation of robotic technology for microsurgical vasovasostomy. J Urol, 2004, 171 (1)：300 – 303.

[14] Kuang W, Shin PR, Oder M, et al. Robotic assisted vasovasostomy：a two-layer technique in an animal model. J Urol, 2005, 65 (4)：811 – 814.

[15] Schiff SJ, Li PS, Goldstin M. Robotic microsurgical vasovasostomy and vasoepididymostomy：a

prospective randomized study in a rat model. J Urol, 2004, 171: 1720.

[16] Parekattil SJ, Atalah HN, Cohen MS. Video technique for human robot-assisted microsurgical vasoasostomy. J Endourol, 2010, 24 (4): 511 – 514.

[17] De Boccard G-A. Robotic vasectomy reversal, video, posted YouTube. [2009 – 10 – 25]. http: // www. youtllbe. com/watch? v = 4zHRyFHC7nE.

[18] De Boccard G-A, Mottric A. Robotic surgery in male infertility//Robotics in genitourinary surgery, vol 7. New York: Springer, 2011: 617 – 623.

延伸阅读

[1] Boorjian S, Lipkin M, Goldstein M. The impact of obstructive interval and sperm granuloma on outcome of vasectomy reversal. J Urol, 2004, 171: 304 – 306.

[2] Carbone Jr DJ, Shah A, Thomas Jr AJ, et al. Partial obstruction, not antisperm antibodies, causing infertility after vasovasostomy. J Urol, 1998, 159: 827 – 830.

[3] Centers for Disease Control and Prevention. National summary and fertility clinic reports. [2011 – 06 – 01]www. cdc. gov/ART.

[4] Chan PT, Goldstein M. Superior outcomes of microsurgical vasectomy reversal in men with the same female partners. Fertil Steril, 2004, 81 : 1371 – 1374.

[5] Hinz S, Rais-Bahrami S, Kempkensteffen C, et al. Fertility rates following vasectomy reversal: importance of age of the female partner. Urol Int, 2008, 81: 416 – 420.

[6] Kim HH, Goldstein M. History of vasectomy reversal. Urol Clin North Am, 2009, 36: 359 – 373.

[7] Kolettis PN. Is physical examination useful in predicting epididymal obstruction? Urology, 2001, 57: 1138 – 1140.

[8] Meinertz H, Linnet L, Fogh-Andersen P, et al. Antisperm antibodies and fertility after vasovasostomy: a follow-up study of 216 men. Fertil Steril, 1990, 64: 315 – 318.

[9] Parekattil SJ, Kuang W, Kolettis PN, et al. Multi-institutional validation of vasectomy reversal predictor. J Urol, 2006, 175: 247 – 249.

[10] Potts JM, Pasqualotto FF, Nelson D, et al. Patient characteristics associated with vasectomy reversal. J Urol, 1999, 161: 1835 – 1839.

第 15 章　机器人辅助精索静脉结扎术

Tung Shu　Run Wang

　　精索静脉曲张被定义为阴囊中扩张的网状血管，左侧常见，由精索静脉或蔓状静脉丛扩张所致。在男性不育评估中，精索静脉曲张是最常见的、可通过手术纠正的疾病，在正常男性人群中的发病率为 8% ~ 16.2%，在不育男性中的发病率为 21% ~ 39%[1-2]。

　　已有几种理论被用来解释精索静脉曲张的病理生理学。在诱导精索静脉曲张的动物中，精液质量均下降，即使只有左侧精索静脉曲张。精索静脉曲张结扎后阴囊温度下降，支持温度升高对精索静脉曲张不育的致病作用。有假说认为，精索静脉曲张导致组织缺氧，可能在改变精索静脉曲张患者的精子发生中发挥作用[3]。同捐精者相比，在精索静脉曲张患者的精液中，伴有DNA 碎片的精子细胞比例更高，该现象可能与活性氧的升高相关[4]。

　　许多研究报道，精索静脉曲张的手术治疗对精液参数有明显益处[4-8]。目前有几种可行的治疗精索静脉曲张的外科手术方法[9-12]，包括腹膜后途径（开放高位结扎、腹腔镜、后腹腔镜、单孔腹腔镜或机器人辅助）、腹股沟途径（开放）和腹股沟下途径（开放、显微镜）。这些方法中腹股沟下显微镜手术的效果最好，包括较短的住院时间、保留睾丸动脉和淋巴管、最少的术后并发症及复发

T. Shu, MD (✉)
Department of Urology, Baylor College of Medicine.
Center for Kidney Health at the Vanguard Urologic Institute,
6400 Fannin, Suite 2300, Houston, TX 77030, USA
e-mail: tung. shu@ vanguardurology. com

R. Wang, MD, FACS
Department of Urology, University of Texas Medical School at Houston,
6431 Fannin street, MSB 6.018, Houston. TX 77030, USA

MD Anderson Cancer Center, Houston, TX, USA
e-mail: run. wang@ uth. tmc. edu, runwang@ mdanderson. org

S. J. Parekattil, A. Agarwal (eds.), *Male Infertility for the Clinician*,
© Springer Science + Business Media New York 2013

率、较高的妊娠率[2,12]。但对不习惯使用显微设备、二维视觉及看不见自己的手的外科医生而言，显微镜辅助手术耗时更长。

达·芬奇外科手术系统能够帮助外科医生克服传统开放式手术和常规微创手术的局限性。在小型仪器、3D 相机和电脑技术帮助下，达·芬奇外科手术系统将外科医生的手部运动无缝地过滤并翻译成达·芬奇机器人的精确微动作。随着使用达·芬奇外科手术系统经验的增加，组织处理、时间和技巧都会取得明显的进步[13-14]。根据初步经验，我们使用达·芬奇外科手术系统行机器人辅助腹股沟下精索静脉结扎术，并与治疗精索静脉曲张的标准显微外科手术比较[15]。

材料与方法

8 例患者年龄（29.1 ± 12.5）岁，接受腹股沟下精索静脉结扎术：其中 7 例左侧，1 例双侧。另 8 例患者年龄（22.0 ± 8.0）岁，接受机器人辅助的精索静脉结扎术，其中 7 例左侧，1 例双侧。

所有精索静脉结扎术都是经腹股沟切口（彩图 15.1a，P_{327}）。暴露精索后，通过放置在精索结构下方的 Penrose 引流管将精索自切口拖出（彩图 15.1b，P_{327}）。此时将达·芬奇外科手术系统或手术显微镜置于术野上方（彩图 15.1c，P_{327}）。确认并分离睾丸动脉、输精管及其动脉和小静脉（彩图 15.1d，P_{327}）。精索内部的其他静脉分离后（彩图 15.1e，P_{327}），用 5-0 薇乔缝合线结扎并切断（彩图 15.1f，P_{327}）。精索静脉结扎术完成后，只保留睾丸动脉、淋巴管和输精管及其血管。

结 果

腹股沟下显微精索静脉结扎术的手术时间为（73.9 ± 12.2）min，而机器人辅助手术的耗时为（71.1 ± 21.1）min。显微镜组患者随访时间为（34.3 ± 6.4）个月，而机器人辅助组患者的随访时间为（10.9 ± 7.1）个月（表 15.1）。

根据我们的经验，在机器人辅助手术时辨别并分离血管和输精管并无困难。由于使用达·芬奇外科手术系统缺少触感，因此需要用 5-0 缝线进行短期打结练习。两组患者都能够在手术当日恢复日常活动，在 2 周内恢复全部活动。没有术中或术后并发症发生，两组患者都未发现精索静脉曲张复发。

表 15.1　显微镜下与机器人辅助下精索静脉结扎术数据

	年龄（岁）	手术时间（min）	随访时间（月）
显微技术			
8 例患者，9 例次精索静脉结扎术	29.1±12.5	73.9±12.2	34.3±6.4
机器人辅助技术			
8 例患者，9 例次精索静脉结扎术	22.0±8.0	71.1±21.1	10.9±7.1

专家评论

2006 年，我们首次利用达·芬奇外科手术系统进行了腹股沟下精索静脉结扎手术[15]。根据不断积累的经验，我们相信，与传统显微手术相比，机器人辅助精索静脉结扎术更为安全、有效。尽管在手术时间方面无明显差别，但是随着使用达·芬奇外科手术系统经验的增加，手术时间会缩短。与显微手术相比，机器人辅助可以完全消除颤动；更为重要的是，机器人手术维持了显微外科手术减少术中和术后并发症这一优势。

目前，作者正在研究使用我们前述的机器人辅助腹股沟下精索静脉结扎术，对男性不育患者在精液质量的改善和妊娠率方面的成本－效益及有效性。

5 年展望

考虑到降低手颤动、动态缩放和增强放大方面的优势，机器人辅助的显微手术方法似乎对显微外科医生具有天然的优势。这有待证明，但随着这项技术的进步，更多外科医生会适应这些技术。

关键问题

- 腹股沟管下显微途径可获得最好的效果，包括较短的住院时间、保留睾丸动脉和淋巴管、最少的术后并发症及复发率、较高的妊娠率[2,12]。
- 机器人辅助手术提供给显微外科医生许多优势，包括降低了手颤动、动态缩放及增强放大。
- 显微腹股沟管下精索静脉结扎术的手术时间是（73.9±12.2）min，而机器人辅助的耗时为（71.1±21.1）min。
- 与显微手术相比，机器人辅助可完全消除颤动。更重要的是，机器人手术维持了显微外科手术减少术中和术后并发症这一优势。

（沙艳伟　丁一郎　周辉良 译）

参考文献

[1] Jarow JP. Effects of varicocele on male fertility. Hum Reprod Update, 2001, 7: 59 – 64.

[2] Watanabe M, Nagai A, Kusumi N, et al. Minimal invasiveness and effectivity of subinguinal microscopic varicocelectomy: a comparative study with retroperitoneal high and laparoscopic approaches. Int J Urol, 2005, 12: 892 – 898.

[3] Pasqualotto FF, Sobreiro BP, Hallak J, et al. Induction of spermatogenesis in azoospermic men after varicocelectomy repair: an update. Fertil Steril, 2006, 85: 635 – 639.

[4] Enciso M, Muriel L, Fernandez J, et al. Infertile men with varicocele show a high relative proportion of sperm cells with intense nuclear damage level, evidenced by the sperm chromatin dispersion test. J Androl, 2006, 27: 106 – 111.

[5] Daitch J, Bedaiwy M, Pasqualatto E, et al. Varicocelectomy improves intrauterine insemination success rates in men with varicocele. J Urol, 2001, 165: 1510 – 1513.

[6] Lee JS, Park HJ, Seo JT. What is the indication of varicocelectomy in men withnonobstrucive azoospermia? Urology, 2007, 69: 352 – 355.

[7] Zucchi A, Mearini L, Mearini E, et al. Varicocele and fertility: relationship between testicular volume and seminal parameters before and after treatment. J Androl, 2006, 27: 548 – 551.

[8] Gat Y, Zukerman Z, Chakraborty J, et al. Varicocele, hypoxia and male infertility. Fluid mechanics analysis of the impaired testicular venous drainage system. Hum Reprod, 2005, 20: 2614 – 2619.

[9] Palomo A. Radical cure of varicocele by a new technique: preliminary report. J Urol, 1949, 152: 1127 – 1132.

[10] Belloli G, D'Agostino S, Zen F, et al. Fertilily rates after successful correction of varicocele in adolescence and adulthood. Eur J Pediatr Surg, 1995, 5: 216 – 218.

[11] Kaouk JH, Palmer JS. Single-port laparoscopic surgery: initial experience in children for varicocelectomy. BJU Int, 2008, 102: 97 – 99.

[12] Al-Kandari AM, Shabaan H, Ibrahim HM, et al. Comparison of outcomes of different varicocelectomy techniques: open inguinal, laparoscopic, and subinguinal micro-scopic varicocelectomy: a randomized clinical trial. Urology, 2007, 69: 417 – 420.

[13] Nguyen MM, Das S. The evolution or robotic urologic surgery. Urol Clin North Am, 2004, 31: 653 – 658.

[14] Corcione F, Esposito C, Cuccurullo D, et al. Advantages and limits of robot-assisted laparoscopic surgery: preliminary experience. Surg Endosc, 2005, 19: 117 – 119.

[15] Shu T, Taghechian S, Wang R. Initial experience with robot-assisted varicocelectomy. Asian J Androl [serial online], 2008, 10 (1): 146 – 148.

第 16 章　男性不育的伦理思考

Marc S. Cohen　　Ray E. Moseley

　　近年来，医学科学的进步使得男性不育管理中曾经罕见的伦理问题变得普遍。这些伦理问题对于医生来说是重大问题。在本章中，我们将讨论 4 个案例，来说明对相关伦理问题的识别、分析及解决。讨论这些案例的基本目的，是在危机出现之前，或在不良伦理决策已制订且在事实发生后又不得不取消之前，早期识别伦理问题，从而可以更容易地避免或满意地解决伦理问题。以下情况代表 4 种可能的情况，但无法涵盖目前泌尿实践中可能产生的所有伦理问题。

　　过去，医生被训练来发现和解决问题，但伦理难题无法如此直接地纠正。希望通过列出的以下案例场景和提出的各种微妙的伦理关系，能使医生领会每种场景所包含的伦理范畴。通过领会这些微妙之处，帮助医生和非医务人员在这样的事件发生前，评估每一种复杂的情况，以及考虑这些困境和解决方案的价值。因此，以下内容对于那些特定情况而言，不是一套固定的答案，因为没有单一答案或组合答案存在。相反，我们希望本章可以为相关类似的场景提供一个框架。与处理临床病症相反，除了根据情况做正确的事情外，没有真正的"标准"，后者可能是一个猜想和前瞻性的问题。医生现在必须考虑的不仅仅是一种疾病，还要考虑疾病的独特环境和状况。到最后，可能需要用到一些政策法规来解决有争议的问题。

　　在这些场景中，特别的、反复出现的问题之一，是不仅需要确认、反思疾病

M. S. Cohen, MD (⊠)
Department of Urology, Shands at the University of Florida,
1600 SW Archer Boulevard, Box 100247 HSC, Gainesville, FL 32610, USA
e-mail: cohenms@ urology. ufl. edu, marc. cohen@ urology. ufl. edu

R. E. Moseley, PhD
Department of Community Health and Family Medicine,
University of Florida Health Science Center,
Box 100237, Gainesville, FL 100234, USA

S J. Parekattil, A. Agarwal (eds.), *Male Infertility for the Clinician.*
© Springer Science + Business Media New York 2013

和患者，还需要应对家庭及社会的各种道德观念问题。在这样做时，医生关注的重点必须经常从疾病对患者的影响转移到对家庭的影响。

案例研究

● 案例 1

最近被诊断出白血病的一名 11 岁男性患者即将开始化疗。父母很在意保存孩子的生育能力。在这一点上，还没有人类精原细胞诱导成熟产生成熟精子的资料。已有一些体外进行的动物实验表明该方法是可行的。关于低温保存青春期前男性的睾丸组织和精原细胞来做未来的生育力保留，目前还未建立有关指南。然而，这项技术正在推进，在不久的将来是有可能实现的。

分 析

泌尿科医生面临的主要伦理问题是"泌尿科医生是否应该尊重父母的意愿，留存 11 岁患者的睾丸组织，以备日后使用它来生育后代？"如果答案是"应该"，那将出现若干程序/伦理上的问题。这些问题包括：在该决定中，11 岁的患者是何种角色？在开始该操作前，是否应征得患者的"同意"？

在分析第一个伦理问题时，泌尿科医生必须首先确定这个操作是否在医疗实践的适用范围内。换句话说，这个操作的结果，即冻存、储存条件和选择，以及这种组织的未来医疗使用是否合理，并确实能够用于生育后代？这既是一个实践问题，因为医生在伦理或专业角度上不应该从事成功概率很低的医疗操作；同时这也是一个知情同意问题，因为任何适当的知情同意都应详细说明操作成功的概率，并帮助决策者评估选择。许多医生和医学伦理学家认为，这种尚处于早期发展阶段的操作，不应该在批准的研究试验之外对外提供，或在没有前期科学研究验证该类型操作对未来后代的安全性和有效性的前提下对外提供[1]。另一个争议是，这将是一个长期的高存储成本操作，由于身负照顾患重病孩子的重压，患儿父母因为内疚或被受利益驱使的低温贮藏企业操纵而选择精子低温保存。

一个更直接的伦理问题是，患者是否应该被问及他是否赞成或"同意"执行该操作，是否应鼓励或要求这种操作等。"同意"这一概念是指能力不足的人可能不完全理解有关医疗操作的所有相关信息，但仍然应该询问他们是否愿意参加这个医疗操作，并征得其同意后进行。决定因素是孩子的能力和理解水平。儿童知情同意的文献（主要涉及同意参与医学研究的问题）表明，一个相对成熟的 11 岁儿童应征求其个人同意[2]。然而，这将涉及一场相对深入的讨论，以评估孩子的认知能力和父母的意见。很明显，随着孩子的成熟，假设白血病治疗成功，他至少应该被告知有这个冷冻保存的组织，最终成为使用这个组织的决策者；当他到 18 岁时，将有合法的权利来决定如何处理该组织。

还有其他与该案例相关的伦理问题，包括：这个操作是否能合理分配医疗资源？谁拥有这个组织？在患者死于白血病的情况下，伦理上是否允许使用该组织？这第二组伦理问题当然是不能与卫生政策问题和法律问题分开的，而且它们显然不应该是个别医生在个案基础上做出的决定。如果他或她根据自己的个人观点不恰当地影响了决策，泌尿科医生个人面对这种情况的风险在于是否合理分配了一般医疗资源。这可能有违背处理类似案例公平公正原则的风险，因为不同的泌尿科医生在这方面的观点可能大相径庭，而且尚无通过透明、公开的辩论制定出的明确的专业或伦理性政策。

● 案例 2

26 岁男性，新近订婚。符合脑死亡标准，已被宣布死于严重的机动车事故。他的父母和未婚妻想冻存他的睾丸组织和精子，以便未婚妻能生育他的孩子。

分 析

主要伦理问题是"父母和（或）未婚妻是否有这样的权利，决定冷冻他的睾丸组织及精子和（或）为他们已故的亲人说话，是否认为这就是他想要的？"分析这个问题时，泌尿科医生应该考虑到一些影响这个问题的伦理解决的次要问题。例如，知晓最近去世的人对这个问题的想法将很有帮助。诚然，一个 26 岁的人不太可能仔细想过这个问题；然而，他有可能表达了与之相关的价值观和观点，并会对他想要的东西有所了解。例如，死者生前的信仰和行为可能在这个问题上表达出他的愿望。如果他看过一个讨论这个问题的电视节目，他可能已经明确表达过自己某个时候想要孩子的愿望，或者他可能会以书面形式表达自己的意愿，因为越来越多的人以详细的具体愿望写下"生存意愿书"。他也可能曾表达过拥有一个家庭和（或）传承家族姓氏对他很重要的观点。

这些问题的答案当然可以让我们更确信（或更不确信）死者实际上希望将他的组织收集并冻存，然而，这未必有助于解决这个问题，除非我们认为死者有权利，或者假定其近亲和爱人有权利做出这些决定。传统上，近亲负责安葬死者，帮助确保死者的财产按其意愿分发给继承者。然而，为了这个目的去提取死者的组织，似乎与这些传统的和既定的家庭和亲人的角色相去甚远。

还有一些可能的情况也涉及法律和伦理。精子归谁所有，父母？未婚妻？还是两者都包括？支付冻存费用的人对此有任何影响吗？如果未婚妻与他人结婚，她是否就失去了处置冻存精子的权利呢？任何从这个精子产生的孩子是否有继承"父亲"资产的权利呢？

从泌尿科医生的角度来看，这个决定需要为决策者提供一些细致的想法和大量的信息。在这种情况下的伦理原则是，一个人（在本案例为死者）一般不应被利用以达到某种目的，尤其是如果这个人没有同意或已不同意被利用时。在这个案例中，死者的精子不应该被用来制造一个他可能想要或不想要孩子。在进行冻存前，至少应该有一些合理的迹象表明死者希望在这种情况下冻存。

本案例说明了一个高度复杂的伦理决策，叠加在高度时间敏感的问题上。对于它所造成的突发的情感问题，确实没有正确的答案。需要认真考虑"如果……"的问题，这是不可避免的、让人不安的急性事件。因为这些事件难以避免，因此应该有相应的机构政策。也就是说，这些政策往往是一个合法的防御机制，不受情感因素左右，在针对患者未表达的和未被证实的对其自身遗产的想法时，可以使医生在做决策时不再是基于患者家庭成员或其配偶的观点，从而为医生提供保护。这些政策往往是一种明显的（也许是合法正当的）方式，作为医生免除责任的理由。

● 案例3

一名患注意力缺陷障碍的19岁白人男子，预约进行择期输精管结扎术。患者是一名大学三年级的学生。在母亲陪同其初诊时，患者指出他没有身体上的问题。患者说他爱上了他的未婚妻，他们都同意不要孩子。患者的母亲对其要行输精管结扎术的想法难以接受，希望医生能说服患者放弃。患者声称他"确信"他不想要孩子。其18岁的未婚妻难以忍受使用避孕药和激素植入，因担心相关措施的有效性，她不愿意使用避孕套、泡沫或隔膜。未婚妻觉得输精管结扎术将提供更好的避孕效果，而且手术风险小于输卵管结扎手术。患者支持未婚妻的这个决定。

分 析

生育问题不可避免地存在，这个案例说明了沟通的重要性。就如之前所说的，对医生的培训建立在识别和解决问题的基础上。患者可能被视为"问题"，而不是一个不幸的受害者。如此理解，再加上管理不当，结果可能是灾难性的。

着手处理这样的案例，需要医生重新排序他或她的优先顺序。对这些类型的案例，不是专注于"发现问题"，更有用的方法可能是采纳史蒂芬·柯维（《高效能人士的七个习惯》一书的作者）的建议："首选寻求理解，然后被理解"[3]。正如一些以患者为中心的就诊流程所提出的，必须认识到患者和医生情感波动的重要性，首先是找到双方的意图（如果可能的话）。幸运的是，与案例2相比，这里唯一的时间叠加限制是自我强加的。如果医生需要的话，是有时间来解决这些问题的。认识和承认遇到的情感问题是同等重要的，能够认识到并呼吁外部支持是最重要的。如在这种情况下，计划生育组织可以提供额外的支持。

医生是否应该尊重患者行输精管结扎术的要求？针对患者情况，这一要求是否"超出"了合理医疗选择的范围？现代医学伦理的基石是，一般情况下，有独力行为能力的成年患者，在合理的医疗需求下，在各种医疗过程中拥有不受限制地选择可行和恰当医疗方式的权利，罕见情况除外。这意味着患者了解有关医疗供选方案的信息，明白这些供选方案，并可以自由和不受胁迫地做出决定。

医生必须判断的第一件事是，患者正在要求的医疗操作，是否不仅在技术上可行，而且也是适合患者医学状况的医疗供选方案。虽然大多数医生可能不会推荐所要求的干预作为首选，但它似乎在可能的供选方案范围内。操作的禁忌证似乎都是社会问题，而不是严格的医疗问题。即使患者已成年，但他只有 19 岁，该年龄段的人通常会改变他们对婚姻和家庭问题的看法。由于患者所选的医疗操作的结果常难以逆转，因此，这一问题具有重要的意义。出于这个原因，应给患者更多的关心和时间，以确保这是最佳选择，确保他能仔细考虑供选方案和长期后果。

本案例的另一个伦理困境是，患者在做出医疗干预的选择时，似乎不是根据直接的医疗需求，而主要是根据其伴侣的医疗问题和个人偏好。出于这个原因，从某种意义上说，涉及的两个个体都是患者。虽然未婚妻出现在其中一次就诊中，但涉及她避孕问题的全面检查尚不清楚。这个问题应该由医生进行详细的探究（即他的未婚妻已经接受了她所担忧的医疗问题的医学检查）。例如，当正确使用避孕药时，有关其有效性的数据，目前还不清楚这对夫妇是否理解。

此外，在本案例中，医生应关注患者是否真的理解所选择的医疗方式产生的后果，患者是否是在自由的、不受胁迫的情况下做出决定。这个患者显然受到来自他母亲和未婚妻的沉重的、相互对立的压力，这种冲突只会导致医生提供不要急于做该手术的建议。有效的知情同意不仅是将合适的信息提供给患者，也要求患者理解这些信息，并自主决定[4]。

那么，医生能做些什么来确保患者真正理解其所要求的治疗及患者没有被强迫做出决定呢？首先要注意的是，这不是一个紧急情况，应给予患者足够的时间来充分考虑这个决定。其次，应告知患者有多少人改变了他们渴望家庭的想法，以及在这种情况下输精管复通术的成功概率[5]。同时，医生应该讨论并考虑推荐可能的患者进行精子冷冻保存。

● 案例 4

一名 30 岁的"智障"男性被他母亲带到医生办公室。患者被认为性活跃，而他的母亲，也是他的法定监护人，一直担心这可能会导致"她人"的意外怀孕。患者因精神原因导致其认知能力有限，然而，患者似乎明白，这意味着他将不可能有孩子，但他没有提出异议。医生想要帮助这个家庭，但面对患者母亲要求为患者行输精管结扎术的要求，医生会担心伦理/法律立场的问题。

分　析

本案例引出一些重要的伦理和法律问题。在任何伦理和法律问题真正被提出之前，仍需更多的医疗信息。这位 30 岁患者的精神状态究竟如何？"已知的性活动"的本质是什么？怀孕的风险是什么？有没有更少限制和永久的方式来实现节育？这些问题的答案将构成相应的伦理问题及可能的解决方案。

对于这种情况，我们将假设这名患者住在为类似智力残疾的人群设置的组织机构中。我们也假设这是一个运行良好、结构合理的环境。然而，即使在最安全的环境中，这里的居民仍有可能发生性行为。应该注意的是，如果性行为发生在员工或其他暂居人士与患者之间，将导致严重的法律和伦理问题，应该报告给相关部门。类似的，如果患者独居或与他的母亲同住在家中，这种可能的性行为可能引起的重大安全和监督问题，需要医生或相关国家机构逐一探究。

在考虑是否应继续进行，甚至考虑行一种永久的外科手术之前，应该评估患者生育子代的相对风险。如果我们假定的场景是准确的，就要知晓相关内容：是否性行为及可能导致的怀孕只是其母亲潜在的担忧，或者是否有长期的性行为。应当指出的是，智力残疾者与同住居民间维持长期关系的情况并不少见。如果是这种情况，那么了解患者的其他重要关系人是否怀孕是非常重要的。

父母能否同意为其智力不健全的成年子女做绝育手术？在美国大多数州，智力残疾者的法定监护人有合法权利来做出这类医疗决定[6]。然而，这些决定通常是有争议的，某些类型的决定受到残疾人权利倡导者的挑战[7]。医生参与这类案例的重要问题是，什么是潜在的滥用权力？例如，该治疗是否是为了方便母亲/监护人，或使相关机构不再需要密切地监护患者的活动呢？该治疗是否违背患者的最佳利益，或者仅仅是因为一些误导社会的"达尔文"偏见而决定的？我们建议任何被要求参加这种永久性医疗操作的医生，应该通过咨询同行寻求指导和支持，并考虑请求司法或伦理委员会审查。作为额外的保障措施，我们建议医生尽可能在任何医疗操作之前征得患者的同意。

专家评论

我们试图通过 4 个临床场景来说明一些伦理困境，它们可能出现在日常生活中，涉及男性不育/生育相关问题。这些案例被认为是有理论价值的，但不包括所有方面。处理这些问题的基本、关键的步骤见下文。

5 年展望

如本章开头所述，曾经罕见的情况已变得更为常见。本文表明我们对男性不育症的理解和相关技术在快速发展，以应对不断出现的挑战，而这些进步只是开始。在接下来的 5 年，随着这些技术继续推动学科发展，相应的伦理困境也会不断增加。

关键问题

● 解决伦理问题的一般步骤

从将做出的决定和冲突的价值观这两方面来识别伦理问题。

批判性分析各种可能方案的支持和反对理由，特别注意不要高估或低估这些理由。

从所做出的决定和主流价值观两方面，清晰表明决定或可接受选项的范围。

● 应避免的潜在错误

在对伦理问题的描述和分析中主观臆断，从而带来新的偏倚。

在分析各种方案时，未充分考虑长期后果。

未能验证事实或认识到关键真实信息的缺乏，从而做出不受支持的假设。

（纪智勇　周辉良 译）

参考文献

［1］ Neal MS, Nagel K, Duckworth J, et al. Effectiveness of sperm banking in adolescents and young adults with cancer：a regional experience. Cancer, 2007, 110：1125 – 1130.

［2］ Miller VA, Drotar D, Kodish E. Children's competence for assent and consent：a review of empirical findings. Ethics Behav, 2004, 14：255 – 296.

［3］ Covey Stephen R. The seven habits of highly effective people：powerful lessons in personal change. New York：Simon and Schuster Inc., 1990：237.

［4］ Goldstein MM. Health information technology and the idea of informed consent. J Law Med Ethics, 2010, 38：27 – 36.

［5］ Howard G. Who asks for vasectomy reversal and why? Br Med J（Clin Res Ed）, 1982, 285：490 – 493.

［6］ Lachance D. In re Grady：the mentally retarded individual's right to choose sterilization. Am J Law Med, 1981, 6：559 – 591.

［7］ Zuba-Ruggieri R. Making links, making connections：internet resources for self-advocates and people with developmental disabilities. Intellect Dev Disabil, 2007, 45：209 – 216.

第 17 章　男性癌症患者的生育管理

Daniel H. Williams IV

在过去几十年里，由于诊疗技术的进步，癌症患者生存率明显提高[1-3]。在男性人群中，大约15%新诊断的癌症患者年龄在55岁以下，其中1/4不到20岁[4]。因而，年轻的癌症幸存患者数量在增加，癌症治疗的关注点已经从仅仅关注单一的生存转变为关注治疗后的生存和生活质量。

对许多男性癌症患者及其家庭而言，在治疗期间及治疗后，维持和保留患者的生育力十分重要[5-11]。然而，与癌症本身的影响相似，抗癌药物、放疗、手术治疗都将影响男性生育力。由于癌症治疗导致的男性不育可能是暂时性或永久性的，程度有轻有重。因难以（即便有可能）预测抗癌治疗对特异个体生育其生物学子代能力的确切影响，治疗前行精子冷冻保存仍是此类患者群保持生育力的基础[12-20]。不幸的是，很多患者并未进行精子冷冻保存[6-9]。对治疗前没有行精子保存，却因治疗而无精子的癌症患者，可以通过手术取精，并应用先进的辅助生殖技术。

癌症对男性生育力的影响

尚不清楚癌症患者精液质量差的原因，可能有诸多因素参与其中。这些因素包括原发性生殖细胞缺陷、局部肿瘤效应、内分泌紊乱、肿瘤的自身免疫和全身效应[21-24]。

许多研究报道癌症对精液质量有负面影响，然而，大量研究结果却相互矛盾。有研究认为癌症会对精液产生不利影响[14,25-26]，另有研究并未发现患癌与

D. H. Williams IV, MD
Department of Urology, University of Wisconsin Hospital and Clinics,
1685 Highland Avenue, Madison, WI 53719, USA
e-mail: williams@ urology. wisc. edu

S J. Parekattil, A. Agarwal (eds.), *Male Infertility for the Clinician.*
© Springer Science + Business Media New York 2013

非癌男性的精液分析结果存在差别[27]。此外，有研究指出恶性肿瘤的类型影响精液质量[14,28-30]，另有研究并不认同[31-32]。

Ragni 等报道，在其机构中，有 11.6% 的拟冻存精子的男性癌症患者表现为无精子症[28]，其中，非霍奇金淋巴瘤的比例为 3.9%，睾丸肿瘤为 15.3%。Lass 等报道，有 10.5% 的未治疗的男性癌症患者表现为无精子症，包括 9.6% 的睾丸肿瘤、13.3% 的白血病或淋巴瘤、3.7% 的其他恶性肿瘤[14]。Colpi 等报道，只有 40% 的淋巴瘤患者、37% 的睾丸癌患者、37% 的其他肿瘤患者的精液达到 WHO 参考值标准[26]。霍奇金淋巴瘤男性患者通常表现为精液参数差[33-34]。同样，Lass 等报道，在其机构中，约 50% 冻存精子的癌症患者，其每次射出的精液中活动精子数少于 1000 万[14]。睾丸癌患者的精液参数低于正常对照组[25,30]。然而，Rofeim 和 Gilbert 比较了 214 名癌症男性与 22 名非癌男性的精液参数，发现两组之间并无显著性差别[27]。

一些研究表明，恶性肿瘤类型影响精液质量。一项包含 776 名癌症患者的大型研究证实，睾丸癌患者的精子密度显著降低，但其他恶性肿瘤患者的精液质量并无显著变化[28]。与此相似，一项包含 314 名癌症患者的研究发现，与其他恶性肿瘤患者相比，睾丸癌患者的精子浓度最低[29]。许多研究发现，与血液系统及其他恶性肿瘤相比，睾丸癌患者的精液质量显著下降[14,25,30,33,35]。癌症患者治疗前，其精子 DNA 完整性也比生育对照组的差[36]。

然而，也有证据表明，恶性肿瘤类型并不影响精液质量。Meseguer 等回顾在癌症治疗前保存精子的 184 名男性的精液参数，发现在不同恶性肿瘤患者中，精子总数并无显著性差异[32]。同样的，Chung 等发现，在癌症治疗前行精子冻存的 97 名不同类型癌症患者中，精子计数与活动力并无差别[31]。

化疗对男性生育力的影响

化疗会影响精子发生，可出现暂时性或永久性的精子减少[37-39]。这些化疗药物直接损害增殖细胞，故处于分化早期的精子细胞极易受到影响。化疗多重剂量的累积效应也会使得相对静态的精子前体受到损害[40]。而后期的生殖细胞即精母细胞和精子细胞，因其不分化，对化疗并不太敏感，这可解释这一发现：在紧随化疗后的几个月内，一些患者的精子数量缓慢下降。睾丸间质细胞的功能似乎较少受化疗的影响。

改良后的化疗方案降低了不育率。然而，治疗后的无精子症仍是一个值得关注的问题[41]。当患者治疗后变成完全性无精子症后，有些报道显示仅有 20% ~ 50% 的患者部分恢复精子发生[42]，而其他报道则高达 80%，这取决于癌症的类型和化疗方案[39]。

包括顺铂在内的烷化剂广泛用于睾丸癌的治疗，出现无精子症的风险高，尤其是联用异环磷酰胺时，且永久性无精子症的风险似乎呈剂量和药物依赖性[26,39,43-44]。同时，大多数霍奇金淋巴瘤的治疗方案也使男性患者处在无精子症的高风险中[45]。新型化疗药物如紫杉烷类药物和单克隆抗体对男性生育力的影响尚不明确[46]。治疗时的年龄可能在精子发生的恢复中发挥作用，但仍不明确[47]。

在探索癌症治疗期间可能为生殖上皮提供保护的策略方面，人们已做出了努力。在有性腺毒性的治疗中，使用促黄体激素释放激素类似物就是一种保护方法。虽然这些药物在一些动物研究中具有前景，但它们对防止人类的精子发生衰竭并无显著效果[48-49]。

放疗对男性生育力的影响

放疗通过直接诱导 DNA 损伤从而对精子发生产生负面影响，导致暂时性或永久性的损害[38,50]。许多变量可影响放疗对性腺功能的有害作用，包括总剂量、放射源、性腺保护、散射辐射和个体敏感性[26,51]。应常规采用性腺保护措施，然而小剂量的散射辐射却不可避免。低至 0.15Gy 的射线即可导致精子生成受到损害[52-53]；当剂量超过 0.5Gy 时，通常导致可逆性的无精子症[38]。精液参数通常在治疗后 4~6 个月出现最低点。剂量超过 2.5Gy 时，可使男性处于长期或永久性无精子症的风险中[38,51]。当剂量超过 15Gy 时，睾丸间质细胞功能受到影响[26,39]。治疗恶性肿瘤如睾丸白血病和骨髓移植前的全身照射，通常会造成不可逆的精原细胞损伤和永久性不育[44]。新的放疗策略可能会降低性腺毒性，但结果尚不确定。

手术对男性生育力的影响

外科手术如睾丸癌腹膜后淋巴结清扫术，由于盆腔神经丛的损伤出现射精功能障碍，进而导致不育[54]。不射精和逆行射精均可发生。改良后的腹膜后淋巴结清扫方式，已被证实能够降低患者出现射精功能紊乱的风险[8,55-56]。

虽然前列腺癌多发于老年人，但会影响更年轻的育龄期男性患者。很多男性直到晚年才当上父亲或再次组成家庭。根治性前列腺切除术移除了一个重要的男性生殖器官，使这些男性不育。同样，双侧睾丸切除及膀胱切除可使男性患者处于生殖衰竭的危险中。低位入路或经腹腔入路治疗胃肠道恶性肿瘤，也会使男性患者处在射精障碍的风险中[57]。

癌症治疗后精子发生的恢复

放疗、化疗和手术治疗都有可能影响生育潜能，性腺毒性及睾丸功能障碍是众所周知的癌症治疗副作用[15,41,52,58-59]。许多患者在治疗后出现无精子症。这些患者的精子发生常可恢复，但恢复时间（从数月到数年）和恢复时的精子质量却是多变的[29,60-62]。15%~30%的儿童癌症幸存者在治疗后表现为永久性不育[63]。

许多因素都可影响癌症治疗后精子发生的恢复，除了治疗方案外，治疗前个体的生育潜能和癌症本身对患者整体健康的影响，都可影响治疗后的生育力[51,64]。虽然数据有些矛盾，但某些恶性肿瘤，包括睾丸癌和霍奇金淋巴瘤，似乎会影响治疗前的生育力[14,30]。

在睾丸癌幸存者中，其配偶的成功妊娠率为71%~82%。尽管成功生育在某些情况下需要多年时间，并取决于化疗或放疗的强度[65-67]。低分期精原细胞瘤行睾丸切除和放疗后很少造成无精子症[68-69]。针对睾丸上皮内瘤变的高剂量睾丸放疗通常导致不育[70]。

霍奇金淋巴瘤幸存者治疗后通常出现无精子症。根据不同的化疗、放疗方案，许多患者的精子发生获得一定程度的恢复，但需长达 5~10 年的时间[34,71-73]。与霍奇金淋巴瘤治疗方案相比，非霍奇金淋巴瘤的治疗方案似乎对性腺损伤较小[39]。挽救生命的骨髓移植方案也会损伤生育力，无精子症发生率为 10%~70%，这取决于药物、剂量和全身照射所采用的方案[74-75]。

因治疗会对男性生殖系统造成直接的和结构上的影响，使得患泌尿生殖系统恶性肿瘤的男性患者成为一类独特的癌症亚组群体。虽然接受前列腺癌治疗的男性很少认为生育是一个问题，但年轻男性前列腺癌的患病率却在不断增长[76]。在一项超过 14 000 名接受前列腺癌根治术男性的大型回顾性研究中，有476人手术时年龄≤45 岁[77]。对于这些男性和他们的家庭来说，生育需求可能尚未得到满足。如果术前未冷冻保存精液，睾丸和（或）附睾精子提取行体外受精（IVF）和卵胞浆内单精子显微注射（ICSI）是生育下一代的唯一机会。对于接受放疗的前列腺癌患者，外放射治疗对精子发生的负面影响比近距离放射治疗更大[78-79]。像前列腺癌一样，由于诊断时的年龄因素，大多数膀胱癌男性患者的生育力不是重大问题。然而，年轻人也可患尿路上皮癌，并选择各种治疗。有关接受膀胱内灌注化疗的较小样本研究结果显示：接受卡介苗治疗的男性精液参数比丝裂霉素治疗变化范围更大[80]。一项关于保留前列腺的膀胱切除术的研究显示，在射精后尿液中可检测到精子[81]。接受放射性碘治疗的甲状腺癌患者，生育能力正常；而小儿肉瘤和直肠癌患者在治疗后，睾丸功能障碍的发生率高[82-84]。

癌症男性后代罹患恶性肿瘤的风险

关于癌症患者后代罹患癌症的风险主要关注两点：患癌是否增加了将这种危险传递给子代的风险，以及癌症治疗是否会诱发任何突变的风险？特别是在辅助生殖技术时代，如行 IVF/ ICSI，是否比既往有更大风险？

在 IVF/ICSI 技术出现之前，除了已知的遗传性疾病外，许多研究并未发现恶性肿瘤幸存者的后代罹患恶性肿瘤的风险有任何增加[85-87]。但紧随化疗后，存在精子染色体异常和非整倍体的风险，而这种风险似乎随时间推移而减少[88-92]。睾丸癌患者化疗后行染色体分析显示，染色体异常率在治疗前后无显著差异[93]。

男性癌症患者的精液采集

一般情况下通过自慰法采集精液行精子冷冻。对许多男子来说，自慰取精是一个尴尬或不舒适的过程。这是一个严肃的话题，医生与患者沟通并使其理解如何采集精液，并为患者提供一个放松的私密空间。作为选择，患者可在家里或另一个地点取精，而不是在诊所，但患者须保持离体精液维持体温，并在 45~60min 送检。取精过程中避免使用润滑剂，因润滑剂会污染标本。应收集全部标本，特别是基于在射精开始时的精子比结束时的更多这一事实[94]。每个实验室应用敞口容器做试验，确保容器适合精液收集并对精子无害。

一些男性难以通过自慰取精，可选择戴避孕套性交法收集精液。然而，避孕套必须是经实验室核准可用的，因市售可获得的避孕套常含有可杀死精子的杀精剂。这种方法通常会使收集的精子偏少，但对取精困难者来说可能是必需的。另外，焦虑、宗教信仰、疼痛、药物或其他因素也可能使精液收集面临挑战。

青春期男性是一个特殊群体，对他们要采取非常细心的咨询方式和委婉的技巧，提供与他们年龄相匹配的指导是必要的，因为这些病人在这个过程中存在情绪困扰的风险。父母应该参与讨论，尽管与青少年的单独会谈往往有用。遗憾的是，对于青春期男性精子冷冻保存的最佳方法尚无指导方针，但有个别的机构策略可供选择[44]。

在诊断癌症时，许多患者都是住院病人，而且可能是在这个时候，许多人首次接受精子冷冻保存服务。在这个环境中采集标本可能会带来挑战，因为在病房或浴室取精会存在干扰和中断。此外，一些人因癌症的存在导致身体虚弱或病情严重，是无法产生样本的。在这种情况下，可以采用外科手术取精。

冻存前要对所有标本进行精液分析。需要按照 WHO 的指南记录各项精液参数[94]。有时推荐多次采集精液，这取决于所见的活动精子数量、自上次射精以来的时间间隔及个体差异。

精子冷冻保存

精子冷冻的首次记载可追溯到 18 世纪。20 世纪中叶，随着精子冷冻保护剂的研发，现代科学技术使精子冷冻保存变得切实可行。如今，精子冷冻保存的常见用途包括输精管结扎术前、输精管复通术中获得精子的备存，在男子从事潜在危及生命的活动之前（如军事活动等），以及与此相关的为挽救生命而行有性腺毒性的抗癌治疗之前，先行储存精子。

当精液被冷冻保存时，其中小部分被单独冷冻、解冻，并在初次冷冻后进行再分析。这种"冻融试验"有助于确定解冻后精子的存活率，因为它可以在不同个体间，甚至同一个体不同期的精液标本之间发生变化[44]。解冻后的精子活动力是整个精液的良好代表性指标，并为将来该样本的总的运动精子数给出一个可靠的估计[95]。

虽然冷冻精子使男性生育后代成为可能，但冻融过程可能会对精子产生不良影响和（或）增强任何潜在的精子缺陷[96-97]。目前，精子是装入含有冷冻保护剂如甘油与试验用卵黄混合液的小瓶中，并且这些小瓶可以无限期地储存在液氮中。干性储存这一新技术对精子造成的损害可能较小[98]。

不同的患者冷冻精液标本的数量不尽相同，这取决于患者的年龄、生育史及精液质量。禁欲至少 48h 通常可使精子产量最大化[94]。即使有时间限制和紧急的健康问题，也应鼓励患者考虑精子储存。现在可以冷冻保存低精子数量的精液样本，这在以前被认为不适合冷冻[13]。质量差的精液冷冻保存，只要有活的精子可复苏，尚未显示会影响 IVF/ICSI 后的受精率或妊娠率[99]。

在开始任何影响生殖系统的癌症治疗前，我们建议患者启动和完成精子冷冻保存。例如，在睾丸癌根治性睾丸切除术的治疗方案中，没有新鲜腹股沟切口，患者射精较容易；再者，如果发现患者无精子，在切除术麻醉期内安排同期的外科手术取精。如果已经开始化疗或者放疗，只要患者有精子，治疗期间仍可以行精液冷冻保存[42]。需要注意的是，这些性腺毒性药物对精子的影响，在很大程度上是未知的。动物实验研究表明，雄性动物在放疗或化疗后立即交配所获得的子代，发生诱变效应的概率高[100]。也有报道，在化疗开始后，精子非整倍体率增加，可能长达 18 个月或更长[89]。虽然尚不清楚这种效应对人类有何临床影响，但精子冷冻保存最好在化疗或放疗开始前进行。否则，男性在治疗结束后、寻求生育治疗前，应等待 12~18 个月[101]。

对精子储存的态度

超过 50% 的癌症患者希望将来能生育，其中有超过 3/4 的患者在确诊癌症时尚未生育[11,102]。目前，精子储存是男性癌症患者保持未来生育能力的唯一预处理策略[103]。然而，仅有少于 1/4 的癌症患者储存精子，其他人没有这样做的最常见原因是相关信息的缺乏[102]。仅有 2/3 的患者在等待癌症治疗时意识到精子储存[104]。Schover 等也报道，超过 90% 的肿瘤科医生认为在治疗前应向所有男性患者提供精子储存服务，但几乎一半的肿瘤科医生没有这样做[105]，其原因包括缺乏时间、成本高、缺乏便利设施。只有 10% 的医院声称他们向所有符合条件的男性提供精子储存服务，尽管有证据表明至少有 50% 的年轻男性癌症患者有意愿这样做[106]。

Reebals 等通过决定是否在接受化疗之前向新诊断的青春期男性患者提供精子储存服务，解决了肿瘤科护士的实践问题。将问卷分发给那些负责照顾在青春期诊断为癌症的男性患者及其后续化疗和随访期间的看护护士和护理从业者。超过 95% 的反馈信息同意应向所有进行癌症治疗的男性患者提供精子储存服务。肿瘤学家和护理从业者被视为合适的专业人员来讨论此问题。作者总结认为，缺乏有关精子储存的知识限制了护士讨论这个问题的主动性，有关冷冻保存的宣教可提高认知和改进实践模式[107]。

Saito 等报道，80% 已储存精子的随访癌症患者具有积极的心理效应。他们特别发现，如果是患者主动要求冷冻精液，更能为患者在癌症治疗期间提供信心[11]。

精子储存的障碍

患者在癌症治疗开始之前不选择冻存精液的原因很多，包括患者和医务人员双方的羞怯心态、个人隐私、不适感、费用、开始癌症治疗的急迫性和便于精子储存的设施。Schover 等发现患者未能冻存精液最常见的原因是缺乏相关的信息[102]。

1995 年，Koeppel 报道超过 5000 例新发男性癌症患者年龄低于 35 岁，并且意识到随着癌症患者存活率的提高和癌症治疗对生育潜能的有害影响，应向患者提供精液冷冻保存服务[108]。作者承认有关精子储存的实用性和使用的争议，包括卫生保健专业人员与患者讨论这些敏感问题时所面临的挑战。肿瘤科护士被认为是治疗团队中的关键成员，启动化疗前，他们能在最恰当的时机与患者探讨不育问题和精子储存问题。人们认识到，通过提高认识，将强化向因治疗导致的不育者提供精子储存服务这一措施的重要性。

为患者寻找精子库不应成为讨论这一问题的障碍。有关精子库的信息在网络上随时可查。大多数精子库有可用的邮件包，允许患者在家里收集样本并将其运送到精子库。这种方法为患者提供了便利、保护了隐私。

成本问题被认为是患者所面临的阻碍。Schover 等证实，在医生和患者的印象里，精液冷冻保存费用太昂贵[105]。尽管费用因设施而异，但据估计，最初的处理费用约为 350 美元，每月的储存费从 10 美元到 50 美元不等。保险范围是可变的，但有些会支付部分费用，特别是癌症治疗的费用。美国癌症协会等国家机构也可能有财政援助计划，许多精子库还根据患者需要和收入提供付款方案。

Canada 和 Schover 认为肿瘤科医生诊疗每个患者的时间有限，建议培训肿瘤科护士、社会工作者和从业护士与新发癌症患者讨论不育问题，这是解决这一障碍的合理方案[109]。教育材料包括患者教育片和人机对话程序，这对患者及其家属是有益的。鼓励通过讲座、大会和在职演示来教育医护人员。

此时，开发一种高效、全面的系统为癌症患者提供服务亦至关重要。在住院病房和门诊诊所，应随时提供电话号码和协议。取精室应便于患者使用。

虽然推荐在治疗开始之前行精液收集，紧急启动治疗有时比提供样品用于冷冻保存更迫切。在这种情况下，在治疗开始后收集精液是可能的。然而，必须告知患者及其家属，化疗和放疗方案对后代遗传缺陷风险的影响仍然未知。一些研究者报道，基于精子通过生殖管道的运输时间，在开始治疗后的 10～14d 收集的精液标本用于将来的辅助生殖技术可能仍是安全的[110]。

最后，可能有围绕精子储存的法律问题需要解决。正如 Leonard 等总结的，围绕精液冻存的法律仍然含糊不清[44]。目前还不清楚精液应该归入财产、人，还是独立于财产和人之外的某种物质。此外，有争议时如何处置冷冻保存的精液仍然不明确[111]。同意书和合同是精子储存的重要支持文件，它们应该解决精子属于谁，在死亡的情况下会发生什么，以及如何支付这些服务等问题。混杂因素可能包括未成年人的情况，或可能的继发受益情况（例如，继承）。

青春期男性癌症患者的精液冷冻保存

成年男性癌症患者可能更愿意接受精子冷冻来保存将来的生育力这一观念，但这个问题可能会使青少年感到恐慌和尴尬，他们可能很多年都不会意识到自己的生育需求，而不育对儿童癌症幸存者的长期社会心理影响仍然很不清楚[112]。此外，在讨论精子储存的最合适年龄和谁应该负责解决这个问题上，人们的意见各不相同。

精子首次开始产生的确切年龄无法确定，可能因个体因素而异。睾丸增大代表 Tanner 分期由 I 期过渡到 II 期，精子发生可能开始于此时期或之后，甚至在青春期生长突增之前[113-114]。然而，有研究发现，年龄在 14~17 岁的青春期男性癌症患者适合行精子储存[115-116]。

Ginsberg 等研究了向年轻男性癌症患者提供精子储存服务的可行性，并确定了这些患者及其父母的信仰和决策过程。在研究中，有 68 名患者留取了精液标本，其中 50 人完成了研究。发现 80% 的患者与父母共同决定冷冻精子，所有冷冻精子的患者都觉得他们的决定是正确的。患者及其父母都想获得有关精液冷冻保存的信息。作者得出结论，由于治疗后精子质量大大降低，即使是一个疗程的有性腺毒性的治疗，也应在治疗前向所有符合条件的患者提供精子储存服务。患者父母在决定冻存精子方面扮演了重要角色[117]。

Klosky 等对 13 岁及 13 岁以上新发男性癌症患者的冷冻精子进行了评估。肿瘤学家根据不育风险对患者进行分组，并报告他们的患者是否行精子冷冻保存。不到 30% 的患者储存了精子。作者发现，决定冷冻精液与许多因素有关，包括中枢神经系统恶性肿瘤或非中枢神经系统实体性肿瘤、较高的社会经济地位、非福音派宗教团体成员。他们的结论是，精子储存在青春期男性中未得到充分应用，需要采取更新的策略来增加参与这一保留生育力活动的患者数量[118]。

当在青春期男性中讨论精子储存时，情感成熟是另一个重要概念。个体未发育成熟的男孩也许还能取到精子，相反，一个个体成熟但情感或性未成熟的青春期男性可能无法通过自慰收集精液。

外科手术取精

较低比率（但仍有临床意义）的男性癌症患者行精子储存时，将可能无精子或无法收集到精液标本。在这种情况下，可提供外科手术取精服务。通常，这些操作需要泌尿外科医生和生殖实验室人员的共同努力。时间紧迫，因为这些患者通常需要立即开始治疗。各种外科手术取精方法讨论如下，并可能同时协调安排肿瘤相关的治疗，如血管介入、淋巴活检、骨髓活检。

睾丸切开活检取精术（TESE）是通过睾丸切开活检来获取精子用于冷冻保存。这种方式获取的精子只能用于辅助生殖技术[119]。对这类患者，难以预测成功获取精子的概率，尽管患睾丸癌或恶性淋巴瘤的无精子症患者中大约有一半通过 TESE 可获取精子[120-121]。另外，对行睾丸根治性切除术的睾丸癌患者，可对其切除的睾丸行显微 TESE[122-123]。这类患者也可以于麻醉状态下在患侧睾丸切除同时行对侧睾丸取精术。

对无精的癌症幸存者和癌症治疗前未冻存精子的患者，可给予睾丸精子获取技术联合辅助生殖技术治疗[63,124]。在化疗后无精子症患者中，显微 TESE 获取精子的概率约为 50%[125-127]。

显微外科附睾精子抽吸术是从梗阻性无精子症患者的附睾中获取精子的一种手术方式，这适用于前列腺癌根治术后的无精子症患者，从生殖的角度，这类患者类似于输精管结扎术后患者，冻存的精子已被证明适用于辅助生殖技术[128-129]。

一些癌症患者手术治疗后影响了他们的射精功能。睾丸癌的腹膜后淋巴结清扫、胃肠道恶性肿瘤的低前位切除和经腹会阴联合切除，即使改进了手术技术，仍可使男性患者面临射精障碍的风险。当药物治疗无法改善泌精和射精时，可给予电刺激射精。电刺激射精已被证实是获取精子用于辅助生殖的有效方法[130-131]。这些患者的精子质量往往会受损，如用此精子行 ICSI/IVF，其妊娠率高于行宫腔内人工授精（IUI）[131-133]。电刺激射精在血小板减少症和白细胞减少患者中应慎用，因存在出血和感染的风险。

使用冻存精子行辅助生殖的结局

虽然人们普遍认为癌症和癌症治疗会对男性的生殖潜能产生不利影响，但直至近期，才有辅助生殖技术临床结局的病例报道和小样本研究。在某种程度上，这归功于 ICSI 技术的进步，使男性不育症的治疗发生了革命性的改变，因 ICSI 技术只需要射出精液或睾丸组织中的少量精子即可。冻存精子可用于 IUI 和（或）IVF/ICSI。如何最好地使用冷冻精子用于辅助生殖技术，取决于精子的数量和质量、精子在冻融过程中的存活情况、女方因素，以及患者或夫妇的偏好。

Sanger 等回顾性分析了 ICSI 技术广泛应用之前这一时期的文献，发现有 54 例分娩来源于生育诊所的男性癌症幸存者的冻存精液，另外 61 例分娩来源于精子库的男性癌症幸存者的冻存精液[13]。

Naysmith 等评估了癌症治疗对男性患者自然生育和辅助生育能力的影响。在癌症治疗前后，分别对精液样本进行分析。癌症治疗前，27% 的男性患者有精液参数异常；治疗后，有 68% 的精液样本异常，23% 的男性患者治疗后演变为无精子症。治疗前行精液保存，提高了 55% 患者的生育能力。作者评论说，提高患者和提供者对癌症及癌症治疗对生育影响的认识是至关重要的。他们还强调，随着 ICSI 的到来，所有男性癌症患者都应该接受治疗前的精子冷冻保存，即使是精子浓度很低的男性，也有很大的机会使其配偶受孕[15]。

Tryde-Schmidt 等报道了他们向因癌症和癌症治疗导致男性不育的夫妇推荐行辅助生殖技术的经验。大多数患者患有睾丸癌和淋巴瘤，90% 的患者接受了化疗和（或）放疗等辅助治疗。也许，最令人印象深刻的是，82% 的患者在治疗前已经行精液冷冻保存。治疗后，43%的患者射出精液中有活动精子，然而57%的患者射出的精液无精子。应用新鲜和冻存精子助孕治疗，每一周期的临床妊娠率分别为：IUI 14.8%、ICSI 38.6%、冻融精子 ICSI 25%；对应的生育率分别为11.1%、30.5%、21%。妊娠成功的患者中，58%使用的是冷冻精液。值得注意的是，应用新鲜精液和冻存精液每周期的生育率是相似的。作者总结认为，通过使用新鲜射出的精子或冻存精子，男性癌症幸存者都有很大的机会生育子女。这种情况首选 ICSI 助孕，因 ICSI 有更高的成功率；且精液解冻后，未必总是可以达到行 IUI 所需的、整体要求更高的活动精子总数[134]。

这些关于男性癌症幸存者使用冻存精子成功妊娠的报道，得到了其他众多研究的支持[3,14,32,135-139]。

Van Casteren 等报道了他们关于使用癌症患者冻存精液行辅助生殖技术的经验。557 例癌症患者储存了 749 份精液。在这 557 名冻存精液的男性中，治疗后有 218 人（39%）返回行精液分析，其中 155 人（71.1%）检查发现有活动性精子，其中 20 人使其配偶获得自然妊娠。与此同时，仅有 42 名癌症幸存者（9.6%）最终要求使用冻存的精液，其中有 50% 通过 IVF/ICSI 成功生育后代；如果在治疗前未冻存精液，这些人将无法生育自己的后代[140]。

理论上，使用新鲜精子与冻存精子行 ICSI 助孕的成功率会有所不同，然而最近的研究表明，两者的妊娠结局并无差别[141-143]。

有几项研究探讨了男性癌症幸存者对冻存精子的使用情况。一项对 258 名男性的研究发现，仅有 18 名返回接受冻存精子助孕治疗[16]。Ginsburg 等发现，在他们生殖中心，有 19 名癌症幸存者接受了共 35 个周期的 IVF 助孕，其中 11 个周期使用的是冻存精液[138]。在一项大数据研究中，Magelssen 等观察了 1338 名睾丸癌幸存者在癌症治疗后的生育情况。422 名患者在睾丸切除后冻存精液，仅有 29 人（7%）使用他们的冻存精液行辅助生殖技术，而 67 名患者（17%）使用新鲜精液至少生了 1 个后代[64,106]。

最后，根据 Saito 等的研究，如果男性癌症幸存者在治疗后恢复精子发生，则没有人会选择使用其冻存的精子。在大多数情况下，即使未使用冻存精子，但获得了存储精子的积极心理效应[11]。

5 年展望与关键问题

有关癌症男性生育力保存，令人兴奋的新方向莫过于实施用于生殖细胞移植和睾丸移植的干细胞技术。在成年男性和未成年男性患者治疗前，精原干细胞可能在未来用于睾丸组织保存及生育力保存，因为精原干细胞能使生精小管自我更新、增殖和再生[101]。

最近，Schlatt 等[144]回顾了啮齿类动物和灵长类动物实验中睾丸精原干细胞的生理机能，总结道：在啮齿类动物和其他动物模型中，虽然生殖细胞移植技术已成为重要的研究工具[145-152]，但人类的临床应用仍然处于试验阶段。未成熟组织在啮齿类动物和灵长类动物的自体和异体移植中，均显示出未成熟睾丸组织的高再生潜能和生精能力，提示睾丸移植技术是另一个令人兴奋的、性腺毒性治疗前的男性生育力保护策略。然而，与生殖细胞移植一样，其在人类的应用被认为安全和有效之前，还需要进一步的研究。尽管目前限制从冷冻保存的男性生殖细胞系和组织中产生精子，但由于生殖细胞移植和移植方法在未来可能得到改进，故应向处在生育力丧失风险中的年轻癌症男性提供治疗前睾丸组织的获取和冻存，因为这可能是他们在治疗后保持其生育力的唯一选择[153-154]。另外，面临性腺毒性治疗的青春期前男孩的睾丸组织，可以在特殊条件下冷冻保存。这样做可以为年轻患者提供日后的生育力保存[155]。

有关使用精原干细胞和睾丸移植的一个潜在担忧，就是将癌细胞重新植回受体的理论风险。这一效应已在白血病小鼠模型上得到证实[156]，但已在培养中使用端粒酶来降低此风险[157]。应用胚胎干细胞技术治疗男性不育也在研究中，在用于治疗男性不育症之前，需要做更多的转化医学研究[158]。

总　结

癌症治疗方法的改进使更多的男性进入育龄期，而生育率是衡量患者生活质量的一个重要指标。然而，所有的癌症治疗方案，如化疗、放疗、手术治疗，都是男性生育潜能的潜在威胁。由于治疗类型及个体对这些治疗的有害影响的敏感性不同，因此不可能预测一个人是否会在治疗后恢复精子发生，以及他的精子能否安全地使卵子受精。干细胞移植技术有望在将来使用，但目前尚无法用于人类。现在，辅助生殖技术的进步使更多的男性有机会成为生物学上的父亲，即使在精液参数不佳的情况下也是如此。因此，在开始挽救生命的癌症治疗之前，精子冷冻保存将为男性及其家属提供希望，并为未来生育生物学后代提供最佳机会。男性生育力保护是一种安全有效的手段，应在治疗前提供给所有患有癌症的男性。癌症治疗后的男性不育症也可采取辅助生殖技术和改良的外科取精术来治疗。精子储存的障碍仍然存在，但许多障碍可以通过对患者和提供者的教育来克服；此外，综合性癌症治疗中心精心协调的策略，使男性癌症患者的生育力保护在预处理计划中得以被优先考虑。

（崔元庆　张欣宗　周辉良 译）

参考文献

[1] Mcvie JG. Cancer treatment: the last 25 years. Cancer Treat Rev, 1999, 25: 323 – 331.

[2] Lass A, Akagbosu F, Brinsden P. Sperm banking and assisted reproduction treatment for couples following cancer treatment of the male partner. Hum Reprod Update, 2001, 7: 370 – 377.

[3] Agarwal A, Ranganathan P, Kattal N, et al. Fertility after cancer: a prospective review of assisted reproductive outcome with banked semen specimens. Fertil Steril, 2004, 81: 342 – 348.

[4] Steliarova-Foucher E, Stiller C, Kaatsch P, et al. Geographical patterns and time trends of cancer incidence and survival among children and adolescents in Europe since the 1970s (the ACCIS-project): an epidemiological study. Lancet, 2004, 364: 2097 – 2105.

[5] Gritz ER, Wellisch DK, Wang HJ, et al. Long-term effects of testicular cancer on sexual functioning in married couples. Cancer, 1989, 64: 1560 – 1567.

[6] Rieker PP, Fitzgerald EM, Kalish LA, et al. Psychosocial factors, curative therapies, and behavioral outcomes. A comparison of testis cancer survivors and a control group of healthy men. Cancer, 1989, 64: 2399 – 2407.

[7] Rieker PP, Fitzgerald EM, Kalish LA. Adaptive behavioral responses to potential infertility among survivors of testis cancer. J Clin Oncol, 1990, 8: 347 – 355.

[8] Hartmann JT, Albrecht C, Schmoll HJ, et al. Long-term effects on sexual function and fertility after treatment of testicular cancer. Br J Cancer, 1999, 80: 801 – 807.

[9] Schover LR, Rybicki LA, Martin BA, et al. Having children after caner. A pilot survey of survivors' attitudes and experiences. Cancer, 1999, 86: 697 – 709.

[10] Mackie E, Hill J, Kondryn H, et al. Adult psychosocial outcomes in long-term survivors of acute lymphoblastic leukaemia and Wilms' tumour: a controlled study. Lancet, 2000, 355: 1310 – 1314.

[11] Saito K, Suzuki K, Iwasaki A, et al. Sperm cryopreservation before cancer chemotherapy helps in the emotional battle against cancer. Cancer, 2005, 104: 521 – 524.

[12] Fossa SD, Aass N, Molne K. Is routine pre-treatment cryopreservation of semen worthwhile in the management of patients with testicular cancer? Br J Urol, 1989, 64: 524 – 529.

[13] Sanger WG, Olson JH, Sherman JK. Semen cryobanking for men with cancer-criteria change. Fertil Steril, 1992, 58: 1024 – 1027.

[14] Lass A, Akagbosu F, Abusheikha N, et al. A programme of semen cryopreservation for patients with malignant disease in a tertiary infertility centre: lessons from 8 years' experience. Hum Reprod, 1998, 13: 3256 – 3261.

[15] Naysmith TE, Blake DA, Harvcy VJ, et al. Do men undergoing sterilizing cancer treatments have a fertile future? Hum Reprod, 1998, 13: 3250 – 3255.

[16] Audrins P, Holden CA, Mclachlan RI, et al. Semen storage for special purposes at Monash IVF from 1977 to 1997. Fertil Steril, 1999, 72: 179 – 181.

[17] Agarwal A. Semen banking in patients with cancer: 20-year experience. Int J Androl, 2000, 23 (Suppl 2): 16 – 19.

[18] Kelleher S, Wishart SM, Liu PY, et al. Long-term outcomes of elective human sperm cryostorage. Hum Reprod, 2001, 16: 2632 – 2639.

[19] Bahadur G, Ling KL, Hart R, et al. Semen production in adolescent cancer patients. Hum Reprod, 2002, 17: 2654 – 2656.

[20] Saito K, Suzuki K, Noguchi K, et al. Semen cryopreseravation for patients with malignant or non-malignant disease: our experience for 10 years. Nippon Hinyokika Gakkai Zasshi, 2003, 94: 513 – 520.

[21] Petersen PM, Skakkebaek NE, Rorth M, et al. Semen quality and reproductive hormones before

and after orchiectomy in men with testicular cancer. J Urol, 1999, 161: 822 – 826.

[22] Petersen PM, Skakkebaek NE, Vistisen K, et al. Semen quality and reproductive hormones before orchiectomy in men with testicular cancer. J Clin Oncol, 1999, 17: 941 – 947.

[23] Rueffer U, Breuer K, Josting A, et al. Male gonadal dysfunction in patients with Hodgkin's disease prior to treatment. Ann Oncol, 2001, 12: 1307 – 1311.

[24] Agarwal A, Allamaneni SS. Disruption of spermatogenesis by the cancer disease process. J Natl Cancer Inst Monogr, 2005, 34: 9 – 12.

[25] Hallak J, Kolettis PN, Sekhon VS, et al. Sperm cryopreservation in patients with testicular cancer. Urology, 1999, 54: 894 – 899.

[26] Colpi GM, Contalbi GF, Nerva F, et al. Testicular function following chemoradiotherapy. Eur J Obstet Gynecol Reprod Biol, 2004, 113 (Suppl 1): S2 – 6.

[27] Rofeim O, Gilbert BR. Normal semen parameters in cancer patients presenting for cryopreservation before gonadotoxic therapy. Fertil Steril, 2004, 82: 505 – 506.

[28] Ragni G, Somigliana E, Restelli L, et al. Sperm banking and rate of assisted reproduction treatment: insights from a 15-year cryopreservation program for male cancer patients. Cancer, 2003, 97: 1624 – 1629.

[29] Bahadur G, Ozturk O, Muneer A, et al. Semen quality before and after gonadotoxic treatment. Hum Reprod, 2005, 20: 774 – 781.

[30] Williams DHT, Karpman E, Sander JC, et al. Pretreatment semen parameters in men with cancer. J Urol, 2009, 181: 736 – 740.

[31] Chung K, Irani J, Knee G, et al. Sperm cryopreservation for male patients with cancer: an epidemiological analysis at the University of Pennsylvania. Eur J Obstet Gynecol Reprod Biol, 2004, 113 (Suppl 1): S7 – 11.

[32] Meseguer M, Molina N, Garcia-Velasco JA, et al. Sperm cryopreservation in oncological patients: a 14-year follow-up study. Fertil Steril, 2006, 85: 640 – 645.

[33] Hendry WF, Stedronska J, Jones CR, et al. Semen analysis in testicular cancer and Hodgkin's disease: pre- and post-treatment findings and implications for cryopreservation. Br J Urol, 1983, 55: 769 – 773.

[34] Viviani S, Bonfante V, Santoro A, et al. Long-term results of an intensive regimen: VEBEP plus involved-field radiotherapy in advanced Hodgkin's disease. Cancer J Sci Am, 1999, 5: 275 – 282.

[35] Berthelsen JG, Skakkebaek NE. Gonadal function in men with testis cancer. Fertil Steril, 1983, 39: 68 – 75.

[36] Stahl O, Eberhard J, Cavallin-Stahl E, et al. Sperm DNA integrity in cancer patients: the effect of disease and treatment. Int J Androl, 2009, 32: 695 – 703.

[37] Spitz S. The histological effects of nitrogen mustards on human tumors and tissues. Cancer, 1948, 1: 383 – 398.

[38] Apperley JF, Reddy N. Mechanism and management of treatmen-related gonadal failure in recipients of high dose chemoradiotherapy. Blood Rev, 1995, 9: 93 – 116.

[39] Howell SJ, Shalet SM. Spermatogenesis after cancer treatment: damage and recovery. J Natl Cancer Inst Monogr, 2005, 34: 12 – 17.

[40] Schrader M, Muller M, Straub B, et al. The impact of chemotherapy on male fertility: a survey of the biologic basis and clinical aspects. Reprod Toxicol, 2001, 15: 611 – 617.

[41] Meirow D, Schenker JG. Cancer and male infertility. Hum Reprod, 1995, 10: 2017 – 2022.

[42] Carson SA, Gentry WL, Smith AL, et al. Feasibility of semen collection and cryopreservation during chemotherapy. Hum Reprod, 1991, 6: 992 – 924.

[43] Pont J, Albrecht W. Fertility after chemotherapy for testicular germ cell cancer. Fertil Steril, 1997, 68: 1 – 5.

［44］ Leonard M, Hammelef K, Smith GD. Fertility considerations, counseling, and semen cryopreservation for males prior to the initiation of cancer therapy. Clin J Oncol Nurs, 2004, 8: 127 - 131, 145.

［45］ Viviani S, Santoro A, Ragni G, et al. Gonadal toxicity after combination chemotherapy for Hodgkin's disease. Comparative results of MOPP vs. ABVD. Eur J Cancer Clin Oncol, 1985, 21: 601 - 605.

［46］ Lee SJ, Schover LR, Partridge AH, et al. American Society of Clinical Oncology recommendations on fertility preservation in cancer patients. J Clin Oncol, 2006, 24: 2917 - 2931.

［47］ Kenney LB, Laufer MR, Grant FD, et al. High risk of infertility and long term gonadal damage in males treated with high dose cyclophosphamide for sarcoma during childhood. Cancer, 2001, 91: 613 - 621.

［48］ Kreuser ED, Klingmuller D, Thiel E. The role of LHRH-analogues in protecting gonadal functions during chemotherapy and irradiation. Eur Urol, 1993, 23: 157 - 163, discussion 163 - 4.

［49］ Cespedes RD, Peretsman SJ, Thompson Jr IM, et al. Protection of the germinal epithelium in the rat from the cytotoxic effects of chemotherapy by a luteinizing hormone-releasing hormone agonist and antiandrogen therapy. Urology, 1995, 46: 688 - 691.

［50］ Lushbaugh CC, Casarett GW. The effects of gonadal irradiation in clinical radiation therapy: a review. Cancer, 1976, 37: 1111 - 1125.

［51］ Trottmann M, Becker AJ, Stadler T, et al. Semen quality in men with malignant diseases before and after therapy and the role of cryopreservation. Eur Urol, 2007, 52: 355 - 367.

［52］ Speiser B, Rubin P, Casarett G. Aspermia following lower truncal irradiation in Hodgkin's disease. Cancer, 1973, 32: 692 - 628.

［53］ Leiper AD, Grant DB, Chessells JM. Gonadal function after testicular radiation for acute lymphoblastic leukaemia. Arch Dis Child, 1986, 61: 53 - 56.

［54］ Fossa SD, Ous S, Abyholm T, et al. Post-treatment fertility in patients with testicular cancer. II. Influence of cis-platin-based combination chemotherapy and of retroperitoneal surge on hormone and sperm cell production. Br J Urol, 1985, 57: 210 - 214.

［55］ Donohue JP. Evolution of retroperitoneal lymphadenectomy (RPLND) in the management of non-seminomatous testicular cancer (NSGCT). Urol Oncol, 2003, 21: 129 - 132.

［56］ Large MC, Sheinfeld J, Eggener SE. Retroperitoneal lymph node dissection: reassessment of modified templates. BJU Int, 2009, 104: 1369 - 1375.

［57］ Jones OM, Stevenson AR, Stitz RW, et al. Preservation of sexual and bladder function after laparoscopic rectal surgery. Colorectal Dis, 2009, 11: 489 - 495.

［58］ Jacobsen KD, Olsen DR, Fossa K, et al. External beam abdominal radiotherapy in patients with seminoma stage I: field type, testicular dose, and spermatogenesis. Int J Radiat Oncol Biol Phys, 1997, 38: 95 - 102.

［59］ Giwercman A, Petersen PM. Cancer and male infertility. Baillieres Best Pract Res Clin Endocrinol Metab, 2000, 14: 453 - 471.

［60］ Huyghe E, Matsuda T, Daudin M, et al. Fertility after testicular cancer treatments: results of a large multicenter study. Cancer, 2004, 100: 732 - 737.

［61］ Gandini L, Sgro P, Lombardo F, et al. Effect of chemo- or radio-therapy on sperm parameters of testicular cancer patients. Hum Reprod, 2006, 21: 2882 - 2889.

［62］ Spermon JR, Ramos L, Wetzels AM, et al. Sperm integrity pre- and post-chemotherapy in men with testicular germ cell cancer. Hum Reprod, 2006, 21: 1781 - 1786.

［63］ Tournaye H, Liu J, Nagy PZ, et al. Correlation between testicular histology and outcome after intracytoplasmic sperm injection using testicular spermatozoa. Hum Reprod, 1996, 11: 127 - 132.

［64］ Magelssen H, Brydoy M, Fossa SD. The effects of cancer and cancer treatments on male reproductive function. Nat Clin Pract Urol, 2006, 3: 312 - 322.

[65] Lampe H, Horwich A, Norman A, et al. Fertility after chemotherapy for testicular germ cell cancers. J Clin Oncol, 1997, 15: 239 – 245.

[66] Brydoy M, Fossa SD, Klepp O, et al. Paternity following treatment for testicular cancer, J Natl Cancer Inst, 2005, 97: 1580 – 1588.

[67] Huddart RA, Norman A, Moynihan C, et al. Fertilily, gonadal and sexual function in survivors of testicular cancer. Br J Cancer, 2005, 93: 200 – 207.

[68] Joos H, Sedlmayer F, Gomahr A, et al. Endocrine profiles after radiotherapy in stage I seminoma: impact of two different radiation treatment modalities. Radiother Oncol, 1997, 43: 159 – 162.

[69] Nalesnik JG, Sabanegh Jr ES, Eng TY, et al. Fertility in men after treatment for stage I and 2A seminoma. Am J Clin Oncol, 2004, 27: 584 – 588.

[70] Classen J, Dieckmann K, Bamberg M, et al. Radiotherapy with 16 Gy may fail to eradicate testicular intraepithelial neoplasia: preliminary communication of a dose-reduction trial of the German Testicular Cancer Study Group. Br J Cancer, 2003, 88: 828 – 831.

[71] Da Cunha MF, Meistrich ML, Fuller LM, et al. Recovery of spermatogenesis after treatment for Hodgkin's disease: limiting dose of MOPP chemotherapy. J Clin Oncol, 1984, 2: 571 – 577.

[72] Marmor D, Duyck F. Male reproductive potential after MOPP therapy for Hodgkin's disease: a long-term survey. Andrologia, 1995, 27: 99 – 106.

[73] Tal R, Botchan A, Hauser R, et al. Follow-up of sperm concentration and motility in patients with lymphoma. Hum Reprod, 2000, 15: 1985 – 1988.

[74] Jacob A, Barker H, Goodman A, et al. Recovery of spermatogenesis following bone marrow transplantation. Bone Marrow Transplant, 1998, 22: 277 – 279.

[75] Anserini P, Chiodi S, Spinelli S, et al. Semen analysis following allogeneic bone marrow transplantation. Additional data for evidence-based counselling. Bone Marrow Transplant, 2002, 30: 447 – 451.

[76] Boyd BG, Mccallum SW, Lewis RW, et al. Assessment of patient concern and adequacy of informed consent regarding infertility resulting from prostate cancer treatment. Urology, 2006, 68: 840 – 844.

[77] Magheli A, Rais-Bahrami S, Humphreys EB, et al. Impact of patient age on biochemical recurrence rates following radical prostatectomy. J Urol, 2007, 178: 1933 – 1937, discussion 1937 – 1938.

[78] Daniell HW, Tam EW. Testicular atrophy in therapeutic orchiectomy specimens from men with prostate carcinoma: association with prior prostate bed radiation and older age. Cancer, 1998, 83: 1174 – 1179.

[79] Mydlo JH, Lebed B. Does brachytherapy of the prostate affect sperm quality and/or fertility in younger men? Scand J Urol Nephrol, 2004, 38: 221 – 224.

[80] Raviv G, Pinthus JH, Shefi S, et al. Effects of intravesical chemotherapy and immunotherapy on semen analysis. Urology, 2005, 65: 765 – 767.

[81] Colombo R, Bertini R, Salonia A, et al. Nerve and seminal sparing radical cystectomy with orthotopic urinary diversion for select patients with superficial bladder cancer: an innovative surgical approach. J Urol, 2001, 165: 51 – 55, discussion 55.

[82] Hyer S, Vini L, O'connell M, et al. Testicular dose and fertility in men following I (131) therapy for thyroid cancer. Clin Endocrinol (Oxf), 2002, 56: 755 – 758.

[83] Longhi A, Macchiagodena M, Vitali G, et al. Fertility in male patients treated with neoadjuvant chemotherapy for osteosarcoma. J Pediatr Hematol Oncol, 2003, 25: 292 – 296.

[84] Mansky P, Arai A, Stratton P, et al. Treatment late effects in long-term survivors of pediatric sarcoma. Pediatr Blood Cancer, 2007, 48: 192 – 199.

[85] Hawkins MM, Draper GJ, Smith RA. Cancer among 1348 offspring of survivors of childhood

cancer. Int J Cancer, 1989, 43: 975 – 978.

[86] Winther JF, Boice Jr JD, Mulvihill JJ, et al. Chromosomal abnormalities among offspring of childhood-cancer survivors in Denmark: a population-based study. Am J Hum Genet, 2004, 74: 1282 – 1285.

[87] Sankila R, Olsen JH, Anderson H, et al. Risk of cancer among offspring of childhood-cancer survivors. Association of the Nordic Cancer Registries and the Nordic Society of Paediatric Haematology and Oncology. N Engl J Med, 1998, 338: 1339 – 1344.

[88] Robbins WA, Meistrich ML, Moore D, et al. Chemotherapy induces transient sex chromosomal and autosomal aneuploidy in human sperm. Nat Genet, 1997, 16: 74 – 78.

[89] De Mas P, Daudin M, Vincent MC, et al. Increased aneuploidy in spermatozoa from testicular tumour patients after chemotherapy with cisplatin, etoposide and bleomycin. Hum Reprod, 2001, 16: 1204 – 1208.

[90] Frias S, Van Hummelen P, Meistrich ML, et al. NOVP chemotherapy for Hodgkin's disease transiently induces sperm aneuploidies associated with the major clinical aneuploidy syndromes involving chromosomes X, Y, 18, and 21. Cancer Res, 2003, 63: 44 – 51.

[91] Thomas C, Cans C, Pelletier R, et al. No long-term increase in sperm aneuploidy rates after anticancer therapy: sperm fluorescence in situ hybridization analysis in 26 patients treated for testicular cancer or lymphoma. Clin Cancer Res, 2004, 10: 6535 – 6543.

[92] Wyrobek AJ, Schmid TE, Marchetti F. Relative susceptibilities of male germ cells to genetic defects induced by cancer chemotherapies. J Natl Cancer Inst Monogr, 2005, 34: 31 – 35.

[93] Martin R. Human sperm chromosome complements in chemotherapy patients and infertile men. Chromosoma, 1998, 107: 523 – 527.

[94] World Health Organisation. WHO laboratory manual for the examination of human semen and sperm-cervical mucus interaction. 4th ed. Cambridge: Cambridge University Press, 1999.

[95] Padron OF, Sharma RK, Thomas Jr AJ, et al. Effects of cancer on spermatozoa quality after cryopreservation: a 12-year experience. Fertil Steril. 1997, 67: 326 – 331.

[96] Bolten M, Weissbach L, Kaden R. Cryopreserved human sperm deposits: usability after decades of storage. Urologe A, 2005, 44: 904 – 908.

[97] Gandini L, Lombardo F, Lenzi A, et al. Cryopreservation and sperm DNA integrity. Cell Tissue Bank, 2006, 7: 91 – 98.

[98] Meyers SA. Dry storage of sperm: applications in primates and domestic animals. Reprod Fertil Dev, 2006, 18: 1 – 5.

[99] Kuczynski W, Dhont M, Grygoruk C, et al. The outcome of intracytoplasmic injection of fresh and cryopreserved ejaculated spermatozoa-a prospective randomized study. Hum Reprod, 2001, 16: 2109 – 2113.

[100] Meistrich ML. Potential genetic risks of using semen collected during chemotherapy. Hum Reprod, 1993, 8: 8 – 10.

[101] Shin D, Lo KC, Lipshultz LI. Treatment options for the infertile male with cancer. J Natl Cancer Inst Monogr, 2005, 34: 48 – 50.

[102] Schover LR, Brey K, Lichtin A, et al. Knowledge and experience regarding cancer, infertility, and sperm banking in younger male survivors. J Clin Oncol, 2002, 20: 1880 – 1889.

[103] Dohle GR, Colpi GM, Hargreave TB, et al. Eau guidelines on male infertility. Eur Urol, 2005, 48: 703 – 711.

[104] Edge B, Holmes D, Makin G. Sperm banking in adolescent cancer patients. Arch Dis Child, 2006, 91: 149 – 152

[105] Schover LR, Brey K, Lichtin A, et al. Oncologists' attitudes and practices regarding banking sperm before cancer treatment. J Clin Oncol, 2002, 20: 1890 – 1897.

[106] Magelssen H, Haugen TB, Von During V, et al. Twenty years experience with semen cryopreserva-

tion in testicular cancer patients: who needs it? Eur Urol, 2005, 48: 779 – 785.

[107] Reebals JF, Brown R, Buckner EB. Nurse practice issues regarding sperm banking in adolescent male cancer patients. J Pediatr Oncol Nurs, 2006, 23: 182 – 188.

[108] Koeppel KM. Sperm banking and patients with cancer. Issues concerning patients and healthcare professionals. Cancer Nurs, 1995, 18: 306 – 312.

[109] Canada AL, Schover LR. Research promoting better patient education on reproductive health after cancer. J Natl Cancer Inst Monogr, 2005, 34: 98 – 100.

[110] Chatterjee R, Haines GA, Perera DM, et al. Testicular and sperm DNA damage after treatment with fludarabine for chronic lymphocytic leukaemia. Hum Reprod, 2000, 15: 762 – 766.

[111] Schuster TG, Hickner-Cruz K, Ohl DA. et al. Legal considerations for cryopreservation of sperm and embryos. Fertil Steril, 2003, 80: 61 – 66.

[112] Zebrack BJ, Zeltzer LK. Quality of life issues and cancer survivorship. Curr Probl Cancer, 2003, 27: 198 – 211.

[113] Hirsch M, Lunenfeld B, Modan M, et al. Spermarche—the age of onset of sperm emission. J Adolesc Health Care, 1985, 6: 35 – 39.

[114] Nielsen CT, Skakkebaek NE, Richardson DW, et al. Onset of the release of spermatozoa (spermarche) in boys in relation to age, testicular growth, pubic hair, and height. J Clin Endocrinol Metab, 1986, 62: 532 – 535.

[115] Kliesch S, Behre HM, Jurgens H, et al. Cryopreservation of semen from adolescent patients with malignancies. Med Pediatr Oncol, 1996, 26: 20 – 27.

[116] Bahadur G, Ling KL, Hart R, et al. Semen quality and cryopreservation in adolescent cancer patients. Hum Reprod, 2002, 17: 3157 – 3161.

[117] Ginsberg JP, Ogle SK, Tuchman LK, et al. Sperm banking for adolescent and young adult cancer patients: sperm quality, patient, and parent perspectives. Pediatr Blood Cancer, 2008, 50: 594 – 598.

[118] Klosky JL, Randolph ME, Navid F, et al. Sperm cryopreservation practices among adolescent cancer patients at risk for infertility. Pediatr Hematol Oncol, 2009, 26: 252 – 260.

[119] Vanderzwalmen P, Zech H, Birkenfeld A, et al. Intracytoplasmic injection of spermatids retrieved from testicular tissue: influence of testicular pathology, type of selected spermatids and oocyte activation. Hum Reprod, 1997, 12: 1203 – 1213.

[120] Kim ED, Gilbaugh 3rd JH, Patel VR, et al. Testis biopsies frequently demonstrate sperm in men with azoospermia and significantly elevated follicle-stimulating hormone levels. J Urol, 1997, 157: 144 – 146.

[121] Schrader M, Muller M, Sofikitis N, et al. "Onco-tese": testicular sperm extraction in azoospermic cancer patients before chemotherapy-new guidelines? Urology, 2003, 61: 421 – 425.

[122] Baniel J, Sella A. Sperm extraction at orchiectomy for testis cancer. Fertil Sleril, 2001, 75: 260 – 262.

[123] Binsaleh S, Sircar K, Chan PT. Feasibility of simultaneous testicular microdissection for sperm retrieval and ipsilateral testicular tumor resection in azoospermic men. J Androl, 2004, 25: 867 – 871.

[124] Devroey P, Liu J, Nagy Z, et al. Pregnancies after testicular sperm extraction and intracytoplasmic sperm injection in non-obstructive azoospermia. Hum Reprod, 1995, 10: 1457 – 1460.

[125] Chan PT, Palenno GD, Veeck LL, et al. Testicular sperm extraction combined with intracytoplasmic sperm injection in the treatment of men with persistent azoospcrmia postchemotherapy. Cancer, 2001, 92: 1632 – 1637.

[126] Damani MN, Master V, Meng MV, et al. Postchemotherapy ejaculatory azoospermia: fatherhood with sperm from testis tissue with intracytoplasmic sperm injection. J Clin Oncol, 2002,

20: 930 - 936.

[127] Meseguer M, Garrido N, Remohi J, et al. Testicular sperm extraction (TESE) and ICSI in patients with permanent azoospermia after chemotherapy. Hum Reprod, 2003, 18: 1281 - 1285.

[128] Oates RD, Lobel SM, Harris DH, et al. Efficacy of intracytoplasmic sperm injection using intentionally cryopreserved epididymal spermatozoa. Hum Reprod, 1996, 11: 133 - 138.

[129] Janzen N, Goldstein M, Schlegel PN, et al. Use of electively cryopreserved microsurgically aspirated epididymal sperm with IVF and intracytoplasmic sperm injection for obstructive azoospermia. Fertil Steril, 2000, 74: 696 - 701.

[130] Ohl DA, Denil J, Bennett CJ, et al. Electroejaculation following retroperitoneal lymphadenectomy. J Urol, 1991, 145: 980 - 983.

[131] Ohl DA, Wolf LJ, Menge AC, et al. Electroejaculation and assisted reproductive technologies in the treatment of anejaculatory infertility. Fertil Steril, 2001, 76: 1249 - 1255.

[132] Chung PH, Verkallf BS, Mola R, et al. Correlation between semen parameters of electroejaculates and achieving pregnancy by intrauterine insemination. Fertil Steril, 1997, 67: 129 - 132.

[133] Schatte EC, Orejuela FJ, Lipshultz LI, et al. Treatment of infertility due to anejaculation in the male with electroejaculation and intracytoplasmic sperm injection. J Urol, 2000, 163: 1717 - 1720.

[134] Schmidt KL, Larsen E, Bangsboll S, et al. Assisted reproduction in male cancer survivors: fertility treatment and outcome in 67 couples. Hum Reprod, 2004, 19: 2806 - 2810.

[135] Khalifa E, Oehninger S, Acosta AA, et al. Successful fertilization and pregnancy outcome in in-vitro fertilization using cryopreserved/thawed spermatozoa from patients with malignant diseases. Hum Reprod, 1992, 7: 105 - 108.

[136] Palermo G, Joris H, Devroey P, et al. Pregnancies after intracytoplasmic injection of single spermatozoon into an oocyte. Lancet, 1992, 340: 17 - 18.

[137] Rosenlund B, Sjoblom P, Tornblom M, et al. In-vitro fertilization and intracytoplasmic sperm injection in the treatment of infertility after testicular cancer. Hum Reprod, 1998, 13: 414 - 418.

[138] Ginsburg ES, Yanushpolsky EH, Jackson KV. In vitro fertilization for cancer patients and survivors. Fertil Steril, 2001, 75: 705 - 710.

[139] Zorn B, Virant-Klun I, Stanovnik M, et al. Intracytoplasmic sperm injection by testicular sperm in patients with aspermia or azoospermia after cancer treatment. Int J Androl, 2006, 29: 521 - 527.

[140] Van Casteren NJ, Van Santbrink EJ, Van Inzen W, et al. Use rate and assisted reproduction technologies outcome of cryopreserved semen from 629 cancer patients. Fertil Steril, 2008, 90: 2245 - 2250.

[141] Ulug U, Bener F, Karagenc L, et al. Outcomes in couples undergoing ICSI: comparison between fresh and frozen-thawed surgically retrieved spermatozoa. Int J Androl, 2005, 28: 343 - 349.

[142] Wald M, Ross LS, Prins GS, et al. Analysis of outcomes of cryopreserved surgically retrieved sperm for IVF/ICSI. J Androl, 2006, 27: 60 - 65.

[143] Borges Jr E, Rossi LM, Locambo De Freitas CV, et al. Fertilization and pregnancy outcome after intracytoplasmic injection with fresh or cryopreserved ejaculated spermatozoa. Fertil Steril, 2007, 87: 316 - 320.

[144] Schlatt S, Ehmcke J, Jahnukainen K. Testicular stem cells for fertility preservation: preclinical studies on male germ cell transplantation and testicular grafting. Pediatr Blood Cancer, 2009, 53: 274 - 280.

[145] Brinster RL, Avarbock MR. Germline transmission of donor haplotype following spermatogonial transplantation. Proc Natl Acad Sci USA, 1994, 91: 11 303 - 11 307.

［146］ Dobrinski I. Germ cell transplantation. Semin Reprod Med, 2005, 23: 257 – 265.

［147］ Dobrinski I. Germ cell transplantation and testis tissue xenografting in domestic animals. Anim Reprod Sci, 2005, 89: 137 – 145.

［148］ Avarbock MR, Brinster CJ, Brinster RL. Reconstitution of spermatogenesis from frozen spermatogonial stem cells. Nat Med, 1996, 2: 693 – 696.

［149］ Izadyar F, Matthijs-Rijsenbilt JJ, Den Ouden K, et al. Development of a cryopreservation protocol for type a spermatogonia. J Androl, 2002, 23: 537 – 545.

［150］ Nagano M, Patrizio P, Brinster RL. Long-term survival of human spermatogonial stem cells in mouse testes. Fertil Steril, 2002, 78: 1225 – 1233.

［151］ Honaramooz A, Behboodi E, Megee SO, et al. Fertility and germline transmission of donor haplotype following germ cell transplantation in immunocompetent goats. Biol Reprod, 2003, 69: 1260 – 1264.

［152］ Zhang X, Ebata KT, Nagano MC. Genetic analysis of the clonal origin of regenerating mouse spermatogenesis following transplantation. Biol Reprod, 2003, 69: 1872 – 1878.

［153］ Goossens E, Tournaye H. Testicular stem cells. Semin Reprod Med, 2006, 24: 370 – 378.

［154］ Jahnukainen K, Ehmcke J, Schlatt S. Testicular xenografts: a novel approach to study cytotoxic damage in juvenile primate testis. Cancer Res, 2006, 66: 3813 – 3818.

［155］ Keros V, Hultenby K, Borgstrom B, et al. Methods of cryopreservation of testicular tissue with viable spermatogonia in pre-pubertal boys undergoing gonadotoxic cancer treatment. Hum Reprod, 2007, 22: 1384 – 1395.

［156］ Jahnukainen K, Hou M, Petersen C, et al. Intratesticular transplantation of testicular cells from leukemic rats causes transmission of leukemia. Cancer Res, 2001, 61: 706 – 710.

［157］ Feng LX, Chen Y, Dettin L, et al. Generation and in vitro differentiation of a spermatogonial cell line. Science, 2002, 297: 392 – 395.

［158］ Toyooka Y, Tsunekawa N, Akasu R, et al. Embryonic stem cells can form germ cells in vitro. Proc Natl Acad Sci USA, 2003, 100: 11 457 – 11 462.

第18章 克氏综合征管理的新方法

Fnu Deepinder

克氏综合征[1]是男性性腺功能减退最常见的类型，是男性不育症的主要遗传因素，也是人类最常见的染色体非整倍体异常[2-3]，其特点是该表型的男性存在一条额外的X染色体。虽然其他核型如嵌合体(47，XY／47，XXY)和更复杂的常染色体非整倍体异常包含多条X染色体（48，XXXY、49，XXXXY）也并不少见，但最常见的核型是47，XXY。与典型的47，XXY核型的男性相比，其他核型对患者的身体和心理的影响要严重得多[4]。因遗传原因，或者是因减数分裂不分离，导致在配子发生的第一次或第二次分裂期间染色体对的分离失败，或者是因受精卵发育中有丝分裂染色体不分离。据报道，孕产妇年龄的增加会增加克氏综合征的风险[5]。

克氏综合征在男性中的患病率约为1∶500，在总人群中为0.1%～0.2%[2-3]。然而，在产前及出生后患病率的报道差异极大，表明存在较高的漏诊率。丹麦的一个大型国家注册研究发现，只有25%的预期患者在出生后得到诊断，而青春期前的预期患者得到诊断的不足10%[6]。这种诊断不足的主要原因是克氏综合征多变的临床表现和医护人员对其认识不足。因此，识别该病的临床特征是早期诊断的关键。

诊 断

基于典型的临床表现结合实验室检查，可做出疑似诊断，其临床表现和症状因年龄而异。

F. Deepinder
Department of Endocrinology, Diabetes and Metabolism,
Cedars Sinai Medical Center, 8700 Beverly Boulevard, B-131,
Los Angeles, CA 90048, USA
e-mail: fnu. deepinder@ cshs. org

S. J. Parekattil, A. Agarwal (eds.), *Male Infertility for the Clinician*,
© Springer Science + Business Media New York 2013

产 前

虽然罕见，但可以通过对高危妊娠特别是高龄孕妇行常规羊膜穿刺术，在产前诊断 47，XXY 核型的胎儿。如果确认，应向其父母提供有关婴儿预后的专业遗传咨询。

出生时

克氏综合征与出生时的几个主要和次要先天畸形有关，包括腭裂、腹股沟疝、隐睾、先天性指弯曲、尿道下裂和阴茎短小[7]。虽然这些表现无特异性，但应及时进行染色体评估以检测性染色体非整倍体，如果该筛查提示克氏综合征表现，应行染色体核型分析进行确认[8]。

学龄时

这个年龄段的男孩存在学习障碍、语言延迟和行为问题，常会行染色体检查，从而做出克氏综合征的诊断。

青春期

青春期男孩表现为青春期发育延迟或发育不全。这些孩子可能会有雄激素缺乏的不同症状和体征，包括类无睾体伴长腿、体毛稀疏、男子乳房发育、小阴茎、小而硬的睾丸[9]。

成 年

常在对成年人的性欲低下、性交能力差及不育的评估中发现该病。第二性征发育，如胡须生长、肌肉成块和继发性体毛减少或延迟。此外，由于长期性腺功能减退，这些男性可有骨质疏松症、糖耐量异常和代谢综合征[8]。在这些男性患者中，发现乳腺癌、纵隔生殖细胞肿瘤和非霍奇金淋巴瘤的概率也大大增加[10]。

巴氏小体（Barr-body）分析是克氏综合征快速和可靠的筛检试验。如果提示阳性，行淋巴细胞染色体分析可确诊克氏综合征。在某些情况下，如染色体嵌合型，需行睾丸活检，一般表现为生精小管的透明样变和纤维化，无精子发生，睾丸间质细胞相对增生[11]。

所有克氏综合征男性患者应进行一套完整的激素检查，包括睾酮、黄体生成素（LH）、促卵泡激素（FSH）、雌二醇、催乳素（泌乳素）、皮质醇、性激素结合球蛋白（SHBG）、抑制素 B、甲状腺功能测试和胰岛素样生长因子 1（IGF-1）。青春期前，这些患者有正常水平的 FSH、LH 和睾酮；但在青春期后，大多数人血清睾酮下降，LH 和 FSH 水平升高。血清 SHBG 的浓度也高，导致游离睾酮水平进一步降低。雌激素水平通常高于正常男性。作为支持细胞功能标记物的抑制素 B，现已证明是一个比 FSH 更好的精子发生的标志。克氏综合征男孩在青春期后抑制素 B 的水平显著降低，反映了支持细胞的丧失[12]。应收集和分析至少 3 份精液样本，通常显示无精子症。应常规检测皮质醇水平，以排除任何共存的肾上腺功能不全[13]。

因为这些人患糖尿病和代谢综合征的风险增加，所以除了生殖方面的检查外，监测空腹血糖和血脂是重要的[8]。他们患深静脉血栓形成和肺栓塞的风险亦增加，因此需行常规血细胞比容检查来检测血黏度增加的情况[14]。此外，由于患骨质疏松症的风险增加，通过双能 X 线吸收测定法行骨密度扫描，应每隔 2～3 年检查 1 次，并监测他们的维生素 D 水平。还建议做超声心动图检查，因为这些患者中有很大一部分被发现有二尖瓣脱垂，且他们的心血管疾病死亡率高[15]。

治 疗

克氏综合征男性患者的治疗和护理是一个多学科结合的方法，并取决于患者的年龄。

儿 童

儿童早期与此综合征相关的最重要的问题是语言与学习障碍。应该告知父母他们的孩子可能存在沟通问题，避免消极的互动。此外，当儿童表现出语言迟缓的迹象时，应考虑转诊给语言治疗师。为了使这些孩子能够理解和表达复杂的语言，他们常需接受语言治疗[9]。

青少年

在青春期，大多数克氏综合征患者的睾酮下降，LH 和 FSH 升高。在 12 岁左右，若这些男孩的促性腺激素水平升高，即使他们的睾酮水平在正常范围的低限，也应开始睾酮治疗[8]。雄激素替代促进了第二性征的发育，使身体比例正常化，预防男性乳房发育，并改善这些青少年的体能、情绪和注意力[16-17]。这有助于形成正常的男性自我形象，并帮助他们与其他人建立同性或异性的关系。睾酮治疗的目标应该是使 LH 和睾酮水平正常化，维持在适龄的中等正常范围内[8]。

成年男性

成年男性克氏综合征的治疗可大体分为两类。

雄激素替代

无生育需求的患者应行终生睾酮替代治疗，防止出现骨质疏松症、肥胖、糖尿病和代谢综合征等长期雄激素缺乏的表现。此外，雄激素治疗可改善患者的情绪、行为和自尊，减少疲劳和易怒[17]。经皮睾酮，如 5 ~ 10mg/d 的贴剂，或 5 ~ 10g/d 的 1% 凝胶是睾酮替代治疗的首选方式，因为他们使血清睾酮处在更好的稳态水平，优于每 2 ~ 4 周注射 50 ~ 400mg 的环戊丙酸睾酮或庚酸睾酮。其他可用的睾酮制剂包括口服睾酮和皮下移植。所有雄激素替代的患者，每 6 个月应常规行前列腺检查、测定前列腺特异性抗体和血细胞比容水平。

生育力

一直以来，克氏综合征男性被认为是无生育能力的。然而，最近的文献表明，克氏综合征男性出生时存在精原细胞，后者在青春期早期出现大量凋亡[18-19]。在这些患者的睾丸中发现了精子，在少数患者射出的精液中也可找到有活力的精子。随着睾丸切开活检取精术（TESE）和卵胞浆内单精子显微注射（ICSI）技术的出现，即使精液中没有精子，仅在睾丸中有精子，患者现在也是有可能生育的。

据报道，通过显微外科技术获取克氏综合征患者睾丸精子的成功率高达 40% ~ 70%[20-21]。各种研究都评估了这些男性精子恢复的预测参数，但结果不一。虽然 Madgar 等一项小型研究指出克氏综合征男性的睾丸体积、睾酮浓度和人绒毛膜促性腺激素（hCG）检测可预测精子恢复[22]，但 Ramasamy 等最近的一项研究没有发现血清 FSH、LH 和睾丸体积对精子恢复有预测价值[23]。

迄今为止，尽管还没有建立起获取精子前的最佳激素治疗方案，但由于外源性睾酮在抑制精子发生方面可能的有害作用，故在任何干预前，停止睾酮替代是一种常见的做法。在精子获取前，使用芳香化酶抑制剂如阿那曲唑 6 个月，以降低睾丸内的雌二醇，增加睾酮水平[13,24]。此外，很少有中心使用 hCG 和（或）枸橼酸克罗米芬来刺激内源性睾酮的产生和精子发生。但 hCG 应与芳香化酶抑制剂一起使用，以防止雌激素水平随之上升[13]。对药物治疗有反应，继而睾酮水平高于 2500 ng/L 的性腺功能减退的男性，其获得精子的机会优于无反应的患者[23]。目前还不清楚内源性睾酮的升高是否能改善精子发生，或药物治疗后血清睾酮水平的正常化只发生在精子发生潜力较大的男性，而没有因果关系[23]。

Staessen 等报道，在 20 对男性伴侣有潜在克氏综合征的夫妻中，经 ICSI 治疗的活产率为 20%[25]。有人担心，在克氏综合征患者通过辅助生殖技术生育的后代中，染色体畸变的风险增加。已有许多研究报道，性染色体和常染色体非整倍体的总体风险增加[26-27]。然而，大多数出生的婴儿有正常的染色体核型，这可能是由于这些男性中染色体正常的精子比例高[28]。尽管如此，夫妻在接受任何辅助生殖技术治疗前，都应对所有可能的遗传风险进行相关咨询。此外，胚胎活检等植入前遗传学诊断技术可以被用来作为胚胎选择的工具，在植入之前确定优质胚胎[12]。

未来前景

　　克氏综合征最终会导致大部分的男性不育。因此，在克氏综合征的儿童和青少年发展为不育之前，可向他们提供生育力保存服务。截至目前，精子冷冻保存是男性生育力保存唯一有效的方法，而青春期男性的生育力保存仍处于试验阶段。那些能在精液中获取精子的青春期后期的克氏综合征男孩，可以采用精子储存。否则，可用显微 TESE 来收集精子。TESE 的最佳时机是出现遗精的时候，即产生精子的时候，以便能获取活动的精子。各种技术，包括阴囊超声和磁共振波谱，已被一些中心用来确定这些青少年睾丸活检的最佳时机[13]。

　　青春期前男孩的睾丸中缺乏精子和精子细胞，使他们无法从精子冷冻技术中获益。然而，精原干细胞通常存在于青春期前的克氏综合征患者的睾丸组织中[18-19]，动物实验发现其可被分离并成功冷冻保存，近70%的细胞冻融后仍存活[29]。虽然目前无法从二倍体干细胞与现有的体外方法产生单倍体的雄性配子，但这些干细胞可以在以后需要生育时再移植到自体睾丸或移植到动物体内。该技术分别被称为精原干细胞的自体和异种移植[30-32]。用异种移植所得干细胞来生育时，可能存在动物传染性病原体如反转录病毒被引入人类生殖细胞系的风险[33]。这项技术面临的其他一些挑战包括睾丸组织移植的缺血性损伤、精原干细胞的体外浓缩，以及将生殖细胞悬液无创性地转移到睾丸网中。尽管最新进展表明生育力保护的前景广阔，但相关技术如人类精原干细胞分离、存储和回输，以及创建一个支持完整精子发生的体外培养系统，都需要去研发。

　　另外一项试验技术是切取克氏综合征男孩的睾丸组织，若发现精原细胞则将该组织冷冻保存。冷冻保存的睾丸组织可以在需要生育时，移植到异位如皮下等部位，被称为睾丸组织的异位自体移植；或移植到动物体内，则称为睾丸组织的异位异种移植。移植的睾丸组织在异位重新获得血供，产生完整的精子发生[34-35]。然后从移植的组织中获取精子，通过辅助受精技术来产生健康的后代。组织移植已在老鼠、仓鼠、山羊、小牛和猴子中获得成功[36-38]。

　　尽管最新的医学进展使克氏综合征患者拥有自己的后代的前景良好，但目前只有精子冷冻保存被公认为标准的临床实践。由于睾丸组织的冷冻保存和精原干细胞的移植还有许多未解决的技术性问题，因此，在与患者和（或）他们的家庭成员进行充分沟通后，它们只能作为一个获得批准的研究方案的一部分来执行。

5 年展望与关键问题

克氏综合征是最常见的男性性染色体遗传病，但仍有漏诊。尚无公开的有关睾酮替代疗法对克氏综合征影响的随机安慰剂对照试验。应进行该类研究来评估睾酮替代与安慰剂对比的疗效，并确定适当的剂量和配方，以恢复男性克氏综合征患者正常的睾酮水平。

在过去的 10 年里，基于辅助生殖技术的进步和克氏综合征患者可以成功生育健康后代的事实，大量的研究开始探讨最佳的激素治疗方案、青少年的生育力保护，以及开发通用的早期筛查项目。在一些地方，克氏综合征筛查项目已经到位，这将增加内分泌科和泌尿外科医生诊治该类患者的人数。在克氏综合征成人及儿童患者中开展随机临床试验比较不同形式的干预，有望提供必要的证据，以优化治疗这些患者。

（纪智勇　林浩成 译）

参考文献

［1］ Klinefelter HF, Reifensteirt EC, Albright F. Syndrome characterized by gynecomastia, aspermatogenesis without Leydigism, increased, excretion of follicle stimulating hormone. J Clin Endocrinol Metab, 1942, 2：615 –627.

［2］ Philip J, Lundsteen C, Owen D, et al. The frequency of chromosome aberrations in tall men with special reference to 47, XYY and 47, XXY. Am J Hum Genet, 1976, 28：404 –411.

［3］ Perwein E. Incidence of Klinefelter's syndrome // Bandmann HJ, Breit R. Klinefeleter's syndrome. Berlin：Springer, 1984：8 –11.

［4］ Samango-Sprouse C. Mental development in polysomy X Klinefelter syndrome (47, XXY; 48, XXXY)：effects of incomplete X inactivation. Semin Reprod Med, 2001, 19：193 –202.

［5］ Hook EB. Rates of chromosome abnormalities at different maternal ages. Obstet Gynecol, 1981, 58：282 –285.

［6］ Bojesen A, Juul S, Hojbjerg Gravholt C. Prenatal and postnatal prevalence of Klinefelter syndrome：a national registry study. J Clin Endocrinol Metab, 2003, 88：622 –626.

［7］ Robinson A, Lubs HA, Nielsen J, et al. Summary of clinical findings：profiles of children with 47, XXY, 47, XXX and 47, XYY karyotypes. Birth Defects Orig Artic Ser, 1979, 15 (1)：261 –266.

［8］ Bojesen A, Gravholt CH. Klinefelter syndrome in clinical practice. Nat Clin Pract Urol, 2007, 4 (4)：192 –204.

［9］ Visootsak J, Aylstock M, Graham Jr JM. Klinefelter syndrome and its variants：an update and review for the primary pediatrician. Clin Pediatr (Phila), 2001, 40 (12)：639 –651.

［10］ Aguirre D, Nieto K, Lazos M, et al. Extragonadal germ cell tumors are often associated with

Klinefelter syndrome. Hun Pathol, 2006, 37 (4): 477 - 480.

[11] Kamischke A, Baumgardt A, Horst J, et al. Clinical and diagnostic features of patients with suspected Klinefelter syndrome. J Androl, 2003, 24 (1): 41 - 48.

[12] Lanfranco F, Kamischke A, Zitzmann M, et al. Klinefelter's syndrome. Lancet, 2004, 364 (9430): 273 - 283.

[13] Paduch DA, Fine RG, Bolyakov A, et al. New concepts in Klinefelter syndrome. Curr Opin Urol, 2008, 18 (6): 621 - 627.

[14] Campbell WA, Price WH. Venous thromboembolic disease in Klinefelter's syndrome. Clin Genet. 1981; 19 (4): 275 - 80.

[15] Fricke GR, Mattern HJ, Schweikert HU, et al. Klinefelter's syndrome and mitral valve prolapse. An echocardiographic study in twenty-two patients. Biomed Pharmacother, 1984, 38 (2): 88 - 97.

[16] Myhre SA, Ruvalcaba RH, Johnson HR, et al. The effects of testosterone treatment in Klinefelter's syndrome. J Pediatr, 1970, 76 (2): 267 - 276.

[17] Nielsen J, Pelsen B, Sørensen K. Follow-up of 30 Klinefelter males treated with testosterone. Clin Genet, 1988, 33 (4): 262 - 269.

[18] Lin YM, Huang WJ, Lin JS, et al. Progressive depletion of germ cells in a man with nonmosaic Ktinefelter's syndrome: optimal time for sperm recovery. Urology, 2004, 63 (2): 380 - 381.

[19] Wikstrom AM, Raivio T, Hadziselimovic F, et al. Klinefelter syndrome in adolescence: onset of puberty is associated with accelerated germ cell depletion. J Clin Endocrinol Metab, 2004, 89 (5): 2263 - 2270.

[20] Schiff JD, Palermo GD, Veeck LL, et al. Success of testicular sperm extraction [corrected] and intracytoplasmic sperm injection in men with Klinefelter syndrome. J Clin Endocrinol Metab, 2005, 90 (11): 6263 - 6267.

[21] Friedler S, Raziel A, Strassburger D, et al. Outcome of ICSI using fresh and cryopreserved-thawed testicular spermatozoa in patients with non-mosaic Klinefelter's syndrome. Hum Reprod, 2001, 16 (12): 2616 - 2620.

[22] Madgar I, Dor J, Weissenberg R, et al. Prognostic value of the clinical and laboratory evaluation in patients with nonmosaic Klinefelter syndrome who are receiving assisted reproductive therapy. Fertil Steril, 2002, 77 (6): 1167 - 1169.

[23] Ramasamy R, Ricci JA, Palermo GD, et al. Successful fertility treatment for Klinefelter's syndrome. J Urol, 2009, 182 (3): 1108 - 1113.

[24] Raman JD, Schlegel PN. Aromatase inhibitors for male infertility. J Urol, 2002, 167 (2 Pt 1): 624 - 629.

[25] Staessen C, Tournaye H, Van Assche E, et al. PGD in 47, XXY Klinefelter's syndrome patients. Hum Reprod Update, 2003, 9 (4): 319 - 330.

[26] Hennebicq S, Pelletier R, Bergues U, et al. Risk of trisomy 21 in offspring of patients with Klinefelter's syndrome. Lancet, 2001, 357 (9274): 2104 - 2105.

[27] Morel F, Bernicot I, Herry A, et al. An increased incidence of autosomal aneuploidies in spermatozoa from a patient with Klinefelter's syndrome. Fertil Steril, 2003, 79 (Suppl 3): 1644 - 1646.

[28] Levron J, Aviram-Goldring A, Madgar I, et al. Sperm chromosome analysis and outcome of IVF in patients with non-mosaic Klinefelter's syndrome. Fertil Steril, 2000, 74 (5): 925 - 929.

[29] Izadyar F, Matthijs-Rijsenbilt JJ, den Ouden K, et al. Development of a cryopreservation protocol for type A spermatogonia. J Androl, 2002, 23 (4): 537 - 545.

[30] Orwig KE, Schlatt S. Cryopreservation and transplantation of spermatogonia and testicular tissue for preservation of male fertility. J Natl Cancer Inst Monogr, 2005, 34: 51 - 56.

[31] Nagano M, Patrizio P, Brinster RL. Long-term survival of human spermatogonial stem cells in

mouse testes. Fertil Steril, 2002, 78 (6): 1225 – 1233.

[32] Sofikilis N. Transplantation of human spermatogonia into the seminiferous tubules (STs) of ani-mal testicles results in the completion of the human meiosis and the generation of human motile spermatozoa. Fertil Steril, 1999, 72 (suppl 1): S83 – 84.

[33] Patience C, Takeuchi Y, Weiss RA. Infection of human cells by an endogenous retrovirus of pigs. Nat Med, 1997, 3 (3): 282 – 286.

[34] Brinster RL, Zimmermann JW. Spermatogenesis following male germ-cell transplantation. Proc Natl Acad Sci USA, 1994, 91 (24): 11 298 – 11 302.

[35] OgawaT. Spermatogonial transplantation technique in spermatogenesis research. Int J Androl, 2000, 23 (Suppl 2): 57 – 59.

[36] Honaramooz A, Snedaker A, Boiani M, et al. Sperm from neonatal mammalian testes grafted in mice. Nature, 2002, 418 (6899): 778 – 781.

[37] Schlatt S, Kim SS, Gosden R. Spermatogenesis and steroidogenesis in mouse, hamster and monkey testicular tissue after cryopreservation and heterotopic grafting to castrated hosts. Repro-duction, 2002, 124 (3): 339 – 346.

[38] Oatley JM, de Avila DM, Reeves JJ, et al. Spermatogenesis and germ cell transgene expression in xenografted bovine testicular tissue. Biol Reprod, 2004, 71 (2): 494 – 501.

第 19 章 显微睾丸取精术 （显微 TESE）

Doron Sol Stember   Peter Schlegel

非梗阻性无精症（NOA）的定义是睾丸功能衰竭的男性有严重的精子生成缺陷，射出的精液中无精子。大约 10% 寻求生育力评估的男性基础诊断为 NOA。通过睾丸活检，这些患者表现为精子发生低下、精子成熟阻滞或纯睾丸支持细胞模式（生殖细胞发育不全）。NOA 可能与遗传因素有关，例如克氏综合征和 XX - 男性综合征；也可能是获得性的，例如继发于隐睾或全身化疗后的睾丸功能衰竭。在 20 多年前，技术上仍不能辅助 NOA 患者生育后代，他们的选择仅限于供精或领养子女。

近几年来，一系列引人注目的进展已经极大地推动了这一领域的发展，现在，即使是纯睾丸支持细胞模式的男性，也有可能通过医学援助成功生育。第一项进展是，临床上认识到成功的受精不依赖于附睾转运。这一概念促成了从睾丸中直接收集生精小管中隐藏的精子。为此已经研发了多种技术，本文将对此进行讨论。

第二项关键性的进展是卵胞浆内单精子注射（ICSI）技术的发展，这一技术是在体外将单精子注射入一个卵子内。ICSI 消除了受精的许多天然屏障，理论上仅需要单个精子，即使是不动的精子也可以成功受精。1993 年首次报道通过外科方式从睾丸中抽取精子，并行 ICSI 治疗梗阻性无精子症[1]。

D. S. Stember, MD （✉）
Division of Urology, Department of Surgery,
Memorial Sloan-Kettering Cancer Center, 1275 York Avenue,
435, New York, NY 10065, USA
e-mail: stemberd@ mskcc. org

P. Schlegel, MD
Department of Urology, Weill Cornell Medical College,
New York-Presbyterian/Weill Cornell Hospital.
525 East 6th street, Starr 900, New York, NY 10065, USA
e-mail: pnschleg@ med. cornell. edu

S. J. Parekattil, A. Agarwal (eds.), *Male Infertilityfor the Clinician*,
© Springer Science + Business Media New York 2013

第三项进展是对睾丸活检标本中生精小管异质性的认识和组织学的证明。例如，以睾丸支持细胞为主要病理模式的患者，通常有精子发生的微小灶。已明确从那些精子生成很少以致射出的精液中没有精子或精子活力低的患者（如 NOA 患者）中获得了有活力的精子，睾丸切开活检取精术（TESE）的适应证因此被放宽[2-3]。

第四项重要的进展是引进了精子获取技术，利用其优势，确认精子产生的识别位点，甚至是微小的识别位点。在 TESE 期间，使用手术显微镜可以选择性提取可能存在活跃精子发生的小管，即使睾丸中其他非生精小管占绝大多数。在显微镜视野下，术者可以选择性地切取那些更可能含有精子的、看上去正常的生精小管，同时避开异常和硬化小管。显微镜下的血管也可以被避开或电凝，从而显著降低术后血肿或是剩余睾丸组织缺血的风险。

在这一章中，我们重点介绍有关显微 TESE 的注意事项和技术。显微 TESE 是纽约长老会医院威尔康奈尔医学中心研发的一项技术，相较于其他的精子获取方法，它有更高的精子获取率，并且需要的睾丸组织量最少。

显微睾丸取精术

● 非梗阻性无精子症

NOA 的正式诊断需要组织学上的证据，但显微 TESE 并不需术前活检。NOA 的临床诊断可以综合以下依据合理确定，如病史、精液分析中无精子、小睾丸、附睾扁平/空虚和血清 FSH 水平升高。然后，通过对取精过程中所获取睾丸组织的组织学分析来确定诊断结果。

已经研发了多种提取 NOA 患者睾丸组织的方法。成功提取的精子可以冷冻保存以供将来使用；如果取精时机和取卵相一致，可以立即将精子用于 ICSI。每一项技术都有其优点和缺点，各种取精技术也可用于梗阻性无精子症的患者，作为外科手术重建的一种替代方案。

传统睾丸切开活检取精术

这一手术过程包括在局麻或者全麻下行标准的单点或多点睾丸活检。需做一个阴囊切口，并切开睾丸白膜。切取睾丸实质样本，随后由胚胎学家评估是否有精子存在。传统的 TESE 花费的时间短于显微 TESE，并有无须显微外科训练的优势。

然而，与显微 TESE 相比较，传统 TESE 盲目切开睾丸白膜，存在影响睾丸的血供、使睾丸组织缺血这一较大风险。首先，最大的问题是功能性睾丸组织的损失，因 NOA 患者睾丸组织的容积和功能往往有限。睾丸的滋养血管在贯穿睾丸实质之前经睾丸白膜下方，使用手术显微镜可以看见并避开这些血管。

开放或传统 TESE 也是一个相对效率较低的手术，因为在 NOA 患者中取得的大部分小管都是硬化的小管。因为无法在术中分辨正常外观的小管，所以要求多点盲检。开放 TESE 不允许彻底解剖睾丸的所有区域，因为这样做将基本上去除所有睾丸组织。尽管在开放 TESE 中切取了相对大量的睾丸组织，但与显微 TESE 比较，遗漏睾丸组织深部的精子发生区域的可能性却更大。

细针抽吸/睾丸定位

睾丸细针抽吸活检（FNAB）是一种细胞学技术，与标准活检、传统或显微 TESE 相比，这一方法不能直接评估生精小管的结构。虽然需要通过其他方法对 NOA 患者做出诊断，但 FNAB 通常被认为是获取精子的方法中创伤最小的。FNAB 常在门诊局部麻醉下完成，需要的时间很短，患者耐受性好，不需要对执业医师进行高级培训。FNAB 时，将 23－19G 的蝶形针直接刺入睾丸，并将抽吸的内容物吸入与针相连的塑料小管中。多针穿刺通常被定向到睾丸的各个部位。

一项从每侧睾丸抽取 2~3 份组织样本行 FNAB 的报道显示，在 47% 的 NOA 患者中取到了精子[4]。在更早的一篇关于 FNAB 的报道中，在睾丸功能衰竭的男性患者中，每侧睾丸取 15 份样本（患者在全麻下），精子获取率为 60%[5]，尽管大部分的患者精子数量太少而无法注入配偶的所有卵子。但其他研究发现，FNAB 的精子获取率远低于 TESE[6-7]。由于缺乏有关 FNAB 的高质量文献，这类患者潜在的并发症也缺乏严密的随访，加之所使用的具体技术的广泛差异，使得对这项技术的客观评估变得困难。

FNAB 一个主要缺点是存在潜在的破坏睾丸血供的风险。考虑到这一手术的自然过程，白膜下或睾丸实质内的出血无法直接止住，所以必须通过使用冰袋冷敷治疗来改善和解决这一问题。盲穿的另一个负面结果是由于抽样误差造成的高失败率。为了系统解决这一问题，Turek 等介绍了睾丸定位技术。在定位时，将睾丸表面的皮肤拉紧，并通过在睾丸后面包裹海绵或 Penrose 引流来固定到位。根据睾丸大小，在皮肤表面上使用无菌标记笔标记 4~9 个均匀分布的区域。局部麻醉，随后将吸引针引导到每个标记位置[8]。

显微 TESE

显微 TESE 是获取 NOA 男性精子最前沿的方法（图 19.1）。利用光学放大的优势，在睾丸白膜的无血管区做一切口。使用显微双极电凝选择性地对小范围的出血进行电凝止血，从而对邻近睾丸组织的损伤最小化。在通常见于 NOA 患者睾丸的大量唯支持细胞或硬化的小管中，分辨出有健康外观小管的微小区域。正常的小管通常比不产生精子的小管更大，也更不透明，并且可以沿其全长仔细地解剖；然后将其从睾丸中提取，而不破坏血液供应或去除过多组织。

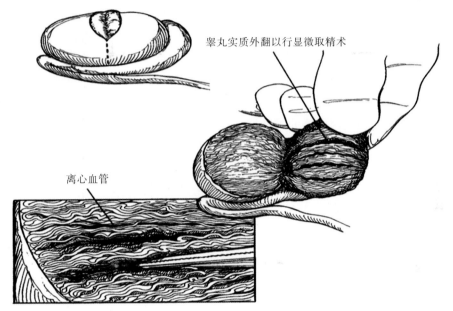

睾丸实质外翻以行显微取精术

离心血管

图 19.1 白膜切开区域和显微取精术（引自 Brady 泌尿外科学基金会，2005）

显微 TESE 需要进一步的显微外科训练。在手术室，当处理过的睾丸实质样本移出手术台时，需要一名胚胎学家对其进行评估。通过胚胎学家对睾丸样本的实时评估，外科医生可以在精子存在的情况下立即停止手术，从而减少手术时间和切除睾丸组织。手术中必须非常耐心，因为如果在术中没有找到精子，每侧睾丸可能需要长达 2h 来进行彻底的小管显微解剖。

在我们机构的一项早期前瞻性研究中，我们报道了接受传统 TESE 的患者的精子获取率是 45%（10/22），而接受显微 TESE 的患者为 63%（17/27）（$P < 0.05$）。我们的进一步研究表明，在传统 TESE 活检样本中，平均每 720mg 样本可以获得平均 64 000 个精子；而显微切取的样本中，平均每 9.4mg 样本就可获得平均 160 000 个精子（所有比较 $P < 0.05$）[6]。

在另一项前瞻性研究中，Amer 等对 100 名 NOA 患者的一侧睾丸施行传统 TESE，另一侧睾丸施行显微 TESE。该作者报道，施行显微 TESE 侧睾丸的精子获取率是 47%，显著高于施行传统 TESE 侧睾丸的 30%（$P < 0.05$）。随访超声检查提示，接受显微 TESE 睾丸的急性和慢性并发症明显减少，大概是由于如前所述的显微 TESE 对睾丸血管的精确处理[7]。

• TESE 患者的遗传筛查

随着先进生殖技术的发展，对患者生育力的提升带来了革命性的变化，也引发了新的担忧。在早些时候，无精子症的状态确保了某些异常（包括不育特性本身）通常不会垂直传播。但随着 ICSI 技术与精子获取技术的结合，将这些遗传异常传给后代已成为可能。

在一项对拟在威尔康奈尔医学院行 TESE 手术的 NOA 患者的分析中发现，17%（33/190）的患者存在 Y 染色体微缺失和（或）核型检测异常[9]。鉴于遗传异常率高和遗传基因传播的可能性，我们认为，在进行辅助生殖的尝试之前，应对所有拟行 TESE 的患者进行基因筛查。患者精子浓度低于 $10 \times 10^6/ml$，是接受核型评估和 Y 染色体微缺失分析的指征。

在筛查中发现有异常的男性应向遗传学顾问咨询，以便在行取精尝试之前，对潜在的影响进行彻底的讨论。一些夫妇可能会选择使用供精，这取决于不育特性或其他遗传缺陷传给后代的可能性。对拟行 TESE 患者的遗传筛查也有助于在植入前进行特定的基因检测和随后的胚胎选择。

细胞遗传学分析

NOA 男性患者的常见异常包括克氏综合征（47，XXY），常染色体易位和其他性染色体异常（如46，XX）。在威尔康奈尔医学中心，190 例拟行 TESE 的患者接受了遗传评估，发现 33 例（17%）患者有遗传异常。183 例患者接受 Y 染色体部分缺失的分子检测，有 17 例（9%）患者存在缺陷。101 例患者进行染色体核型检测，21 例（21%）患者存在细胞遗传学异常，包括 13 名克氏综合征患者。5 例在核型分析中发现性染色体异常的男性患者，同时也存在 Y 染色体缺失。33 例发现遗传异常的男性患者，有 31 例同他们的配偶一起接受了咨询服务。在 33 对夫妇中，有 7 对（21%）夫妇的临床治疗选择受到了对特定基因缺陷认识的影响，选择了供者授精、领养和延迟治疗。剩余的夫妇选择进行 TESE/ICSI，并被建议进行胚胎植入前诊断，以便选择不受遗传影响的胚胎进行移植[9]。

Y 染色体微缺失检测

在精子发生严重受损的患者中，Y 染色体亚微缺失也是普遍存在的。对所有拟行 TESE 的男性患者，在其接受辅助生殖技术之前，推荐行部分 Y 染色体缺失检测和染色体核型检测。微缺失检测涉及 Y 染色体序列标记位点的聚合酶链反应（PCR）。

Girardi 等评估了 160 例接受男性因素不育评估且同意行基因检测的男性，发现无精子症的男性有 7% 存在 Y 染色体微缺失。微缺失见于 10% 的极重度少精子

症 $[（0～1）×10^6/\text{ml}]$ 患者中，以及 8% 的重度少精子症 $[（1～5）×10^6/\text{ml}]$ 患者中。在中度少精子症 $[（5～20）×10^6/\text{ml}]$ 或正常的 （$>20×10^6/\text{ml}$） 男性中未检测到微缺失[10]。

大多数与生育相关的 Y 染色体缺失涉及部分或全部的 AZFa、AZFb 或 AZFc 区域。尽管单纯 AZFc 缺失常可通过取精技术找到精子，但完全 AZFa 和 AZFb 缺失与取精失败高度相关。在这些患者中找不到精子的可能性很高，我们不建议他们接受取精手术。尽管精子获取率极低，如果他们仍然选择进行取精手术，那么这对夫妇应当计划将供精作为后备选项。

● 显微 TESE 技术

手术方法

在诱导全身麻醉和给予头孢一代抗生素后，阴囊皮肤剃毛备皮。选择对哪侧睾丸首先进行手术，取决于多个因素。选择的目的是在第一侧切开的睾丸中最大可能取到足量的精子，从而避免再切开对侧睾丸。如果患者术前做过睾丸活检或者 TESE，提示该侧睾丸具有更好的精子产生，则优先选择该侧睾丸。还要考虑睾丸的大小，因为更大的睾丸体积往往能提供更充足的生精小管，从而有更好的精子产生。既往行睾丸手术的患者术前需行超声检查以判断瘢痕情况。如果术前一侧睾丸检查发现明显多的瘢痕组织，则从对侧睾丸开始手术。如果其他所有因素都一致，首选从右侧睾丸开始。我们的临床经验表明，右侧的睾丸找到精子发生部位的可能性往往比左侧好。在某些情况下，这可能与左侧精索静脉曲张有关，即使没有临床精索静脉曲张的情况下，我们还是发现这一规律是真实存在的。

将睾丸挤至中线操作，用 15 号刀片沿阴囊中缝做一切口，分离阴囊壁各层并将睾丸挤出。行显微 TESE 的许多患者之前曾接受过一次或多次睾丸操作。在这些患者中，睾丸鞘膜常有瘢痕形成，并向下粘连到睾丸白膜。在某些情况下，可用弯剪分离这些层次。如果存在广泛的粘连，那么最好在 6～8 倍显微镜下分离。用电刀的扁平缘轻轻烧灼睾丸鞘膜的外侧缘，由助手轻轻地将鞘膜和睾丸分开，注意避免对附睾的热损伤。必须将睾丸从粘连中完全游离出来，以便手术的后半部分容易操作。

在显微镜视野下，用一 15° 超锋利的眼科刀水平切开整个睾丸。在显微镜下可以看见白膜下的血管，应避免损伤。尽可能将睾丸均匀分开，因为非对称的切口将使随后的组织分离更加困难。应轻柔使用眼科刀，将睾丸白膜完全切开，但不破坏生精小管。使用双手，拇指向外施压，将睾丸分成两部分。使用双极电凝来凝固少量的白膜切缘出血。避免将生精小管从白膜的内层分离下来是至关重要的，因为这样做会导致难以控制的出血。对难以操作的极小体积睾丸（是无精子症患者的特点），可钳夹包含一部分白膜下小管的白膜任一边缘，以防止上述脱离情况。

术者将手臂放置在一个舒适的位置，用非主利手固定住睾丸，使得睾丸在术中可以根据需要在其精索上安全地旋转达180°。扫视整个暴露出来的生精小管表面，识别大的和（或）不透明的小管。然后将放大倍数增至20倍以解剖小管。在排除其他小管之后，用手指在睾丸上施压以帮助目标小管暴露。拇指和食指用来施加适当的压力以暴露目标区域，而同一手的中指则在相反的方向施加一个适当的反压力。压力应平行于生精小管组成的楔形小叶方向（即垂直于切口）。

维持适当的视野和生精小管暴露是一个动态的过程，这要求不断地重新调整，使包括中心部分为目标小管的整个术区保持对焦。因为焦距很短，且对小管可视化的完美聚焦是十分必要的，因此术者只能戴一副手套，才能保证充分的触觉反馈。当在硬化的小管之间发现有希望的小管时，在将其移出这个区域之前，单独地将这根小管挑起并游离出其全长。最好通过重复的横向扫查动作来完成手术，这样，在另一个区域开始扫查之前，一部分小管移到一侧，然后被带到侧面。

除了因生殖目的切取的小管之外，还应用虹膜刀单独随机切取睾丸组织样本行组织学诊断。不要单独切取小管或其他变形的小管，这样取出的样本可保留其组织结构。

显微TESE治疗的一个重要辅助手段，是手术期间在手术室有一名技术熟练的胚胎学专家。胚胎学家的任务是在显微镜下观察组织，并立即向外科医生提供有关精子的有无、数量和质量的初步报告。在胚胎学家评估之前，外科医生会大大增加所取组织的量。一旦胚胎学家确定已经获得足够的精子浓度（考虑到形态学和动力学），外科医生就不需要再进一步切取组织。但胚胎学家认为有望在实验室正式处理后找到更多精子，就可以终止手术。如果胚胎学家没有看到足够数量的精子，则外科医生继续进行手术，直到整个睾丸被彻底取样。此时，将切开对侧睾丸，并重复这一侧的手术过程。

一旦在术侧睾丸上完成取精手术，术者在4倍放大镜下用多把蚊式钳将白膜的边缘拉到一起并固定。特别注意避免对睾丸组织的移动，因为白膜下睾丸组织的移动可以导致睾丸表面下大量出血，进而形成大量瘢痕。用不可吸收5-0聚丙烯缝线关闭切口，之所以选择这种缝线，是因为它不仅炎症反应最小，同时如果患者还需要重复显微TESE，重复手术时就能立即找到原先的手术切口。用常规的方法关闭肉膜层和皮肤。在阴囊托内使用枯草杆菌肽乳膏和蓬松敷料并托起阴囊。

精子的处理
将切取的活组织样本放置在含有5%人血浆蛋白的小管液中，并标记其被游离出的睾丸区域。由于精子通常在生精小管内，所以需要用精细剪刀机械分离，以释放在手术室湿片上可识别的精子。应使用几滴培养液（最多 400μl），以保持组织在切碎过程中不会变干，但是加入过多的生理盐水将会稀释样本。一旦将组织加工成悬浮液，用 24G 的留置针来回数次将整个样本吸入注射器，以确保小管充分散开。这一积极的分散方法可将精子获取量增加 300 倍[11]。

为避免意外丢失任何组织，将小管内悬浮液注入 1.5ml 的微量 EP 离心管内，而不是培养皿中。鉴于放置在湿片上的每一滴样本约含 5μl 处理过的组织，所以 EP 管中的精子数量可以基于在显微镜下计数得到的精子数量来估计。例如，如果在总体积为 500μl 的样本中，显微镜下可见 3 个精子，乘以 100 就得知，在 EP 管中大约有 300 个精子。

每个外观良好的生精小管样本都应在手术室中连续处理和检查，直到彻底检查过发现精子或睾丸的所有区域。在显微镜下发现精子就可以终止手术，避免不必要的睾丸组织切除。因为可能存在抽样误差，手术将持续，直至外科医生认为已经有足量的精子可以确保注射入所有的卵子。在睾丸确定有精子存在的同一区域持续手术是富有成效的。然而，即使在湿片上只见到单个精子，也表示有足够的精子，可结束手术并进行 ICSI。

显微 TESE 的结局

精子获取率

我们机构对男方患 NOA 的夫妇尝试进行了 1000 多轮治疗，显微 TESE-ICSI 的成功率令人鼓舞。在尝试治疗的过程中，显微 TESE 的精子获取率是 58%。在成功获取精子的治疗周期中，临床妊娠率（定义为超声检查胎儿有心脏搏动）达 45%。

显微 TESE 术后血肿的风险为 2%～3%。显微 TESE 技术的优点之一是将来有需要时可尝试再次取精，可以切除尽可能少的睾丸组织。事实上，在之前成功获得精子的患者中施行重复显微 TESE，获得精子的概率达到 96%。如果之前的显微 TESE 没有发现精子，重复显微 TESE 的成功率则降至 33%[12]。

组织病理学发现

在 NOA 的男性患者中，可发现 3 种睾丸组织结构模式：生精功能低下、成熟阻滞和唯支持细胞[11]。生精功能低下型表现为精子生成的异常减少，生精小管内可见生殖细胞，但仅发现数量有限的精子细胞。在成熟阻滞型中，生精小管内可见支持细胞和未成熟的生殖细胞。在唯支持细胞型中，生精小管内无生殖细胞，就如其名称一样，仅见支持细胞。

如前所述，NOA 男性的睾丸组织内常有不同的生精功能模式，在更丰富的硬化或唯支持细胞的小管之间，存在显微镜下可见的生殖细胞聚集。显微

TESE 的结果与睾丸组织中精子发生的最高阶段的模式有关，而不与占主导的模式相关。在 2007 年，我们评估了那些先前活检未成功，而后接受显微取精术的 NOA 男性患者的结果。无论之前活检的次数多少，诊断为成熟阻滞或是生精功能低下的两组患者的精子获取率没有显著的统计学差异。然而，在至少 1 次先前活检显示仅支持细胞分化到最高阶段的男性中，其精子获取率低于那些未曾做过活检的患者[13]。

内分泌评估和治疗

睾丸衰竭的男性通常具有异常升高的促卵泡激素（FSH），这是睾丸内生殖细胞减少导致精子生成减少的结果，但睾酮水平正常或是接近正常。随机对照研究尚未提示在这些患者中调控激素水平有助于生育。然而，精子发生严重受损的许多男性表现出睾酮与雌二醇比值（T/E2 比）偏低。高睾丸内睾酮是精子发生所必需的，而雌二醇可能通过降低垂体分泌的黄体生成素（LH）和 FSH 来损害精子发生[14]。

Pavlovich 等比较了作为对照的生育男性和严重的男性因素导致不育的男性之间的 T/E2 比值[15]。正常生育男性 T/E2 比值为 16 ± 3，NOA 男性的比值为 7，克氏综合征男性的 T/E2 比值甚至更低（4）。患者被给予芳香化酶抑制剂睾内酯治疗，结果导致睾酮显著增加、雌二醇显著降低。在 12 名少精子症患者中，与初始精液分析相比，激素的变化与精子浓度、精子活力的显著改善有关。然而，那些初始为无精症的患者，在睾内酯治疗后，精液分析中仍未发现精子。

在我们的机构中，我们现在常规对 NOA 或严重少精症患者行睾酮和雌二醇水平检查。对低睾酮水平和低 T/E2 比值的克氏综合征男性，每天给予 50 ～ 100mg 睾内酯治疗。对于非克氏综合征患者，给予每天口服 1mg 的阿那曲唑，发现 T/E2 比值和雌二醇水平有更好的反应[16]。

睾丸的结构改变

睾丸动脉从附睾的下方进入睾丸后方，而后继续向下至睾丸的下极。动脉从睾丸的下极发出多个分支在白膜下的间隙里沿着睾丸的前方分布，间断性地发出分支供应睾丸的实质。FNAB 和传统 TESE 不能直观地看到这些微小的血管，因而增加了血管破裂的风险。睾丸出血可以导致血肿、睾丸实质缺血和睾丸内瘢痕。因为白膜是围绕睾丸实质的非弹性外膜，所以即使少量的出血也可能迅速导致睾丸内的压力显著增加，进而可能导致睾丸萎缩[17]。

与传统开放性 TESE 或 FNAB 比较，显微 TESE 可以避开白膜下和实质的血管，并对可能出现的出血部位进行显微止血控制。几项对比研究已证实，与传统 TESE 相比，显微 TESE 可将急性和慢性并发症（包括睾丸的结构改变）的可能性降至最低。FNAB 还没有直接与 TESE 比较过。Okada 等回顾性地分析了 147 例无精症患者行 TESE 的连续病例资料[18]。所有患者在 TESE 后 1 个月接受睾丸超声检查，超声表现为弥散的异质性模式或低回声区域，则考虑为血肿征象。在接受传统 TESE 的 47 例患者中，24 例（51%）显示血肿证据。在行显微 TESE 的 100 例患者中，只有 12 例（12%）超声检查结果符合血肿的诊断标准。在 6 个月后的随访超声检查中，3/40（7.5%）的传统 TESE 患者和2/80（2.5%）的显微 TESE 患者发现血肿。

来自我们机构的回顾性分析也证实了显微 TESE 的相对安全性。行传统（83 次）或显微 TESE（460 次）的患者，在术后 3 个月和 6 个月进行系列彩色多普勒阴囊超声检查随访。我们认为弥漫异质性模式或低回声区域符合血肿或是炎症等急性改变，而钙化则是慢性改变。接受显微 TESE 患者的急性和慢性改变发生率都显著低于接受传统 TESE 的患者。虽然在术后 6 个月的所有患者中没有发现永久性睾丸缺血的证据，但结果提示显微 TESE 相对于传统 TESE 更安全。另外，如同在别处讨论的那样，显微 TESE 可提供更高的精子获取率[19]。

显微 TESE 成功的预测因子

显微 TESE 通常与 ICSI 一起进行。对于不育的夫妇来说，TESE-ICSI 循环是经济和精神上的负担。因此，重要的是要尽可能地预测在接受治疗之前成功获取精子的可能性。已对几个因素包括前期活检、FSH 水平和遗传筛查进行了研究，以确定与它们相关的精子获取概率。

前期活检或传统 TESE 手术的作用

对 NOA 的男性患者来说，在多次前期活检阴性的情况下，成功获取精子往往是有可能的。Ostad 等报道，这些患者中半数要求多次（2～14 次）活检来获取精子。威尔康奈尔医学中心评估了前期阴性活检或传统 TESE 对 NOA 男性患者行显微 TESE 的精子获取率的影响。在未行前期活检的患者中成功获取精子的概率是 56%，高于每侧睾丸做过 1～2 次活检的患者（51%）或是每侧睾丸做过 3～4 次活检的患者（23%）（P = 0.04）[20]。除了引起瘢痕形成和睾丸实质纤维化外，诊断性的睾丸活检可以引起睾丸实质缺血，随后对精子发生产生有害影响。这些变化可以解释前期活检次数越多，相关的精子获取率越低这一现象。

睾丸组织学诊断性活检

NOA 的诊断只有在组织病理学评估之后才能确定。睾丸活检还可被用来排除小管内生殖细胞肿瘤（原位癌）。虽然生殖细胞肿瘤这一诊断在正常人中少见，但在 NOA 的患者中常见（大约 3%），有些医学中心要求在外科取精之前进行活检。诊断性活检除了有鉴别罕见的生殖小管内生殖细胞肿瘤（原位癌）和明确 NOA 诊断的作用以外，还有助于预测 TESE 手术将获取精子的机会。

因为诊断性活检不能对睾丸的所有区域进行采样，所以可能会错过精子发生到较高阶段的小灶区域。然而，在 NOA 患者中，如果进行了前期睾丸活检，则可以通过最高阶段的（相对于最占优势的）组织病理学模式来估计显微 TESE 成功获取精子的可能性。在前期活检提示至少有一处生精功能低下区域的男性患者，有 81% 能够通过显微 TESE 获取精子；在活检中显示精子发生最高阶段的模式为成熟阻滞的，有 44% 可成功获取精子[19]。

然而，如果只发现支持细胞而没有任何更高级精子发生部位，则精子获取率下降至约 30%。这具有重要的咨询价值。如果显微 TESE 获取精子的概率仅有30%，有些夫妻可能不愿意接受同步 IVF。在这些情况下，鼓励男方进行诊断性活检。如果活检仅显示均一的支持细胞模式，则该夫妻可以避免卵巢过度刺激及IVF 周期带来的经济和精神上的负担。

高 FSH 水平下的显微 TESE

在睾丸功能衰竭的情况下，由支持细胞产生的抑制素减少。由于抑制素介导的负反馈减少，垂体前叶产生的 FSH 增加，升高的血清 FSH 水平通常和精子发生受损有关。在一项关于使用开放睾丸活检方法预测精子获取和受精概率的研究中，受试者工作特征曲线提示 FSH ≥ 20U/L 为治疗成功的截点[21]。

FSH 水平与预测显微 TESE 的成功与否相关性较小。尽管血清 FSH 间接反映了睾丸的总体组织学情况，但是对于发现孤立的精子生成区域，显微TESE 较开放技术更加灵敏。在一项对近 800 名接受显微 TESE 的 NOA 患者的回顾性研究中，这一假设得到了验证。根据血清 FSH 的水平，这些患者被分为 4 组（< 15、15 ~ 30、31 ~ 45 和 > 45U/L）。与先前的研究和传统的观点相反，FSH 升高患者的精子获取率高于 FSH 在正常范围的患者。随着 FSH 水平的升高，精子获取率维持在一定水平，且对数名 FSH > 90U/L 的患者也是如此[22]。这些发现强调这样一个概念，即 FSH 水平不能预测显微 TESE 获取精子的成功率。具有正常 FSH 的无精子症患者可能代表了一个特殊的不育症人群。已有报道，许多弥散性成熟阻滞的患者具有正常的 FSH 水平（和睾丸体积）[23]。

无精子因子（AZF）缺失

基于 PCR 的 Y 染色体序列标记位点分析对于判断预后是重要的，拟行显微

TESE 的患者常规接受这项检查。和不育相关的 Y 染色体微缺失见于 *DAZ* 基因的 AZFa、AZFb 或 AZFc 区域的一部分，并可在6% ~18% 的 NOA 或少精子症患者中检测到[24-28]。

在孤立的 AZFc 缺失的男性患者中，在睾丸中发现有精子生成的概率与其他 NOA 患者相同。在威尔康奈尔医学中心，一项对 1591 名精子浓度低于$5 \times 10^6/ml$ 的男性的回顾性分析共发现 149 例（9.4%）患者存在微缺失。在 718 例行显微 TESE 的患者中，对 AZFa、AZFb、AZFb + c 和完全 Yq 缺失的所有男性患者的取精都以失败告终。相反，存在 AZFc 微缺失的患者则有 71.4% 的精子获取率。在其中 15 例 AZFc 缺失并成功获取精子的患者中，10 例成功妊娠。与 385 例特发性无精症患者比较，显微 TESE 精子获取率为 48.8%，首次报道 AZFc 缺失与精子获取率显著相关[28]。

考虑到 AZFa 或 AZFb 完全缺失的患者手术预后极差，更建议患者接受供精治疗，而不建议行显微 TESE。而 AZFc 缺失的男性患者行显微 TESE 则有良好的成功获取精子的可能性。对于夫妻的遗传学咨询是强制性的，因为这些夫妻的男性后代可能携带和其父亲相同的不育特性，最终他们自身也将面临同样的生育问题。

不同患者亚群的显微 TESE

有几个患者亚群或许能从显微 TESE 中有较大获益，包括克氏综合征、化疗后无精子症、隐睾相关 NOA。

克氏综合征

克氏综合征，或高促性腺激素性性腺功能减退症，占 11%，是不育男性中最为常见的核型异常诊断[29]。该遗传异常由减数分裂时染色体未分离导致，最常见的是典型的 47，XXY 核型，但有 3% 的克氏综合征男性是嵌合型的 46，XX/47，XXY。

因为克氏综合征患者的典型表现为小睾丸、高 FSH 水平，睾丸组织病理学上主要表现为小管硬化，所以传统上认为该类患者很难获得精子。然而在一些研究报道中，克氏综合征患者有 40% ~48% 的精子获取成功率[30-31]。最近，甚至有人报道了更高的精子获取率。在 2005 年，我们回顾性地研究了一组尝试进行 54 次显微 TESE 的 42 例克氏综合征患者的资料。这些患者平均 FSH 水平为 33.2U/L，每次 TESE 尝试的精子获取成功率为 72%[32]。

在这些数据中，有几个可能的原因导致了较高的精子获取率。在威尔康奈尔医学中心，患者在接受精子获取手术之前都接受了激素筛查。我们先前提到，正常生育男性的 T/E2 比值为 16 ± 3，而克氏综合征患者的 T/E2 比值平均为 4[15]。我们使用芳香化酶抑制剂来治疗低 T/E2 比值的患者，并发现在严重少精症的患者中，其精子浓度和活力得到显著的改善。克氏综合征患者对每天服用 50~100mg 睾内酯具有良好的反应。在评估期间，这些接受睾内酯治疗的克氏综合征患者的睾酮水平从 1900 ng/L 升至3320 ng/L，T/E2 比值得到改善[16]。

关于我们在克氏综合征患者中有较好的精子获取率的其他可能解释包括：使用比标准 TESE 手术更有效的显微 TESE 外科技术，以及很多外科医生的经验所固有的优势。我们的临床观察发现，在克氏综合征患者中，哪怕剩余的小管（和邻近的小管）绝大部分是硬化的，往往仍可能存在外观正常的短节段小管。在这种情况下，如果回收的小管数量过少，我们则不进行通常的手术室样本处理，以避免任何损失或破坏微小标本的风险。

化疗后的无精子症

随着各种癌症筛查和治疗方法的不断改进，越来越多的癌症患者人群开始关注生活质量方面的问题。即使在治疗前，癌症患者也处于不育的高风险之中。虽然生殖保险概念的重要性已越来越被认可，但是在美国，在对患者进行有损他们生殖潜能的治疗之前，只有不到半数的肿瘤学家会常规推荐患者去咨询生殖医学专家[33]。全身性化疗药物对生殖上皮的毒性是剂量依赖性的，与治疗后无精子症相关。烷化剂特别具有破坏性，通常导致患者严重的少精子症或无精子症。长春花碱类和大剂量的抗代谢药物也会损害精子发生。

一小部分化疗后持续性无精子症的患者已经在威尔康奈尔医学中心接受治疗。对 17 例患者尝试了 20 次 TESE-ICSI，45%（9/20）最终成功获取精子。化疗到显微 TESE 手术的平均间隔时间为16.3 年（6~34 年）。获取精子的患者中，1/3（3/9）成功生育，并且患者妻子分娩活胎。有 76% 的患者睾丸组织病理为纯睾丸支持细胞型，剩余的患者最常见的病理类型为生精功能低下。在纯睾丸支持细胞型的男性患者中，有 23% 的患者能获取精子。TESE-ICSI 结局与使用化疗或使用特殊化疗药物等基础条件无相关性[34]。

化疗后持续性无精子症的患者接受显微 TESE-ICSI 治疗，可使这些患者的配偶怀孕并分娩健康的孩子。虽然已知某些化疗药物对生殖上皮特别有毒性，但是尚未显示特异性方案可以清楚地预测这些患者行显微 TESE 的精子获取成功率。虽然，理想情况下应鼓励患者在可能的时候于化疗之前冻存精子，不过，现在可用先进的生殖技术成功治疗长期存在的化疗后无精子症患者。

隐睾相关 NOA

睾丸下降失败与精子数量、精子质量和生育力受损有关。隐睾也与最终发生睾丸生殖细胞癌的风险增加有关。尽管睾丸下降固定术有助于睾丸检查，但是没有证据表明睾丸下降固定术可以降低癌症的发生风险。与此相反，继发于隐睾的生育力低下似乎是一个时间依赖性的过程。行睾丸下降固定术时的年纪越大，与双侧隐睾一样，都与日益恶化的生育力参数有关[35]。

已有人提出隐睾增加不育风险的几种机制。出生后精子发生的第一步，即原始生殖细胞成熟为 A 型精原细胞，在隐睾的婴儿是有欠缺的。原始生殖细胞未能成熟退化，从而使生殖细胞的总数减少。雄激素的生成，在出生后几个月内受损，可能是原发或继发的缺陷。类固醇激素分泌不足可能是生殖细胞成熟缺陷的一个病因。最后，和正常阴囊温度相比，隐睾睾丸的温度升高了几摄氏度。温度诱导的隐睾睾丸生殖细胞退化也易导致生育潜能下降[36]。

2003 年，我们报道了在威尔康奈尔医学中心为隐睾相关 NOA 患者行取精术的经验。一共有 38 名男性患者，年龄（36.7±6.5）岁，共行 8 次传统 TESE 和 39 次显微 TESE。开放性 TESE 成功精子获取率达到 63%（5/8），显微 TESE 成功精子获取率达到 77%（30/39），总的成功精子获取率为 74%。

所有单侧隐睾病史的患者（9/9）都取到了精子，有 68%（26/38）的双侧隐睾病史的患者取到了精子。在成功获得精子的病例中，妻子获得临床妊娠的有 46%（16/35）。血清 FSH 与成功精子获取率无相关性，但较大的睾丸体积（$P <$ 0.05）和行睾丸下降固定术时年纪较轻（$P < 0.001$）是成功获得精子的独立预测因子[37]。

专家评论

发现 NOA 男性患者具有生育潜能，是过去 20 年来最伟大的医学成就之一。在过去，NOA 男性患者被认为是不能生育的，领养孩子被认为是他们想做父母的唯一选择。如今，已有许多相同诊断的患者在先进生殖技术的辅助下，成功地做了父亲。

ICSI 的出现，创造了即便只有单个不动的精子也能使卵细胞受精的可能。临床上已认识到，直接从睾丸取出的精子可用于 ICSI。并且，许多 NOA 的男性患者，甚至包括那些诊断性活检以纯睾丸支持细胞模式为主的患者，其睾丸中也可能存在微小的精子发生区域。最后，与开放性 TESE 比较，显微 TESE 可以看见个别正常外观的生精小管，从而得到更高的精子获取率。我们在威尔康奈尔医学中心研发了显微 TESE 这项技术，它以使用手术显微镜为特点，有助于减少出血、减少睾丸组织的缺血和术后瘢痕形成，从而增加成功获取精子的可能性，且这一过程应该是可重复的。

5 年展望

相较于传统的 TESE 或 FNAB，手术显微镜的使用在精子获取的机械精细程度上是一个显著的进步。在不久的将来，生育率的提高可能与基因治疗、干细胞治疗和可能的体外生精等治疗方法的发展有关。对拟行 TESE 者进行不育相关的 Y 染色体微缺失的筛查，已经促成了合理的遗传咨询，提高了预测预后的准确性，但仍然有 50% 的 NOA 男性患者存在特发性的潜在病因。在威尔康奈尔医学中心，我们目前正在试图从特发性 NOA 男性获取的睾丸组织样本中鉴定出新的低表达基因和突变，来解决这个问题。

关键问题

显微 TESE 是一项先进的精子获取技术，术者需要显微培训。在手术室中完成这一手术必须要有耐心，因为这一手术相较于传统的 TESE 或 FNAB 无疑需要更长的手术时间。手术室中需要一名胚胎学家，对睾丸的湿片样本进行实时分析，一旦确定找到精子，就可以马上终止手术。手术时间增加、手术室的使用，以及手术室中配备一名胚胎学家，这些都增加了这一手术的费用。

尽管如此，与传统的 TESE 或 FNAB 相比，显微 TESE 具有独特而明显的优势，这些优势包括更高的精子获取率，以及更少的睾丸组织切取。显微视野使术者可以避开白膜下血管，更好地止血，从而降低手术后的急性和慢性并发症。显微 TESE 是一项极为敏感的技术，用于在那些几乎是由硬化小管组成的睾丸中定位有精子发生的孤立灶。睾丸中精子发生最高阶段的模式，而不是占主导的模式，与显微 TESE 精子获取的可能性有关。

显微 TESE 成功地用于 NOA 患者，包括化疗后患者和克氏综合征患者。一些可纠正的因素可能会影响精子发生，例如精索静脉曲张或低 T/E2 比值，在准备行显微 TESE 前，这些因素应该被纠正。没有绝对的可预测显微 TESE 成功获取精子的预测因子，但是接受手术的患者的遗传筛查和先前活检结果可提供有用的预测信息。

（曾彦恺　洪锴 译）

参考文献

［1］ Schoysman R，Vanderzwalmen P，Nijs M，et al. Pregnancy after fertilisation with human testicular spermatozoa. Lancet, 1993, 342（8881）: 1237.

［2］ Silber SJ, Nagy Z, Liu J, et al. The use of epididymal and testicular spermatozoa for intracytoplasmic sperm injection: the genetic implications for male infertility. Hum Reprod, 1995, 10: 2031-2043.

［3］ Devroey P, Liu J, Nagy Z. Pregnancies after testicular sperm extraction and intracytoplasmic sperm injection in non-obstructive azoospermia. Hum Reprod, 1995, 10: 1457-1460.

［4］ Levine LA, Dimitri RJ, Fakouri B. Testicular and epididymal percutaneous sperm aspiration in men with either obstructive or nonobstructive azoospermia. Urology, 2003, 62: 328-332.

［5］ Lewin A, Reubinoff B, Porat-Katz A, et al. Testicular fine needle aspiration: the alternative method for sperm retrieval in nonobstructive azoospermia. Hum Reprod , 1999, 14: 1785-1790.

［6］ Schiegel PN. Testicular sperm extraction: microdissection improves sperm yield with minimal tissue excision. Hum Reprod, 1999, 14: 131-135.

［7］ Amer M, Ateyah A, Many R, et al. Prospective comparative study between microsurgical and conventional testicular sperm extraction in nonobstructive azoospermia: follow-up by serial ultrasound examinations. Hum Reprod, 2000, 15: 653-656.

［8］ Turek PJ, Cha I, Ljung BM. Systematic fine-needle aspiration of the testis: correlation to biopsy and results of organ "mapping" for mature sperm in azoospermic men. Urology, 1997, 49: 734-748.

［9］ Rucker GB, Mielnik A, King P, et al. Preoperative screening for genetic abnormalities in men with non-obstructive azoospermia prior to testicular sperm extraction. J Urol, 1998, 160: 2068-2071.

［10］ Girardi SK, Mielnik A, Schlegel PN. Submicroscopic deletions in the Y chromosome of infertile men. Hum Reprod, 1997, 12: 1635.

［11］ Ostad M, Liotta D, Ye Z, et al. Testicular sperm extraction (TESE) for non-obstructive azoospermia: results of a multi-biopsy approach with optimized tissue dispersion. Urology, 1998, 52: 692-697.

［12］ Haimov-Kochman R, LossosF, Nefesh I, et al. The value of repeat testicular sperm retrieval in azoospermic men. Fertil Steril, 2009, 91 (4 Suppl): 1401-1403.

［13］ Ramasamy R, Schlegel PN. Microdissection testicular sperm extraction: effect of prior biopsy on success of sperm retrieval. J Urol, 2007, 177 (4): 1447-1449.

［14］ Veldhuis JD, Sowers JR, Rogol AD, et al. Pathophysiology of male hypogonadism associated with endogenous hyperestrogenism. Evidence for dual defects in the gonadal axis. N Engl J Med, 1985, 312: 1371.

［15］ Pavlovich CP, King P, Goldstein M, et al. Evidence for a treatable endocrinopathy in infertile men. J Urol, 2001, 165: 837-841.

［16］ Raman JD, Schlegel PN. Aromatase inhibitors for male infertility. J Urol, 2002, 167 (2 Pt l): 624-629.

［17］ Silber SJ. Microsurgical TESE the distribution of spermatogenesis in non-obstructive azoospermia. Hum Reprod, 2000, 15: 2278.

［18］ Okada H, Dobashi M, Yamazak T, et al. Conventional versus microdissection testicular sperm extraction for nonobstructive azoospermia. J Urol, 2002, 168 (3): 1063-1067.

［19］ Ramasamy R, Yagan N, Schlegel PN. Structural and functional changes to the testis after conventional versus microdissection testicular sperm extraction. J Urol, 2007, 177 (4): 1447-1449.

［20］ Ostad M, Liotta D, Ye Z, et al. Testicular sperm extraction with optimized tissue dispersion. Urology, 1998, 52: 692-697.

[21] Zitzmann M, Nordhoff V, von Schönfeld V, et al. Elevated follicle-stimulating hormone levels and the chances for azoospermic men to become fathers after retrieval of elongated spermatids form cryopreserved testicular tissue. Fertil Steril, 2006, 86 (2): 339 – 347.

[22] Ramasamy R, Lin K, Gosden LV, et al. High serum FSH levels in men with nonobstructive azoospermia does not affect success of microdissection testicular sperm extraction. Fertil Steril, 2009, 92 (2): 590 – 593.

[23] Tsujimura A, Matsumiya K, Miyagawa Y, et al. Prediction of successful outcome of microdissection testicular sperm extraction in men with idiopathic nonobstructive azoospermia. J Urol, 2004, 172: 1944 – 1947.

[24] Vogt PH, Edelmann A, Kirsch S, et al. Human Y chromosome azoospermia factors (AZF) mapped to different subregions in Yq11. Hum Mol Genet, 1996, 5: 933 – 943.

[25] Reijo R, Alagappan R, Patrizio P, et al. Severe oligospermia resulting from deletions of asoospermia factor gene on Y chromosome. Lancet, 1996, 347: 1290 – 1293.

[26] Brandell RA, Mielnik A, Liotta D, et al. AZFb deletions predict the absence of spermatozoa with testicular sperm extraction: preliminary report of a prognostic genetic test. Hum Reprod, 1998, 13: 2812 – 2815.

[27] Martinez MC, Bernabe MJ, Gomez E, et al. Screening for AZF deletion in a large series of severely impaired spermatogenesis patients. J Androl, 2000, 21: 651 – 655.

[28] Stahl PJ, Masson P, Mielnik A. A decade of experience emphasizes that testing for Y microdeletions is essential in American men with azoospermia and severe oligozoospermia. Fertil Steril, 2010, 94: 1753 – 1756.

[29] Foresta C, Galeazzi C, Bettella A, et al. Analysis of meiosis in germ cells from subjects affected by classic Klinefelter's syndrome. J Clin Endocrinol Metab, 1999, 84: 3807 – 3810.

[30] Friedier S, Razid A, Strassburger D, et al. Outcome of ICSI using fresh and cryopreserved thawed spermatozoa in patients with non-mosaic Klinefelter's syndrome. Hum Reprod, 2001, 16: 2616 – 2620.

[31] Levron J, Aviram-Goldring A, Madgar I, et al. Sperm chromosome analysis and outcome of IVF in patients with non-mosaic Klinefelter's syndrome. Fertil Steril, 2000, 74: 925 – 929.

[32] Schiff JD, Palermo GE, Veeck LL, et al. Success of testicular sperm extraction and intracytoplasmic sperm injection in men with Klinefelter syndrome, J Clin Endocrinol Metab, 2005, 90 (11): 6263 – 6267.

[33] Quinn GP. Physician referral for fertility preservation in oncology patients: a national study of practice behaviors. J Clin Oncol, 2009, 27 (35): 5952.

[34] Chan PT, Palermo GD, Veeck LL, et al. Testicular sperm extraction combined with intracytoplasmic sperm injection in the treatment of men with persistent azoospermia postchemotherapy. Cancer, 2001, 92 (6): 1632 – 1637.

[35] Trsinar B, Muravec UR. Fertility potential after unilateral and bilateral orchidopexy for cryptorchidism. World J Urol, 2009, 27 (4): 513 – 519.

[36] Hutson JM, Hasthorpe S, Heyns CF. Anatomical and functional aspects of descent and cryptorchidism. Endocr Rev, 1997, 18 (2): 259 – 280.

[37] Raman JD, Schlegel PN. Testicular sperm extraction with intracytoplasmic sperm injection is successful for the treatment of nonobstructive azoospermia associated with cryptorchidism. J Urol, 2003, 170: 1287 – 1290.

延伸阅读

[1] Goldstein M, Tanrikut C. Microsurgical management of male infertility. Nat Clin Pract Urol,

200, 63 （7）: 381 – 391

[2] Schlegel PN, Nonobstructive azoospermia: a revolutionary surgical approach and results. Semin Reprod Med, 2009, 27: 165 – 170.

[3] Su LM, Palermo GD, Goldstein M. Testicular sperm extraction with intracytoplasmic sperm injection for nonobstructive azoospermia: testioular histology can predict chance of sperm retrieval. J Urol, 1999, 161 （1）: 112 – 116.

[4] Turunc T, Gul U, Haydardedeoglu B. Conventional testicular sperm extraction combined with the microdissection technique in nonobstructive azoospermic patients: a prospective comparative study. Fertil Steril, 2010, 94: 2157 – 2160.

第 20 章　男性不育症中抗氧化剂应用的最佳实践指南

Francesco Lanzafame　　*Sandro La Vignera*　　*Aldo E. Calogero*

氧化应激是活性氧（ROS）的产生与抗氧化剂清除 ROS 之间的失衡且前者占优势所致[1]，可导致不孕不育症。氧化应激对人类精子功能影响的病理生理已被广泛研究。事实上，精子对 ROS 非常敏感，因其含有大量多不饱和脂肪酸，修复 DNA 的能力有限[2-3]。因此，有人提出运用多种抗氧化剂来改善精子质量。

这些年来，治疗方法多种多样，包括应用多种不同的化合物，如磷脂酰胆碱、肉碱、激肽释放酶、己酮可可碱，以及维生素 A、C、E 等[4]。给予男性不育患者抗氧化剂，对男科医生来说是个巨大的挑战。实际上，正确和全面的诊断检查不容忽视，因为不同的男科疾病可能对抗氧化剂治疗反应不同[5]。此外，需要提醒的是，尚未开发出标准化的指标来说明哪些患者可能从抗氧化治疗中获益。而且，临床上还没有可靠、价廉的预测方式来评估 ROS 暴露的影响或确定抗氧化剂的总效能。

抗氧化剂应用的有效性将得益于标记物的应用，这些标记物能可靠测量治疗前氧化应激和（或）评估氧化应激对精子细胞膜和 DNA 的破坏程度。许多研究并没有将主要终点——氧化应激的测量——以及治疗后可能的改善情况考虑在内。而且，损害生育力的疾病往往呈亚临床进展，很少或根本没有症状或体征。因此，患者常在发病很长时间后才找男科医生诊治，这往往

F. Lanzafame, M. D.（✉）
Centro Territoriale di Andrologia, Siracusa, Italy

S. La Vignera, M. D. · A. E. Calogero, M. D.
Department of Medical and Pediatrics Sciences,
University of Catania Medical School, Catania, Italy
e-mail：sandrolavignera@ unict. it；acaloger@ unict. it

S. J. Parekattil, A. Agarwal（eds.），*Male Infertility for the Clinician*,
© Springer Science + Business Media New York 2013

造成不可逆的精子氧化应激损伤。因此，开始抗氧化治疗前，第一步是综合考虑临床病史、实验室或仪器检查结果，来明确该患者是否适合抗氧化剂治疗或应采取不同的治疗策略。一个合适的治疗策略应能够根除增加 ROS 产生和（或）减少精浆清除效应的所有病因。

尽管研究结果报道不一[6-7]，但在体外和体内的抗氧化治疗似乎都有助于改善精子质量。实验室和农场动物的实验数据支持该观点[8-9]。谷胱甘肽在改善精子活力中起重要作用，可提高精索静脉曲张伴弱精子症公牛及隐睾症兔子双受精的受精率[10]。在注射铅的小鼠中，给予相当于人类治疗剂量的维生素 C（10mg/kg 体重），可显著降低睾丸氧化应激重要标志物丙二醛的浓度，同时提高精子浓度和降低异常精子的比例。维生素 E（100mg/kg 体重）和维生素 C 有类似的清除 ROS 的能力，但后者的疗效较差。如果以上述剂量同时给药，可使铅处理小鼠体内的丙二醛含量显著下降，伴随精子浓度的增加和精子形态的改善[11]。维生素 E 的类似保护作用已在由汞诱导的精子数量减少和功能异常的小鼠中得到验证[12]。兔饲料中的高含量 α-生育酚乙酸酯能显著增加精液中维生素 E 的含量及其在冷冻保存后的氧化稳定性[13]。

虽然在动物模型中进行的许多研究表明，抗氧化剂可能会成功用于人类；但遗憾的是，一些非对照试验发表了不同的证据，通常是为了维持某种治疗的有效性，即使它的作用还没有得到证实[14]。重度吸烟者[15]和不育患者[16]补充抗氧化剂可改善精子质量。此外，抗氧化剂可提高精浆 ROS 浓度高的健康男性的生育能力[17]，同时通过显著降低丙二醛的含量来增加既往体外受精（IVF）周期中受精率低的生育力正常男性的受精率[18]。

尽管许多研究描述了使用抗氧化剂对精子参数的有益结果，但在 OS 中没有明确的清除方式，而且试验设计通常不是双盲和（或）安慰剂对照的。此外，一些研究纳入非同质性患者。最后，尽管使用过大量的药物，但其中很多已发表的结果缺乏足够证据。如 Patel 和 Sigman 所说，这一切使得科学文献变得非常混杂，无法得出最终结论[19]。

因为难以清楚地区分哪些抗氧化剂可以发挥更好的作用来减少氧化应激产生和（或）防止氧化应激介导的精子损伤，我们决定使用循证医学方法来更好地理解各种抗氧化剂对不育男性的治疗效果（表 20.1）。为了实现这一目标，使用由英国皇家全科医学院、谢菲尔德大学有效临床实践单位制定的 2 型糖尿病国家临床指南（http://www.nice.org.uk/nicemedia/live/10911/28998/28998.pdf），因为它们似乎更适合于药理学试验。这些准则证据和建议分类见表 20.2 和表 20.3。

表20.1　抗氧化剂回顾

抗氧化剂

抗坏血酸（维生素 C）

α - 生育酚（维生素 E）

抗坏血酸（维生素 C）＋α - 生育酚（维生素 E）

α - 生育酚（维生素 E）＋硒

谷胱甘肽

左旋肉碱 + 乙酰左旋肉碱

辅酶 Q10

番茄红素

碧萝芷

N - 乙酰半胱氨酸

维生素 A 与维生素 E

己酮可可碱

硒

少腹逐瘀汤

虾青素

玛卡

α - 亚麻酸与木酚素

维生素 C 和 E、番茄红素、硒、叶酸、大蒜油 + 锌

巴戟天提取物

表20.2　2 型糖尿病全国临床指南证据分类
（皇家全科医学院、谢菲尔德大学有效临床实践单位）

证据分类

Ia　证据来自随机对照试验的 meta 分析

Ib　证据来自至少 1 项随机对照试验

IIa　证据来自至少 1 项非随机对照研究

IIb　证据来自至少 1 项其他类型的准实验研究

III　证据来自非实验性描述性研究，如比较研究、相关性研究和病例对照研究

IV　证据来自专家委员会报告或意见和（或）权威机构的临床经验

引自卫生保健政策和研究机构[82]

表 20.3 2 型糖尿病全国临床指南的推荐级别
（皇家全科医学院、谢菲尔德大学有效临床实践单位）

推荐分级
A　直接基于 I 类证据
B　直接基于 II 类证据，或根据 I 类证据推测的推荐
C　直接基于 III 类证据，或根据 I 或 II 类证据推测的推荐
D　直接基于 IV 类证据，或根据 I 、II 、III 类证据推测的推荐

经许可，引自 Eccles 等[83]

抗坏血酸

精浆中的抗坏血酸（维生素 C）比血清中高 10 倍[20]，它对于水相内的过氧化氢自由基是高效的清除剂[21]，但其在膜脂质中并不具备有效的清除作用[22]。ROS 浓度增加时，精浆中抗坏血酸的含量显著降低[23]。同样，在白细胞精子症的样本中，抗坏血酸的浓度明显偏低，此时精子 DNA 碎片指数显著高于抗坏血酸水平正常或升高的精液样本[24]。有趣的是，维生素 C 在低浓度时具有抗氧化作用，但在高浓度时可发生自身氧化[25]。此外，人体每日服用 1g 维生素 C，在血浆中即可达到饱和。更高剂量的维生素 C 可能促进肾结石发生，因为它增加草酸盐的排泄[26]。

应用维生素 C（1g/d）可使抗坏血酸水平增加 2.2 倍[27]。此外，据报道，在一项临床对照试验中，精浆抗坏血酸浓度与正常精子的数量呈正相关[28]（II a）。在早期研究中，有研究者提出补充维生素 C（1g/d）来改善不育男性的精子质量[15,29]（III、Ib）。精子参数也随着维生素 C 摄入量的增加而增加，如更高的精子浓度和前向运动精子总数[30]（IIb）。在一个安慰剂对照研究中，给予重度吸烟者维生素 C 200mg/d 或 1000mg/d，持续 4 个月，可改善精子参数，服用 1000mg/d 的患者改善更显著[29]（I b）。此外，维生素 C 可保护人类精子免受内源性的氧化 DNA 损伤[31]（IIb）。

α-生育酚

在一项单盲研究中，8 名接受 100mg α-生育酚（维生素 E）治疗 4 个月的患者，其精子参数没有任何提高[32]（II a）。当服用维生素 E 每天 3 次，每次 100mg 时，精浆的 α-生育酚浓度略有升高。在对 15 名受试者进行的一项研究中，应用维生素 E 治疗期间，精子数量、前向运动精子的百分比、前向运动精子百分比半衰期、精子低渗肿胀试验等参数没有明显改善。作者认为精浆中 α - 生育酚轻度升高对这些精液参数影响不大。他们推测，较高剂量的维生素 E 可能更有效[33]（Ⅰb）。在不育男性中，维生素 E 的给药剂量为 300～1200mg/d，持续 3 周，精浆 α - 生育酚水平有轻度增加[34]。精子 α - 生育酚浓度并不依赖于其在精浆中的浓度及总量。另一方面，活动精子的百分比与精子 α - 生育酚的含量显著相关[35]。

已进行了许多试验，以通过维生素 E 给药来改善不育男性的精子参数。在一项随机双盲、安慰剂对照的交叉试验中，给予 30 名精液中 ROS 浓度升高的健康男性和健康女性伴侣服用维生素 E（600mg/d）或安慰剂 3 个月。发现维生素 E 显著增加了血清 α - 生育酚的浓度，精子透明带结合试验发现精子功能改善[17]（Ⅰa）。其他一些报道使用较低剂量的维生素 E，例如，一项单盲研究纳入了 8 名患者接受 300mg/d 的维生素 E 治疗，每天 3 次，每次 100mg，共 4 个月，患者未见任何改善[32]（Ⅱa）。一项安慰剂对照、双盲的研究表明，维生素 E 治疗后，弱精子症和少弱精子症患者的精子丙二醛水平显著降低，且改善了弱精子症患者的精子活力。此外，52 名治疗组患者的妻子中，有 11 人（21%）在 6 个月治疗期内怀孕，其中 9 人正常分娩，2 人在妊娠的前 3 个月流产，安慰剂组无怀孕报道[36]（Ⅱa）。此外，在 15 名精子正常的生育男性中进行的一项前瞻性研究发现，服用 200mg/d 的维生素 E 3 个月后，升高的丙二醛浓度降至正常水平，每周期的受精率显著增加。治疗 1 个月后，丙二醛浓度显著降至正常水平，每个周期的受精率显著增加[18]（Ⅱa）。另外，在 97 名健康的、不吸烟男性增加食用具有清除活性氧潜力的日常营养品（食物和营养补充物，如锌、叶酸、维生素 C 和 E 和 β - 胡萝卜素）的研究中发现，维生素 E 摄入量与最佳的前向运动及前向运动精子总数相关[30]（Ⅱb）。

抗坏血酸和 α - 生育酚

抗坏血酸（维生素 C）和 α - 生育酚（维生素 E）可一起使用，分别利用它们的亲水性和亲脂性的优势，以减轻精子的过氧化损伤。此外，考虑到这两种维生素可到达附睾及随后射出精液的精子内，如果这些维生素直接作用于精子以防止 ROS 引起的损伤，那精子的改善可能很快。

在一项对弱精子症或中度少精子症患者进行的随机、双盲、安慰剂对照试验中，患者同时服用维生素 C（1g）和维生素 E（800mg）2 个月，但精液参数未能改善[37]（Ⅰb）。这些令人失望的结果与其他研究结果一致[32-33]，但与其他已公布的数据不一致[18,38]。这也可能是治疗的持续时间太短不足以产生效果，尤其是这些作用发生在睾丸内时。

64 例原发性不育伴精子 DNA 碎片率增加（≥15%）的患者被随机分为 2 组：一组每天给予维生素 C（1 g）和维生素 E（1 g），另一组给予安慰剂。经过 2 个月的治疗后，抗氧化剂治疗组的精子 DNA 碎片率显著降低，而安慰剂组没有检测到变化[39]（Ⅰb）。对 38 例精液精子的 DNA 碎片率升高（≥15%）的患者进行了一项补充试验。在一次卵胞浆内单精子注射（ICSI）周期失败后，给予他们每天维生素 C（1 g）和维生素 E（1 g）治疗 2 个月，其中 29 例（76%）在接受清除 ROS 疗法后，DNA 碎片化精子的比例下降，ICSI 试验成功伴随更高的临床妊娠率（48.2% *vs.* 6.9%）和着床率（19.6% *vs.* 2.2%）[40]（Ⅱb）。

α－生育酚和硒

联合应用维生素 E 和硒的研究很少[41-42]。在一项试验中，9 名少弱畸精子症患者每天服用维生素 E（400mg）加硒（100μg），疗程 1 个月。此后的 4 个月，硒的补充用量增加到 200μg/d。这种联合治疗显著改善了精子的活动力、形态和存活率[41]（Ⅰb）。在另一项研究中使用同一联用方案，28 名患者每天服用维生素 E（400mg）和硒（225μg），疗程 3 个月；另有 26 名患者服用维生素 B（4.5g/d），疗程一样，作为对照。服用维生素 E 和硒组患者的丙二醛浓度下降显著，精子的动力学参数提高[42]（Ⅰb）。

谷胱甘肽

谷胱甘肽因其在不同疾病中的抗毒性和清除活性氧能力，成为最常用的药物之一。尽管它不能穿过细胞膜，但在全身摄入后，其在生物体液中的浓度增加。因此谷胱甘肽能够到达精浆，并在此水平发挥作用。在这里，它保护精子免受 ROS 的攻击；因此，谷胱甘肽可能在多种男性疾病，特别是在男性生殖道炎症中发挥有益作用[16]。

在 2 个月的前期试验中，谷胱甘肽（600mg/d，肌内注射）应用于 11 名精子异常伴不同男科疾病的患者，他们的精子动力学改善，特别是男性附属腺感染和精索静脉曲张[43]（Ⅲ）这两种情况，因为 ROS 或其他有毒物质可能发挥致病作用。在这些令人鼓舞的发现之后，同样的研究人员进行了一项安慰剂对照、双盲、交叉研究，研究对象是单侧精索静脉曲张和细菌性附属腺感染不育男性。患者被分为隔天给予谷胱甘肽 600mg 组或安慰剂组。接受谷胱甘肽的患者显示更高的精子数量、活动力、动力学参数和正常形态精子比例。这些对精子活动力和形态学的影响在停止治疗后可持续一段时间。作者推测，这些发现可能与谷胱甘肽作用于精母细胞后期有关，因为治疗的时间未涵盖一个完整的精子发生周期[16]（Ⅰb）。当精子细胞膜损伤不太严重时，可通过谷胱甘肽治疗，部分纠正这一类型的精子修饰[44]（Ⅱa）。

以上数据表明，至少在一定程度上，谷胱甘肽通过对膜结构的生物化学改变及其所带来的细胞膜脂质组分的防御效应而发挥有益作用。精浆中脂质过氧化物水平的下降，可能是因为谷胱甘肽的存在将血管或炎性疾病产生的脂质过氧化作用降到最低。

肉 碱

肉碱（carnitines）参与许多细胞器中的多种代谢途径。这些化合物在男性生殖器官的精子成熟过程中发挥主要作用，并通过提供可即刻使用的能量而在精子代谢中发挥相关作用。肉碱浓度与精子活动力和浓度呈正相关[45]。左旋肉碱在附睾腔增加和储存的同时出现精子前向运动的增强[46]。

几种不同种类的研究（包括对照、非对照、人类和动物）已对肉碱作为活性氧清除分子的潜在应用进行了评估。1992 年，对 20 对夫妇中患特发性少弱精子症（精子浓度 < $20 \times 10^6/ml$，前向运动 < 50%）的男性伴侣，给予4g/d 的左旋肉碱 2 个月。精子浓度、总活动力和形态无明显变化，而前向运动能力显著提高 [（21.7% ±3.2%）vs.（38.2% ±4.7%）][47]（Ⅱb）。之后，对 100 名患有特发性弱精子症的患者进行了一项多中心的开放性研究。左旋肉碱以每次 1g 的剂量口服给药，每天 3 次，持续 4 个月，发现多个精子动力学参数明显提高[48]（Ⅱb）。另一项研究给予 47 名特发性弱精子症患者口服左旋肉碱（1g）口服液，每天 3 次，持续 3 个月，获得了类似的结果[49]（Ⅱb）。一篇综述文献提出，可将肉碱作为因氧化应激引起不育的诸多治疗方式中的一种替代方法[50]。

一些临床证据表明，前列腺 - 精囊 - 附睾炎导致的不育男性可受益于肉碱，而抗菌药和（或）非甾体类抗炎药物，虽然有效消除了微生物感染，但清除活性氧效果差[51]（Ⅰb）。另一项针对 98 名患有前列腺 - 精囊 - 附睾炎和白细胞精液症男性的研究发现，只要预先用非甾体抗炎药物处理，肉碱清除活性氧的治疗就能成功[52]（Ⅰb）。

在一项安慰剂对照、双盲、交叉试验中发现，即使左旋肉碱未能成功降低过氧化脂浓度，但其仍能改善精子参数。这些发现提示左旋肉碱抵消 ROS 攻击的作用是不完全的[53]（Ⅰb）。同一研究组又进行了双盲、随机、安慰剂对照试验，对 60 名少弱畸形精子症的不育男性分别给予左旋肉碱（2g/d）联合乙酰左旋肉碱（1g/d）或安慰剂治疗，所有精子参数都改善，而精子前向运动和总活动力提高最显著，尤其是在重度弱精子症的男性中[54]（Ⅰb）。另一个针对少弱畸形精子症患者进行的安慰剂对照研究表明，同样的治疗方式改善了精子浓度、活动力和形态学，特别是加用辛诺昔康（每 4 天 1 粒栓剂）者[55]（Ⅰb）。此外，60 名弱精子症患者参加的双盲临床试验中，研究对象被分为左旋肉碱（3g/d）组、乙酰左旋肉碱（3g/d）组、左旋肉碱（2g/d）联合乙酰左旋肉碱（1g/d）组及安慰剂组，疗程 6 个月。在单独应用乙酰左旋肉碱或联合左旋肉碱的男性中，精子总活动力和前向运动，包括计算机辅助精子分析中的动力学参数均得到改善。精液对羟自由基和过氧化氢自由基的总 ROS 清除能力也得到改善，且与精子动力学参数的提高相关联。对于精液活力较低和总的清除 ROS 能力较低的患者，该治疗方法的效果更好[56]（Ⅰb）。在另一项试验中，90 名少弱精子症患者被给予左旋肉碱（2g/d）和乙酰左旋肉碱（1g/d）口服，每天 3 次，疗程 3 个月。在治疗组，有 10 名受试者的配偶妊娠（11.6%），而对照组只有 2 名患者的配偶妊娠（3.7%）。且前向运动精子和总活动精子百分比显著增加[57]（Ⅰb）。在 De Rosa 及其同事进行的一项研究中，66 例精子活力 < 50% 的患者接受左旋肉碱（1g/d）和乙酰左旋肉碱（500mg，每天 3 次），疗程 6 个月，在治疗的 3 个月与 6 个月后，精子的总活动力、存活率，膜完整性和精子的线性运动均显著增加，6 个月后精子穿透宫颈黏液的能力提高[58]（Ⅱb）。不同于其他研究的是，21 例精子活动力波动于 10% ~50% 的不育男性，口服肉碱（2g/d 的左旋肉碱和 1g/d 的乙酰左旋肉碱）6 个月后，对精子的活力并无显著影响[59]（Ⅰb）。在一项进一步的试验中，对前列腺－精囊－附睾炎和 ROS 产生增加的男性给予左旋肉碱（2g/d）和乙酰左旋肉碱（1g/d）治疗 3 个月，若精液白细胞在正常范围内，则说明肉碱治疗有效[60]（Ⅱb）。

在许多探讨肉碱对精子参数影响的研究基础上，有人发表了一篇最新的系统评价。该 meta 分析比较了左旋肉碱和（或）乙酰左旋肉碱治疗与安慰剂治疗，结果显示精子总动力和前向运动力、非典型精子细胞和妊娠率有显著改善，但精子浓度没有明显差别[61]（Ⅰa）。

辅酶 Q10

辅酶 Q10（CoQ10）是呼吸链的一种脂溶性组成部分，泛醇是其还原型并具有活性。在某些生物组分如脂蛋白和膜中，它表现出强有力的清除剂作用。在 32 例不育男性的精浆和精液中，测量了还原型和氧化型 CoQ10（泛醇/泛醌）和过氧化氢物的浓度，观察到精子数量与泛醇浓度之间呈正相关，然而亦有报道精子数量与泛醇浓度或过氧化氢物水平呈负相关。已发现精子浓度、活动力与精液中泛醇－10 的含量间有重要关联；然而，亦有报道称总精液中的泛醇/泛醌比率与畸形精子的严重程度呈负相关。这些发现表明，泛醇－10 可阻止精液和精浆中的过氧化氢物产生[62]。

对 ICSI 后受精率较低的 17 名男性不育患者，给予 CoQ10 口服 60mg/d，平均服用 103d 后再次进行 ICSI。结果显示受精率显著提高[63]（Ⅱb）。

在人类精液中，发现 CoQ10 具有相应浓度，且与精子浓度和动力学直接相关。不同的是，在精索静脉曲张男性中，尽管精浆中 CoQ10 比例较高，但未发现其与精子活动力有关[64]。在未合并精索静脉曲张的少精子症和弱精子症患者的精子中，发现 CoQ10 水平升高。这种相关性未能在患有精索静脉曲张的男性中检测到，而且显示细胞内 CoQ10 的绝对浓度略低。CoQ10 在细胞内水平较高可能与精子防护系统相关。在精索静脉曲张男性中，细胞内这种系统可能不完善，导致对氧化应激过度敏感[64]。

最近，对 60 名特发性弱精子症不育患者进行了一项双盲、随机试验。患者接受 CoQ10（200mg/d）或安慰剂的双盲疗法达 6 个月，治疗后，精浆及精子内的 CoQ10 和泛醇明显升高。有趣的是，精子活力也得到提高。统计发现，具有较差精子活动力和较低 CoQ10 浓度的男性，对治疗的反应更好[65]（Ⅰb）。

番茄红素

番茄红素（lycopene）是人体对抗氧化应激的氧化还原防御系统的一部分。口服番茄红素，似乎对特发性不育患者有治疗作用。每次 2g 番茄红素每天给药 2 次，3 个月后的精子数量和活动力有显著提升，但精子浓度增加仅出现在精子浓度 > 5×10^6/ml 的患者中[66]（Ⅱb）。

碧萝芷

碧萝芷（pycnogenol）是从"海岸松"树皮中提取的物质。碧萝芷的成分可抑制环氧化酶释放前列腺素等炎性物质[67]。对服用碧萝芷（200mg/d）的低生育力男性进行了 3 个月的研究，结果显示，平均精子形态学较用药前改善了 38%，且甘露糖受体结合测试评分增加了 19%[68]（Ⅱb）。

其他化合物

● N–乙酰半胱氨酸或维生素 A 加维生素 E 和必需脂肪酸

一项对 27 例不育男性进行的开放性、前瞻性研究显示，联合口服抗氧化剂 N–乙酰半胱氨酸或维生素 A 加维生素 E 和必需脂肪酸，可增加少精子症患者精液的精子浓度。此外，这种治疗显著降低了 ROS 和 8 – 羟基 – 2′– 脱氧鸟嘌呤核苷（8 – OH – dG）的产生，同时也增加了顶体反应精子的百分比、磷脂多不饱和脂肪酸的数量和精子膜的流动性[69]（Ⅱb）。最近，120 名特发性不育男性被随机给予单用 N – 乙酰半胱氨酸（600mg/d）或安慰剂 3 个月，N – 乙酰半胱氨酸提高了精液量、精子活动力及精液黏度[70]（Ⅰb）。

● 己酮可可碱

使用己酮可可碱（pentoxifylline）体外处理来自 15 例弱精子症并高 ROS 水平患者的精子，以评估该化合物对 ROS 生成和精子运动的影响。己酮可可碱能减少精子 ROS 的产生，减慢精子体外曲线速度及鞭毛摆动频率长达 6h。同样的 15 名患者和另外 18 名弱精子症患者，后者的精子在稳定状态时不产生 ROS，分别给予两种不同剂量的己酮可可碱剂量（300mg/d 和 1200mg/d）来验证其对 ROS 生成、精子动力学、精子受精能力的体内结果。己酮可可碱对精子 ROS 的形成没有影响，对精子的活动力和受精能力无作用。然而，1200mg/d 的剂量提高了精子活动力和鞭毛摆动频率[71]。

● 硒

33 名生育力低下的男性单纯补充硒 3 个月，但精子数量、活动力和形态未见改善[72]（Ⅱa）。随后对 69 名弱精子症患者进行了一项试验，这些患者每天服用安慰剂，单独硒，或硒加维生素 A、C 和 E 3 个月。治疗后精子浓度无任何改善，而硒处理组精子活力增加。本研究表明，口服硒对低硒患者尤其有效[73]（Ⅰb）。最近，一项临床试验调查了 468 例少弱畸精子症不育男性服用 6 个月硒（200 μg）和（或）N – 乙酰半胱氨酸（600mg）的有效性。这种治疗方法对所有测量的精子参数都有效，精浆硒浓度、N – 乙酰半胱氨酸与精液特征之间存在明确的相关性[74]（Ⅰb）。

● 少腹逐瘀汤

少腹逐瘀汤被认为具有抗衰老和清除精子活性氧的能力。36 名慢性前列腺炎患者接受少腹逐瘀汤治疗 60d 后，在计算机辅助精液分析中发现精子活动力显著提升[75]（Ⅱb）。

● 锌、叶酸、虾青素、乙酰肉碱

在混合摄入锌和叶酸，或抗氧化剂虾青素，或所谓的包括（乙酰）肉碱的能量供给合剂（勃锐精）后，精子参数得以改善。此外，双盲研究表明，后两者化合物增加自然受孕率或宫腔内人工授精受孕率[76]（Ⅰb）。虾青素似能显著降低 ROS 和抑制素 B 的浓度、提高精子线性运动速度和怀孕率[76]。

玛 卡

一项非对照试验发现，秘鲁植物玛卡提取物似乎可用于增加精子数量和正常形态精子的比例[77]（Ⅱb）。

α–亚麻酸和木酚素

亚麻籽油包括 α–亚麻酸和木酚素。α–亚麻酸能调节 ω–3 必需脂肪酸的低摄入，这与有生育问题患者的精子活动力减弱有关[78]（Ⅳ）。

维生素 C 和 E、番茄红素、硒、叶酸、大蒜油和锌复合制剂

爱乐维是一种混合了维生素 C 和 E、番茄红素、硒、叶酸、大蒜油和锌的抗氧化物制剂。在一项前瞻性、随机、双盲、安慰剂对照试验中，60 对夫妻中男方有严重不育症的患者在接受 IVF 周期前连续服用 3 个月。与安慰剂组妊娠率（16%）比较，爱乐维组妊娠率显著提高（38.5%）[79]（Ⅰb）。

● 巴戟天提取物

服用浓度为 0.25g/ml 或 0.5g/ml 的巴戟天提取物，结果显示比服用维生素 C 能更有效地提高精子悬浮液超氧化物歧化酶活力和降低丙二醛浓度。已证明巴戟天提取物参与防御 ROS 介导的精子膜损伤。而且，更高剂量的（0.5mg/ml）巴戟天能特别保护精子膜功能[80]。

● 锌

现已证明，锌治疗可降低弱精子症男性的氧化应激反应、精子凋亡和 DNA 碎片指数。锌联合维生素 E，或联合维生素 E 和维生素 C 并未产生任何进一步的显著效果[81]。

专家评论

为了改善精液参数，学者们已经使用不同的抗氧化化合物进行了许多研究。可

惜的是，这些研究考虑到的终点常常不同，这无助于了解特定抗氧化剂的功效。此外，应该记住的是，任何男科疾病，除了氧化应激外，可根据治疗干预时疾病已造成损害的程度，分为可逆的或不可逆的。长时间暴露于氧化应激中，也会造成广泛的损害，随着时间的流逝，将会损害男性附属腺对精子功能的调控。这表明许多试验的另一个偏倚，即未将疾病的持续时间纳入考虑范围。所有这些原因，都使得抗氧化剂的清除疗法成为男科医生的一大挑战。

考虑到这一点，我们尝试将抗氧化剂进行基本区分，分为具有正效应的化合物和具有负效应的化合物，如表 20.4 所示。遵循循证医学的方法，基于广泛的调查和更高级别的循证医学证据，我们提出一些化合物可作为一线治疗药，包括维生素 C、E 和肉碱。其他抗氧化剂的功效还没有得到足够数量研究的支持，包括碧萝芷、番茄红素等，它们需要进行更多的对照试验。其他的抗氧化分子，如 CoQ10 和谷胱甘肽，尽管研究较少，但试验设计完美，因此建议它们作为二线治疗药。不过，也期待这些化合物研究能阐明以前的分析盲点。

表 20.4 每种抗氧化剂单独或联合使用对精子质量和功能影响的证据和推荐分级总结（基于 2 型糖尿病全国临床指南，皇家全科医学院、谢菲尔德大学有效临床实践单位）

抗氧化剂	证据分级		推荐级别
	正效应	其他或负效应	
维生素 C			
Dawson 等[15]	III		B
Fraga 等[31]	II b		C
Dawson 等[29]	I b		A
Thiele 等[28]	II a		B
Eskenazi 等[30]	II b		B
维生素 E			
Giovenco 等[32]		II a	B
Moilanen 等[33]		I b	A
Kessopoulou 等[17]	I a		A
Suleiman 等[36]	II a		B
Geva 等[18]	II a		B
Eskenazi 等[30]	II b		B
维生素 C + 维生素 E			
Rolf 等[37]		I b	A
Greco 等[39]	I b		A

续表

抗氧化剂	证据分级		推荐级别
	正效应	其他或负效应	
Greco 等[40]	Ⅱb		B
维生素 E + 硒			
Vezina 等[41]	Ⅰb		A
Keskes-Ammar 等[42]	Ⅰb		A
N – 乙酰半胱氨酸 + 维生素 E			
Comhaire 等[69]	Ⅱb		
硒 + N – 乙酰半胱氨酸			
Safarinejad 和 Safarinejad[74]	Ⅰb		
N – 乙酰半胱氨酸			
Ciftci 等[70]	Ⅰb		
谷胱甘肽			
Lenzi 等[43]	Ⅲ		C
Lenzi 等[16]	Ⅰb		A
肉碱			
Moncada 等[47]	Ⅱb		B
Costa 等[48]	Ⅱb		B
Vitali 等[49]	Ⅱb		B
Vicari 等[51]	Ⅰb		A
Vicari 和 Calogero[60]	Ⅱb		A
Vicari 等[52]	Ⅰb		A
Lenzi 等[53]	Ⅰb		A
Lenzi 等[54]	Ⅰb		A
Cavallini 等[55]	Ⅰb		A
Balercia 等[56]	Ⅰb		A
Li 等[57]	Ⅰb		B
De Rosa 等[58]	Ⅱb		A
Sigman 等[59]		Ⅰb	A
Zhou 等[61]	Ⅰa		B
辅酶 Q10			
Lewin 和 Lavon[63]	Ⅱb		B

续表

抗氧化剂	证据分级		推荐级别
	正效应	其他或负效应	
Balercia 等[65]	I b		A
番茄红素			
Gupta 和 Kumar[66]	II b		B
碧萝芷			
Roseff 等[68]	II b		B
硒			
Iwanier 和 Zachara[72]		II a	B
Scott 等[73]	I b		A
少腹逐瘀汤			
Yang 等[75]	II b		B
虾青素			
Comhaire 等[76]	I b		A
勃锐精			
Comhaire 等[76]	I b		A
玛卡			
Gonzales 等[77]	II b		B
亚麻籽油			
Comhaire 和 Mahmoud[78]	IV		
爱乐维			
Tremellen 等[79]	I b		A

5 年展望与关键问题

    未来有两个问题需进一步解决，以明确评估抗氧化剂治疗不育男性的真正疗效。首先，研究应在同质群体的患者中进行。这需要详细的男科筛查，旨在准确诊断出增加氧化应激的疾病。第二个问题涉及开发更精确、价廉和简易的方法来评估精液样品中的氧化应激。最后，牢记仍需要更多的双盲、安慰剂对照、随机、交叉、多中心临床试验，以获得更多的关于某种抗氧化剂（或它们的组合）相对于另一种抗氧化剂在治疗由于氧化应激增加导致的男性不育中的疗效。

（纪智勇　唐松喜　周辉良 译）

参考文献

[1] Sikka SC. Relative impact of oxidative stress on male reproductive function. Curr Med Chem, 2001, 8: 851 −862.

[2] Grtveau JF, Le Lannou D. Reactive oxygen species and human spermatozoa: physiology and pathology. Int J Androl, 1997, 20: 61 −69.

[3] Shen H, Ong C. Detection of oxidative DNA damage in human sperm and its association with sperm function and male infertility. Free Radic Biol Med, 2000, 28: 529 −536.

[4] Lanzafame F, Chapman MG, Guglielmino A, et al. Pharmacological stimulation of sperm motility. Hum Reprod, 1994, 9: 192 −199.

[5] Vicari E. Effectiveness and limits of antimicrobial treatment on seminal leukocyte concentration and related reactive oxygen species production in patients with male accessory gland infection. Hum Reprod, 2000, 15: 2536 −2544.

[6] Ten J, Vendrell FJ, Cano A, et al. Dietary antioxidant supplementation did not affect declining sperm function with age in the mouse but did increase head abnormalities and reduced sperm production. Reprod Nutr Dev, 1997, 37: 481 −492.

[7] Ménézo YJ, Hazout A, Panteix G, et al. Antioxidants to reduce sperm DNA fragmentation: an unexpected adverse effect. Reprod Biomed Online, 2007, 14: 418 −421.

[8] Chew BP. Effects of supplemental β-carotene and vitamin A on reproduction in swine. J Anim Sci, 1993, 71: 247 −252.

[9] Luck MR, Jeyaseelan I, Scholes RA. Ascorbic acid and fertility. Biol Reprod, 1995, 52: 262 −266.

[10] Tripodi L, Tripodi A, Mammi C, et al. Pharmacological action and therapeutic effects of glutathione on hypokinetic spermatozoa for enzymatic-dependent pathologies and correlated genetic aspects. Clin Exp Obstet Gynecol, 2003, 30: 130 −136.

[11] Mishra M, Acharya UR. Protective action of vitamins on the spermatogenesis in lead-treated Swiss mice. J Trace Elem Med Biol, 2004, 18: 173 −178.

[12] Rao MV, Sharma PS. Protective effect of vitamin E against mercuric chloride reproductive toxicity in male mice. Reprod Toxicol, 2001, 15: 705 −712.

[13] Castellini C, Lattaioli P, Bernardini M, et al. Effect of dietary alpha-tocopheryl acetate and ascorbic acid on rabbit semen stored at 5 degrees C. Theriogenology, 2000, 54: 523 −533.

[14] Agarwal A, Said TM. Carnitines and male infertility. Reprod Biorned Online, 2004, 8: 376 −384.

[15] Dawson EB, Harris WA, Rankin WE, et al. Effect of ascorbic acid on male fertility. Ann N Y Acad Sci, 1987, 498: 312 −323.

[16] Lenzi A, Culasso F, Gandini L, et al. Placebo-controlled, double blind, cross-over trial of glutathione therapy in male infertility. Hum Reprod, 1993, 8: 1657 −1662.

[17] Kessopoulou E, Powers HJ, Sharma KK, et al. A double-blind randomized placebo cross-over controlled trial using the antioxidant vitamin E to treat reactive species associated male infertility. Fertil Steril, 1995, 64: 825 −831.

[18] Geva E, Bartoov B, Zabludovsky N, et al. The effect of antioxidant treatment on human spermatozoa and fertilization rate in an in vitro fertilization program. Fertil Steril, 1996, 66: 430 −434.

[19] Patel SR, Sigman M. Antioxidant therapy in male infertility. Urol Clin North Am, 2008, 35: 319 −330.

[20] Jacob RA, Pianalto FS, Agee RE. Cellular ascorbate depletion in healthy men. J Nutr, 1992, 122: 1111 −1118.

[21] Frei B, England L, Ames BN. Ascorbate is an outstanding antioxidant in human blood plasma.

Proc Natl Acad Sci USA, 1989, 86: 6377 – 6381.

[22] Doba T, Burton GW, Ingold KU. Antioxidant and co-antioxidant activity of vitamin C. The effect of vitamin C, either alone or in the presence of vitamin E or a water-soluble vitamin E analogue, upon the peroxidation of aqueous multilamellar phospholipid liposomes. Biochim Biophys Acta, 1985, 835: 298 – 303.

[23] Lewis SE, Sterling ES, Young IS, et al. Comparison of individuals antioxidants of sperm and seminal plasma in fertile and infertile men. Fertil Steril, 1997, 67: 142 – 147.

[24] Song GJ, Norkus EP, Lewis V. Relationship between seminal ascorbic acid and sperm DNA integrity in infertile men. Int J Androl, 2006, 29: 569 – 575.

[25] Wayner DD, Burton GW, Ingold KU. The antioxidant efficiency of vitamin C is concentration-dependent. Biochim Biophys Acta, 1986, 884: 119 – 123.

[26] Levine M, Conry-Cantilena C, Wang Y, et al. Vitamin C pharmacokinetics in healthy volunteers: evidence for a recommended dietary allowance. Proc Natl Acad Sci USA, 1996, 93: 3704 – 3709.

[27] Wen Y, Cooke T, Feely J. The effect of pharmacological supplementation with vitamin C on low-density lipoprotein oxidation. Br J Clin Pharmacol, 1997, 44: 94 – 97.

[28] Thiele JJ, Friesleben HJ, Fuchs J, et al. Scorbic acid and urate in human seminal plasma: determination and interrelationships with chemiluminescence in washed semen. Hum Reprod, 1995, 10: 110 – 115.

[29] Dawson EB, Harris WA, Teter MC, et al. Effect of ascorbic acid supplementation on the sperm quality of smokers. Fertil Steril, 1992, 58: 1034 – 1039.

[30] Eskenazi B, Kidd SA, Marks AR, et al. Antioxidant intake is associated with semen quality in healthy men. Hum Reprod, 2005, 20: 1006 – 1012.

[31] Fraga CG, Motchnik PA, Shigenaga MK, et al. Ascorbic acid protects against endogenous oxidative DNA damage in human sperm. Proc Natl Acad Sci USA, 1991, 88: 11 003 – 11 006.

[32] Giovenco P, Amodei M, Barbieri C, et al. Effects of kallikrein on the male reproductive system and its use in the treatment of idiopathic oligozoospermia with impaired motility. Andrologia, 1987, 19 Spec No: 238 – 241.

[33] Moilanen J, Hovatta O, Lindroth L. Vitamin E levels in seminal plasma can be elevated by oral administration of vitamin E in infertile men. Int J Androl, 1993, 16: 165 – 166.

[34] Moilanen J, Hovatta O. Excretion of alpha-tocopherol into human seminal plasma after oral administration. Andrologia, 1995, 27: 133 – 136.

[35] Therond P, Auger J, Legrand A, et al. Alpha-tocopherol in human spermatozoa and seminal plasma: relationships with motility, antioxidant enzymes and leukocytes. Mol Hum Reprod, 1996, 2: 739 – 744.

[36] Suleiman SA, Ali ME, Zaki ZM, et al. Lipid peroxidation and human sperm motility: protective role of vitamin E. J Androl, 1996, 17: 530 – 537.

[37] Rolf C, Cooper TG, Yeung CH, et al. Antioxidant treatment of patients with asthenozoospermia or moderate oligoasthenozoospermia with high-dose vitamin C and vitamin E: a randomized, placebo-controlled, double-blind study. Hum Reprod, 1999, 14: 1028 – 1033.

[38] De Lamirande E, Gagnon C. Reactive oxygen species and human spermatozoa. I. Effects on the motility of intact spermatozoa and on sperm axonemes. J Androl, 1992, 13: 368 – 378.

[39] Greco E, Iacobelli M, Rienzi L, et al. Reduction of the incidence of sperm DNA fragmentation by oral antioxidant treatment. J Androl, 2005, 26: 349 – 353.

[40] Greco E, Romano S, Iacobelli M, et al. ICSI in cases of sperm DNA damage: beneficial effect of oral antioxidant treatment. Hum Reprod, 2005, 20: 2590 – 2594.

[41] Vézina D, Mauffette F, Roberts KD, et al. Selenium-vitamin E supplementation in infertile men. Effects on semen parameters and micronutrient levels and distribution. Biol Trace Elem

Res, 1996, 53: 65 – 83.

[42] Keskes-Ammar L, Feki-Chakroun N, Rebai T, et al. Sperm oxidative stress and the effect of an oral vitamin E and selenium supplement on semen quality in infertile men. Arch Androl, 2003, 49: 83 – 94.

[43] Lenzi A, Lombardo F, Gandini L, et al. Glutathione therapy for male infertility. Arch Androl, 1992, 29: 65 – 68.

[44] Lenzi A, Picardo M, Gandini L, et al. Glutathione treatment of dyspermia: effect on the lipo-peroxidation process. Hum Reprod, 1994, 9: 2044 – 2050.

[45] Tang LF, Jiang H, Shang XJ, et al. Seminal plasma levocarnitine significantly correlated with semen quality. Zhonghua Nan Ke Xue, 2008, 14: 704 – 708.

[46] Jeulin C, Soufir JC, Marson J, et al. Acetylcarnitine and spermatozoa: relationship with epidid-ymal maturation and motility in the boar and man. Reprod Nutr Dev, 1988, 28: 1317 – 1327.

[47] Moncada ML, Vicari E, Cimino C, et al. Effect of acetyl carnitine treatment in oligoastheno-spermic patients. Acta Eur Fertil, 1992, 23: 221 – 224.

[48] Costa M, Canale D, Filicori M, et al. L-carnitine in idiopathic asthenozoospermia: a multi-center study. Andrologia, 1994, 26: 155 – 159.

[49] Vitali G, Parente R, Meiotti C. Carnitine supplementation in human idiopathic asthenospermia: clinical results. Drugs Exp Clin Res, 1995, 21: 157 – 159.

[50] Dokmeci D. Oxidative stress, male infertility and the role of carnitines. Folia Med (Plovdiv), 2005, 47: 26 – 30.

[51] Vicari E, Rubino C, De Palma A, et al. Antioxidant therapeutic efficiency after the use of carnitine in infertile patients with bacterial or non bacterial prostato-vesiculo-epididymitis. Arch Ital Urol Androl, 2001, 73: 15 – 25.

[52] Vicari E, La Vignera S, Calogero AE. Antioxidant treatment with carnitines is effective in infer-tile patients with prostatovesiculoepididymitis and elevated seminal leukocyte concentrations after treatment with nonsteroidal anti-inflammatory compounds. Fertil Steril, 2002, 78: 1203 – 1208.

[53] Lenzi A, Lombardo F, Sgrò P, et al. Use of carnitine therapy in selected cases of male factor infertility: a double-blind crossover trial. Fertil Steril, 2003, 79: 292 – 300.

[54] Lenzi A, Sgrò P, Salacone P, et al. A placebo-controlled double-blind randomized trial of the use of combined L-carnitine and L-acetyl-carnitine treatment in men with asthenozoospermia. Fertil Steril, 2004, 81: 1578 – 1584.

[55] Cavallini G, Ferraretti AP, Gianaroli L, et al. Cinnoxicam and L-carnitine/acetyl-L-carnitine treatment for idiopathic and varicocele associated oligoasthenospermia. J Androl, 2004, 25: 761 – 770.

[56] Balercia G, Regoli F, Armeni T, et al. Placebo-controlled double-blind randomized trial on the use of L-carnitine, L-acetylcarnitine, or combined L-carnitine and L-acetylcarnitine in men with idiopathic asthenozoospermia. Fertil Steril, 2005, 84: 662 – 671.

[57] Li Z, Chen GW, Shang XJ, et al. A controlled randomized trial of the use of combined L-carni-tine and acetyl-L-carnitine treatment in men with oligoasthenozoospermia. Zhonghua Nan Ke Xue, 2005, 11: 761 – 764.

[58] De Rosa M, Boggia B, Amalfi B. Correlation between seminal carnitine and functional sperma-tozoal characteristics in men with semen dysfunction of various origins. Drugs R&D, 2005, 6: 1 – 9.

[59] Sigman M, Glass S, Campagnone J, et al. Carnitine for the treatment of idiopathic asthenospermia: a randomized, double-blind, placebo-controlled trial. Fertil Steril, 2006, 85: 1409 – 1414.

[60] Vicari E, Calogero AE. Effects of treatment with carnitines in infertile patients with prostato-ve-siculo-epididymitis. Hum Reprod, 2001, 16: 2338 – 2342.

［61］ Zhou X, Liu F, Zhai S. Effect of L-carnitine and/or L-acetyl-carnitine in nutrition treatment for male infertility: a systematic review. Asia Pac J Clin Nutr, 2007, 16 (Suppl 1): 383 – 390.

［62］ Alleva R, Scararmucci A, Mantero F, et al. Protective role of ubiquinol content against formation of lipid hydroperoxide in human seminal fluid. Mol Aspects Med, 1997, 18: S221 – S228.

［63］ Lewin A, Lavon H. The effect of coenzyme Q10 on sperm motility and function. Mol Aspects Med, 1997, 18: S213 – S219.

［64］ Mancini A, Conte G, Milardi D, et al. Relationship between sperm cell ubiquinone and seminal parameters in subjects with and without varicocele. Andrologia, 1998, 30: 1 – 4.

［65］ Balercia G, Buldreghini E, Vignini A, et al. Coenzyme Q10 treatment in infertile men with idiopathic asthenozoospermia: a placebo-controlled, double-blind randomized trial. Fertil Steril, 2009, 91: 1785 – 1792.

［66］ Gupta NP, Kumar R. Lycopene therapy in idiopathic male infertility: a preliminary report. Int Urol Nephrol, 2002, 34: 369 – 372.

［67］ Baumann J, Wurm G, von Bruchhausen F. Prostaglandin synthetase inhibition by flavonoids and phenolic compounds in relation to their O_2-scavenging properties. Arch Pharm (Weinheim), 1980, 313: 330 – 337.

［68］ Roseff SJ. Improvement in sperm quality and function with French maritime pine tree bark extract. J Reprod Med, 2002, 47: 821 – 824.

［69］ Comhaire FH, Christophe AB, Zalata AA, et al. The effects of combined conventional treatment, oral antioxidants and essential fatty acids on sperm biology in subfertile men. Prostaglandins Leukot Essent Fatty Acids, 2000, 63: 159 – 165.

［70］ Ciftci H, Verit A, Savas M, et al. Effects of N-acetylcysteine on semen parameters and oxidative/antioxidant status. Urology, 2009, 74: 73 – 76.

［71］ Okada H, Tatsumi N, Kanzaki M, et al. Formation of reactive oxygen species by spermatozoa from asthenospermic patients: response to treatment with pentoxifylline. J Urol, 1997, 157: 2140 – 2146.

［72］ Iwanier K, Zachara BA. Selenium supplementation enhances the element concentration in blood and seminal fluid but does not change the spermatozoal quality characteristics in subfertile men. J Androl, 1995, 16: 441 – 447.

［73］ Scott R, MacPherson A, Yales RW, et al. The effect of oral selenium supplementation on human sperm motility. Br J Urol, 1998, 82: 76 – 80.

［74］ Safarinejad MR, Safarinejad S. Efficacy of selenium and/or N-acetyl-cysteine for improving semen parameters in infertile men: a double-blind, placebo controlled, randomized study. J Urol, 2009, 181: 741 – 751.

［75］ Yang CC, Chen JC, Chen GW, et al. Effects of Shao-Fu-Zhu-Yu-Tang on motility of human sperm. Am J Chin Med, 2003, 31: 573 – 579.

［76］ Comhaire FH, El Garem Y, Mahmoud A, et al. Combined conventional/antioxidant "Astaxanthin" treatment for male infertility: a double blind, randomized trial. Asian J Androl, 2005, 7: 257 – 262.

［77］ Gonzales GF, Cordova A, Gonzales C, et al. *Lepidiun meyenii* (Maca) improved semen parameters in adult men. Asian J Androl, 2001, 3: 301 – 303.

［78］ Comhaire FH, Mahmoud A. The role of food supplements in the treatment of the infertile man. Reprod Biomed Online, 2003, 7: 385 – 391.

［79］ Tremellen K, Miari G, Froiland D, et al. A randomised control trial examining the effect of an antioxidant (Menevit) on pregnancy outcome during IVF-ICSI treatment. Aust N Z J Obstet Gynaecol, 2007, 47: 216 – 221.

［80］ Yang X, Zhang YH, Ding CF, et al. Extract from Morindae officinalis against oxidative injury of function to human sperm membrane. Zhongguo Zhong Yao Za Zhi, 2006, 31: 1614 – 1617.

[81] Omu AE, Al-Azemi MK, Kehinde EO, et al. Indications of the mechanisms involved in improved sperm parameters by zinc therapy. Med Princ Pract, 2008, 17: 108 – 116.

[82] Agency for Health Care Policy and Research. Acute pain management operative or medical procedures and trauma. Rockville: Agency for Health Care Policy and Research/US Department of Health and Human Services: Public Health Service, 1992.

[83] Eccles M, et al. North of England evidence based guideline development project: guideline for angiotensin converting enzyme inhibitors in primary care management of adults with symptomatic heart failure. BMJ, 1998, 316: 1369.

第 21 章　抗氧化剂的不良影响

Adam F. Stewart　　*Edward D. Kim*

　　氧化应激在人类大多数疾病的病理生理中起着不可或缺的作用。随着人口迅速老龄化，抗氧化疗法的应用受到越来越多的关注，这方面的研究也越来越多。其吸引力在于这些抗氧化剂被认为是"天然"的物质，且与健康饮食有关。有假说认为，减少氧化应激或许可以预防疾病进程，如癌症或冠心病[1-2]。由于使用抗氧化补充剂的大多数普通人群是相对健康人群，因此，这些补充剂无毒副作用是至关重要的。

　　虽然最初研究表明补充抗氧化剂对预防疾病有益，但最近的临床试验和 meta分析对这些治疗的益处提出了质疑。一些研究表明，过量补充抗氧化剂实际上可能是有害的[3-6]。抗氧化剂治疗男性不育近期也引起了学者的关注。本章的重点是抗氧化剂治疗的潜在不良影响。

膳食抗氧化剂的风险

　　某些蔬菜的草酸、植酸、鞣酸的含量高，通过结合胃肠道内的膳食矿物质可减少其吸收，因此这些相对较强的还原酸可能有抗营养作用[7-8]。发展中国家的饮食中缺少肉类，故钙和铁的缺乏并不少见，其主食豆类和未发酵的全麦面包中植酸的含量很高[9]。在现代工业化国家，平衡膳食比较常见，过度摄入膳食抗氧化剂的不利影响很小。表 21.1 列出了含有草酸、植酸、鞣酸的食物。

A. F. Stewart, MD. (✉) · E. D. Kim, MD
Division of Urology, Department of Surgery,
University of Tennessee Medical Center, 1928 Alcoa Highway,
Suite 222, Knoxville, TN 37920, USA
e-mail: afstewart@ utmck. edu; ekim@ utmck. edu

S. J. Parekattil, A. Agarwal (eds.), *Male Infertility for the Clinician*,
© Springer Science + Business Media New York 2013

表 21.1　膳食抗氧化剂

食物	所含还原酸
可可豆和巧克力、菠菜、萝卜、大黄	草酸
全谷类、玉米、豆荚	植酸
茶、豆类、卷心菜	鞣酸

● 草　酸

草酸与钙形成不溶性草酸钙而影响钙的吸收。缺钙病例与其食物中草酸含量较高有关[10]。摄入大量草酸可对婴儿和新陈代谢异常的成年人构成健康风险。菠菜是蔬菜中草酸含量最高的，红薯和花生也富含草酸[11]。

● 植　酸

植酸是婴儿和成年人铁吸收的一种强有力抑制剂[12]。发展中国家的婴幼儿和儿童普遍存在铁和锌缺乏，其中植物蛋白源经常与谷物混合。铁缺乏可导致婴儿精神和心理发育迟缓。补充食物可增加蛋白质含量，提高以谷类食物为主的蛋白质质量。谷物和常见的豆类，如大豆、绿豆、黑豆、扁豆、鹰嘴豆均富含植酸。降低 90% 植酸（约 100mg/ 100g 干品）可使铁的吸收增加约 2 倍。对于高危人群，建议采用热烫等烹饪方法将植酸完全酶降解[7,11]。

● 鞣　酸

鞣酸，包括浓缩鞣酸（原花青素）和衍生鞣酸，属于类黄酮家族[13]。各种食物中均存在鞣酸，如苹果、浆果、巧克力、红酒和坚果等。衍生鞣酸是在食品处理和加工中形成的，主要存在于红茶、乌龙茶、红酒和咖啡中。类黄酮和鞣酸对于氧化酶和烹饪条件非常敏感。

浓缩鞣酸通过结合消耗的植物蛋白，抑制食草动物的消化，使其他动物更难以消化，并干扰蛋白质吸收和消化酶作用。鞣酸传统上被认为是抗营养的，但现在已明确它们的益处或抗营养属性取决于其化学结构和用量。大量摄入鞣酸可抑制铁等矿物质的吸收，如果长时间应用可导致贫血[14]。对鞣酸敏感的个体，大量摄入可能会刺激胃肠道，引起腹痛及肝肾功能损害。

● 其　他

非极性抗氧化剂如丁香油的主要成分丁香酚，虽然其毒性有限，但当误用未稀释的精油时，其毒性将超出安全范围。服用大剂量水溶性抗氧化剂（如抗坏血酸）毒性较小，因为这些化合物可以迅速从尿液排泄。

补充抗氧化剂的风险

众所周知，饮食中需要一定量的抗氧化剂、维生素和矿物质。然而，大多数抗氧化补充剂的益处、剂量要求和风险状况在很大程度上是未知的。用于疾病预防时，剂量比每日推荐量（recommended daily allowance，RDA）多几倍。研究人员已证实，补充抗氧化剂可以预防疾病的理论是错误的。尽管如此，许多公司仍在生产和销售各种不同配方的含抗氧化剂的膳食补充剂。常见的包括"ACES"（维生素 A、C、E 和硒）、白藜芦醇（在葡萄籽和虎杖根中发现），以及草本植物如绿茶、绞股蓝。

已有研究提出抗氧化剂治疗的潜在危害，如 β - 胡萝卜素与视黄醇的药效试验（CARET），这是一项纳入 18 314 名肺癌高危男性和女性人群的随机、双盲、安慰剂对照化学预防研究[15]。发起这项研究是由于其他研究观察发现 β - 胡萝卜素浓度高的人群肺癌发病率低[15]。CARET 研究的假设是，这些抗氧化剂能降低肺癌高危人群的患癌风险。受试者接受了长达 6 年的治疗。该研究表明，吸烟者每日服用 30mg β - 胡萝卜素和 25 000U 视黄基棕榈酸酯（维生素 A），比安慰剂组高出 28% 的患癌率和 17% 的死亡率。CARET 干预提前 21 个月就终止了，因为有明确证据表明其不能获益，实质性证据甚至表明其可能造成危害。

其他研究也发现类似的不良事件。表 21.2 列出了观察到的补充抗氧化剂的副作用。α - 生育酚（维生素 E）、β - 胡萝卜素癌症预防研究小组（ATBC）报道了一项随机、双盲、安慰剂对照的初步预防试验[16]。目的是要确定是否每天补充维生素 E、β - 胡萝卜素，或者两者同时补充能够降低肺癌和其他癌症的发病率。来自芬兰西南部的 29 133 名 50 ~ 69 岁的男性吸烟者被随机分配到 4 个方案中：单独 α - 生育酚（50mg/d）、β - 胡萝卜素（20mg/d）、α - 生育酚联合 β - 胡萝卜素、安慰剂。随访这些患者 5 ~ 8 年。男性吸烟者在补充含维生素 E 的膳食补充剂 5 ~ 8 年后，肺癌发病率未见下降。服用 β - 胡萝卜素者肺癌的发病率较安慰剂组增加了 18%。β - 胡萝卜素组中，缺血性心脏病和肺癌的死亡人数也较安慰剂组高。与安慰剂组相比，维生素 E 组由于出血性脑卒中导致的死亡率增加，其他癌症发病率也增加。虽然这些数据表明这些补充剂可能有害，但作者指出，为验证这些结果，仍需进一步的研究[16]。

表21.2 观察到的补充抗氧化剂的副作用

抗氧化剂	每日推荐量（RDA）	报道的副作用
谷胱甘肽	治疗男性不育 250mg/d 或 600mg/d 肌内注射，隔日 1 次	急性：胃肠道功能紊乱
胡萝卜素类	15～30mg/d	急性：皮肤颜色变化 慢性：可能增加死亡和某些癌症的风险
α-生育酚 （维生素 E）	22.4U/d	急性：头痛、疲劳、肌无力、肌氨酸尿 慢性：骨矿化受损、出血、心血管疾病及总体死亡率增加
抗坏血酸 （维生素 C）	75～90 mg/d	急性：腹泻 慢性：高草酸尿、尿石形成，铁过量
泛醇（辅酶 Q10）	60～90 mg/d	急性：胃肠障碍、胃灼痛（烧心）、腹部不适 慢性：出血性毒性
硒	55μg/d	急性：疲劳、胃肠功能紊乱、皮疹、易怒 慢性：糖尿病、头发和指甲脱落、神经病变
褪黑素	10mg/d（睡前）	急性：腹泻、皮疹、头晕、头痛、烧心、恶心 慢性：睡眠障碍
锌	8～11mg/d	急性：胃肠道紊乱、嗅觉缺失症（鼻内） 慢性：前列腺癌的风险增加、铜缺乏、免疫系统抑制、贫血

　　观察这些不良反应并不局限于吸烟者。Bjelakovic 的 meta 分析涵盖了自 2007 年起的 68 项随机试验，共 232 606 名受试者。该研究显示 β-胡萝卜素、维生素 A 和维生素 E 可能会增加全死因死亡率，而维生素 C 和硒对死亡率的潜在作用可能需要进一步研究[3]。

　　这些结果后来被相同的作者使用 Cochrane 协作方法证实[3]。在这篇系统综述中，有几个关键的研究结果：①β-胡萝卜素、维生素 A 和维生素 E 单用或与其他抗氧化补充剂组合似乎会大大增加死亡率；②没有证据表明维生素 C 可以增加寿命；③硒有降低死亡率的倾向；④试验中的偏倚控制不足，高估了干预的影响[17-20]。应该注意的是，应该评估全死因，而不是死亡率增加的原因。癌症和心血管死亡率的增加可能是导致全死因死亡率增加的主要原因[21-22]。

　　其他一些文献不同意 Bjelakovic 的 meta 分析[17,21,23-24]，并认为补充抗氧化剂对全死因死亡率无影响。Hercberg 等的补充维生素和矿物质抗氧化剂研究，是一项随机、双盲、安慰剂对照的初步预防试验。共有 13 017 名受试者，每日口服 1 粒内含 120mg 维生素 C、30mg 维生素 E、6mg β - 胡萝卜素、100mg 硒和 20mg 锌的胶囊，或服用含安慰剂的胶囊。平均 7.5 年之后，两组之间在癌症总发病率、缺血性心血管病发病率或全死因死亡率方面未见显著差异[23]。

Miller 等对维生素 E 补充和总死亡率之间的剂量 - 效应关系的随机对照试验进行了 meta 分析。维生素 E 剂量范围为 16.5 ~ 2000U/d，有 135 967 人单独服用维生素 E 或与其他维生素和矿物质结合使用。虽然结果显示服用高剂量的维生素 E（≥400U/d）的全死因死亡率可能会增加，但较低剂量并未显示出同样的剂量关系[24]。

尽管 Bjelakovic 等没有发现令人信服的证据来表明补充抗氧化剂对初级或二级预防结肠直肠腺瘤的发生有明显益处，但在对 8 项比较补充抗氧化剂与安慰剂或不干预的随机临床试验的 meta 分析中，没有发现单独或组合补充 β - 胡萝卜素，维生素 A、C、E 及硒有统计学上的显著差异。补充抗氧化剂似乎加快了 3 项低偏倚风险（风险值 = 1.2，95% CI 0.99 ~ 1.4）试验中结肠直肠腺瘤的发展，并在 5 项高偏倚风险（风险值 = 0.59，95% CI 0.47 ~ 0.74）试验中明显减缓了腺瘤的发展。在不良事件（包括死亡率）方面，干预组与非干预组之间也没有显著差异（$P = 0.82$，95% CI 0.47 ~ 1.4）[17]。

抗氧化补充剂的可能负面影响机制尚在探索中。首先，已知氧化应激是不同慢性疾病发病机制的一部分；然而，氧化应激是慢性疾病的原因还是慢性疾病导致氧化应激[25]，我们并不清楚。其次，一些重要的防御机制，如吞噬、解毒和细胞凋亡依赖于自由基。如果氧化应激功能受损，对体内稳态可能产生负面影响[26-28]。第三，为了销售给消费者，与处方药物不同，抗氧化补充剂无须通过同样彻底的毒性研究[29]。未来需更深入地了解抗氧化剂对特定疾病的机制和作用[30]。

最后，如果抗氧化剂减少癌细胞的氧化还原应激，则可能会降低化疗和放疗的有效性。然而，其他研究人员认为，抗氧化剂将减少癌症治疗的"无意"副作用，并增加生存时间[31-32]。

● β - 胡萝卜素

α - 胡萝卜素、β - 胡萝卜素和 β - 隐黄素均是维生素 A 原类类胡萝卜素。在人体中，这些类胡萝卜素可以转化为视黄醇（维生素 A）。维生素 A 原类类胡萝卜素的基本功能是作为维生素 A 的来源。因具有维生素 A 的活性，所以 β - 胡萝卜素可在多种维生素补充剂中提供全部或部分的维生素 A。来自补充剂中的 β - 胡萝卜素活性远远高于来自食物中的 β - 胡萝卜素[33]。

如前所述，在 ATBC 和 CARET 两项大型试验中，研究人员检测了 β - 胡萝卜素预防肺癌的作用。令人惊讶的是，在试验组中观察到肺癌的发病率增加了。在 CARET 中，无法区分是 β - 胡萝卜素还是维生素 A 引起该阴性结果。在 ATBC 中，有个明显的区别，即 β - 胡萝卜素是引起肺癌发病率增加和总体死亡率增加的原因。值得注意的是，在预防其他癌症中未见获益，这些癌症包括胃癌、胰腺癌、乳腺癌、膀胱癌、结肠癌、前列腺癌及白血病、间皮瘤、淋巴瘤[15-16]。

在一项大型的随机、双盲、安慰剂对照试验中，隔天使用 β - 胡萝卜素 50mg，有 22 071 名美国男性医生参与其中。12 年后的结果显示，在恶性肿瘤、心血管疾病的总体发病率或整体死亡率方面，几乎没有发现有早期或晚期差异。比较粗率，β - 胡萝卜素组的甲状腺癌（162 名）和膀胱癌（6241 名）的发病率似乎较安慰剂组有所增加；然而，经过多次比较调整后，这些差异均无统计学意义。总的来说，β - 胡萝卜素组报道的唯一副作用是皮肤泛黄和胃部不适[34]。

另外两项试验[35-36]研究了 β - 胡萝卜素预防非黑色素瘤皮肤癌的价值。既没有发现 β - 胡萝卜素补充剂对随后的皮肤癌发病率产生有益影响，也没有报道任何副作用。

女性健康研究是对 39 876 名 45 岁以上健康美国女性进行的一项大型研究，没有发现 β - 胡萝卜素对癌症发病率有影响，但 4.1 年的研究（2.1 年的治疗加 2.0 年的随访）提示脑卒中的风险增加了。尽管没有统计学意义，但 β - 胡萝卜素组的脑卒中女性人数为 61 名（0.31%），而安慰剂组为 43 名（0.22%）[37]。

与使用 β - 胡萝卜素相关的轻微副作用包括皮肤发黄，当按每天大于 30mg 的剂量使用数周时出现皮肤发黄，也称为高胡萝卜素血症。这种副作用在停药后是可逆的，并已在使用这些剂量的患有光敏性疾病的患者中观察到。偶见轻微胃肠胀气和腹胀。

胡萝卜素血症是因摄入过量含维生素 A 前体的食物，主要是胡萝卜。它表现为皮肤呈黄橙色，这不同于黄疸，因为胡萝卜素血症者的巩膜仍然是白色的。除了外观，胡萝卜素血症没有不良后果，因为胡萝卜素转化为视黄醇不足以引起毒性[38]。

● 生育酚和生育三烯酚

维生素 E，也称为 α - 生育酚，是指一组 8 种相关的生育酚和生育三烯酚，它们是具有抗氧化特性的脂溶性维生素。西方饮食中通常含有足量的维生素 E。复合维生素通常含有约 30U 的维生素 E，但补充剂通常含有 200U、400U 或 1000U。虽然研究表明，服用维生素 E 补充剂可能提高免疫系统功能和预防心脏病及某些类型的癌症[39]，但大量的维生素 E 可能增加出血和死亡风险。

Miller 等于 2005 年发表了一篇 meta 分析，包括 135 967 名成年人参加的 19

项安慰剂对照研究，研究时间超过 1 年[24]。大约 60% 的受试者患有心脏病或有心脏病的危险因素。与安慰剂组和未治疗组相比，持续 1 年以上每日摄入维生素 E 400U 或更多者，其死亡风险增加了。该研究的局限性在于，试验中使用高剂量维生素 E 的人群通常为患有慢性疾病的老年人。因此，这些试验的结果可能不适用于年轻人。另外，研究因素常是多种维生素组合而不是单纯维生素 E。该 meta 分析也没有发现与死亡风险增加相关的确切的维生素 E 最低剂量。

在 HOPE 和 HOPE-TOO 试验中，每日服用 400U 天然维生素 E 的中位时间为 7 年，对致命和非致命性癌症、主要心血管事件或死亡并没有明确的影响[39]。出乎意料的是，观察到心力衰竭的风险持续增加。回归分析发现，维生素 E 可作为心力衰竭的一个独立预测因子，HOPE 亚组的超声心动图研究证实维生素 E 可降低左心室射血分数。基于这些发现，作者建议维生素 E 补充剂不应该用于血管疾病或糖尿病患者。

Hemila 等进行了一项双盲、安慰剂对照试验，评估了 652 名年龄 ≥60 岁的荷兰受试者[40]。作者指出，在每天补充 200mg 维生素 E 的参与者中，呼吸道感染严重程度要高于那些没有补充维生素 E 的人群。这些发现表明，一些人群补充维生素 E 可能是有害的。相反，Hathcock 等支持补充维生素 E 是安全的。他们得出结论："目前，尚无令人信服的证据表明，维生素 E 补充至可耐受的上限摄入量（1000mg/d）会增加因心血管疾病或其他原因导致的死亡风险。"[41]

成人服用维生素 E 的剂量不应超过 400U/d。2004 年 11 月，美国心脏协会指出，大剂量的维生素 E 可能是有害的。每天服用 400U 或更高剂量的维生素 E，可能会增加死亡风险。摄取较小剂量维生素 E，如经典复合维生素中的剂量则是无害的。

● 抗坏血酸

抗坏血酸，也被称为维生素 C，是在植物和动物中发现的单糖抗氧化剂。其功能是作为抗氧化剂酶——抗坏血酸过氧化物酶——的特别底物。活性氧可以被抗坏血酸中和，因为它是一种还原剂[42-43]。在人类，维生素 C 是胶原合成所需要的，也是血管、肌腱、韧带和骨骼的组成成分。维生素 C 还在神经递质去甲肾上腺素的合成中起重要作用。另外，维生素 C 是肉碱合成所必需的，肉碱是脂肪转运到线粒体内所必需的一种小分子，在线粒体中脂肪被转化为能量[44]。

Lee 等对绝经后的妇女进行了一项为期 15 年的研究，发现糖尿病妇女每天补充至少 300mg 的维生素 C 时，死于冠状动脉心脏病和脑卒中的风险显著高于那些没有服用维生素 C 补充剂的患者。总的来说，维生素 C 补充剂的使用与队列整体心血管疾病死亡率的显著增加无关[45]。尽管许多观察性研究发现，膳食中维生素 C 的摄入量较高与心血管疾病风险较低有关，但随机对照试验尚未发现补充包括维生素 C 的抗氧化剂可降低糖尿病或其他高危人群患心血管疾病的风险[46]。

一些研究试图揭示补充维生素 C 是否会使运动员受益。虽然运动员对维生素 C 的需求似乎没有增加，但设想如果补充维生素 C，能使运动员进行更长时间的剧烈运动和更少发生肌肉损伤；事实上，一些研究发现，维生素 C 的剂量高达 1000mg 时，理论上可通过减少线粒体能量和降低耐受力[47]，从而抑制恢复。

过量的维生素 C 不被胃肠道吸收，可导致轻度腹泻和消化不良。长期使用大剂量的维生素 C 可导致尿草酸盐结石形成，尽管这种影响很小且不一致[48-49]。

● 谷胱甘肽

谷胱甘肽是一种在人体细胞内由特定氨基酸合成的含有半胱氨酸的肽。谷胱甘肽是内源性的细胞内抗氧化剂。谷胱甘肽分子结构中含有的巯基，赋予其抗氧化特性，使其能可逆性地氧化和还原[50-51]。由于其高浓度及其维持细胞氧化还原状态的主要作用，谷胱甘肽被奉为最重要的细胞抗氧化剂。系统的文献综述还没有发现服用谷胱甘肽的不良反应报道[52]。

● 褪黑素

褪黑素是一种独特的抗氧化剂，它可轻易穿过包括血-脑屏障在内的组织细胞膜。其另一个独特的原因是它不参与氧化还原循环。在氧化还原循环中，抗氧化剂进行重复的还原和氧化。这种重复的还原和氧化起促氧化剂的作用，并可形成自由基[53-54]。

褪黑素的推荐剂量为睡前口服 10mg。据报道，褪黑素可导致睡眠中断、日间疲劳、易怒、情绪变化、抑郁、偏执、高血糖、头痛、头晕、腹部绞痛、胸痛，高剂量时甚至可引起心动过速或癫痫发作[55-56]。应注意几种药物相互作用的预防措施。首先，由于干扰了类固醇的免疫抑制活性，应谨慎使用全身性类固醇和褪黑素。其次，由于癫痫发作风险增加，应谨慎使用银杏。第三，谨慎同用褪黑素和其他人细胞色素 P4501A2 底物。最后，使用褪黑素期间应谨慎同用任何中枢神经系统抑制药物、镇静剂或安眠药[56]。

● 抗氧化营养素：硒和锌

硒和锌，通常被称为抗氧化营养素，本身没有抗氧化作用，却是一些抗氧化酶活性所必需的。硒通过称为硒蛋白（包括谷胱甘肽过氧化物酶）的硒依赖蛋白质，起到抗氧化损伤的作用。在血清水平达 70 ~ 90 μg/L（ng/ml）时，除硒蛋白 P 外，硒蛋白的活性达到最高水平。在美国，硒的膳食摄入量是足够的，99% 的美国人血清硒水平大于 90 μg/L[57]。

硒与维生素 E 癌症预防试验是一项大型随机、安慰剂对照试验，评估硒和维生素 E 在预防前列腺癌的潜在益处。超过 35 000 名男性参加，分成 4 组（硒、维生素 E、硒 + 维生素 E、安慰剂）。平均随访 5.46 年后，对预防前列腺癌或任何其他预先指定的癌症终点并无显著影响。然而，单纯用硒组中，患 2 型糖尿病的风险增加，但无统计学意义，需要进一步的前瞻性、随机研究来明确硒补充剂与膳食硒对患糖尿病风险的影响。由于对前列腺癌预防未能获益和治疗的潜在风险，该试验被终止了[58]。

成人长期使用可耐受上限（40mg/d）的锌补充剂虽然未被认为是不安全的，但过量的锌摄入会造成一些常见副作用，包括金属味、恶心、呕吐、腹部绞痛、尿路感染和腹泻。锌摄入量超过可耐受摄入量的上限可能会抑制免疫力，降低高密度脂蛋白胆固醇水平，并引起低色素性小红细胞性贫血和铜缺乏[59-60]。有趣的是，Leitzmann 等在"卫生专业人员随访研究"中评估了锌摄入量和前列腺癌的风险[61]。结果表明，在受试的 46 974 名成年男性中，使用元素锌的量达到或超过 100mg/d 的男性患晚期前列腺癌的相对危险度增加了 2.3。在摄入不足 100mg/d 的男性中，没有前列腺癌相关风险。虽然作者不能通过钙补充剂或锌补充剂使用中某些不可测的相关性来排除残余混杂，但证据显示慢性锌摄入超过 100mg/d 可能在前列腺癌的发生中起作用，值得进一步研究。

锌可能改变人体代谢某些药物、其他维生素和矿物质的方式。例如，它可能抑制四环素、青霉胺和喹诺酮类的吸收。另一方面，锌的吸收可能受到铁补充剂及在谷物和豆类中发现的植酸的阻碍。因此，锌补充剂至少应在铁和植酸摄取 2h 后服用[60]。

专家评论

抗氧化补充剂被广泛使用，相信它们的使用可以改善健康，并有利于预防疾病。除了在典型的西方饮食中获取足够的量外，人们还使用这些补充剂。最近的 meta 分析和大规模的安慰剂对照试验表明，长期的抗氧化补充剂如 β - 胡萝卜素、维生素 A 和维生素 E 可能会增加总体全死因死亡率。这些副作用的意义是有争议的，因为其他 meta 分析也采用了许多相同研究，但得出了各不相同的结论，这取决于纳入研究的标准。虽然仅是猜测，但增加癌症风险和心血管疾病风险可能是死亡率增加的主要原因。应该避免长期滥用抗氧化补充剂，因为如果没有进一步的研究，真正的益处是不能确定的。

5 年展望

虽然已对抗氧化补充剂进行了广泛的研究，但仍需行进一步的大规模随机临床试验和足够的安全性分析，以确定其真正的长期安全性。短期使用似乎没有明显的不良事件。虽然这些补充剂不需要进行 FDA 标签药物制剂所要求的严格研究，正如 http：//www. clinical-trials. gov 搜索中显示，许多关于它们在特定疾病状态下功效的临床试验正在进行中。一些抗氧化剂的不良影响可以从这些研究中获取，尽管临床安全通常是此类研究的一个次要终点。

关键问题

• 使用抗氧化补充剂的一般人群越来越多。过高剂量的某些抗氧化剂，无论是膳食还是补充剂，都可能具有有害的长期效应。
• β-胡萝卜素、维生素 A 和维生素 E 单独或与其他抗氧化补充剂组合可能会增加全死因死亡率。对该问题的 meta 分析产生了不同的结果。
• 尽管是推测，β-胡萝卜素、维生素 A、维生素 E 引起的全死因死亡率增加的主要原因可能是癌症和心血管疾病死亡率的增加。

致谢 感谢 Joy Nicely 和 Kathy Gribble 准备稿件。

（纪智勇　唐松喜 译）

参考文献

［1］ Halliwell B. Antioxidant defense mechanisms：from the beginning to the end（of the beginning）. Free Radic Res, 1999, 31：261 – 272.
［2］ Willcox JK, Ash SL, Catignani GL. Antioxidants and prevention of chronic disease. Crit Rev Food Sci Nutr, 2004, 44：275 – 295.
［3］ Bjelakovic G, Nikolova D, Gluud LL, et al. Mortality in randomized trials of antioxidant supplements for primary and secondary prevention：systematic review and meta-analysis. JAMA, 2007, 297（8）：842 – 857.
［4］ Bjelakovic G, Nikolova D, Simonetti RG, et al. Antioxidant supplements for preventing gastrointestinal cancers. Cochrane Database Syst Rev, 2004, 1（4）：CD004183.
［5］ Bjclakovic G, Nikolova D, Simonetti RG, et al. Antioxidant supplements for prevention of gastrointestinal cancers：a systematic review and meta-analysis. Lancet, 2004, 364：1219 – 1228.
［6］ Stanner SA, Hughes J, Kelly CN, et al. A review of the epidemiological evidence for the "antioxidant hypothesis". Public Health Nutr, 2004, 7：407 – 422.
［7］ Hurrell R. Influence of vegetable protein sources on trace element and mineral bioavailability. J

Nutr, 2003, 133 (9): 2973S-2977S.

[8] Hunt J. Bioavailability of iron, zinc, and other trace minerals from vegetarian diets. Am J Clin Nutr, 2003, 78 (3 Suppl): 633S-639S.

[9] Gibson R, Perlas L, Hotz C. Improving the bioavailability of nutrients in plant foods at the household level. Proc Nutr Soc, 2006, 65 (2): 160-168.

[10] Kelsay JL. Effect of oxalic acidon bioavailability of calcium// Kies C. Nutritional bioavailability of calcium. Washington, DC: American Chemical Society, 1985.

[11] Mosha TC, Gaga HE, Pace RD, et al. Effect of blanching on the content of antinutritional factors in selected vegetables. Plant Foods Hum Nutr, 1995, 47: 361-367.

[12] Hallberg L, Brune M, Rossander L. Iron absorption in man: ascorbic acid and dose-dependent inhibition by phytate. Am J Clin Nutr, 1989, 49: 140-144.

[13] Beecher G. Overview of dietary flavonoids: nomenclature, occurrence and intake. J Nutr, 2003, 133 (10): 3248S-3254S.

[14] Brune M, Rossander L, Hallberg L. Iron absorption and phenolic compounds: importance of different phenolic structures. Eur J Clin Nutr, 1989, 43 (8): 547-557.

[15] Omenn GS, Goodman GE, Thornquist MD, et al. Risk factors for lung cancer and for intervention effects in CARET, the Beta-Carotene and Retinol Efficacy Trial. J Natl Cancer Inst, 1996, 88 (21): 1550-1559.

[16] Heinonen OP, Huttuten JK, Albanes D, et al. The effect of vitamin E and beta carotene on the incidence of lung cancer and other cancers in male smokers. The Alpha-Tocopherol, Beta Carotene Cancer Prevention Study Group. N Engl J Med, 1994, 330 (15): 1029-1035.

[17] Bjelakovic G, Nagorni A, Nikolova D, et al. Meta-analysis: antioxidant supplements for primary and secondary prevention of colorectal adenoma. Aliment Pharmacol Ther, 2006, 24: 281-291.

[18] Moher D, Pham B, Jones A, et al. Does quality of reports of randomized trials affect estimates of intervention efficacy reported in meta-analysis. Lancet, 1998, 352: 609-613.

[19] Schulz KF, Chalmers I, Hayes RJ, et al. Empirical evidence of bias: dimensions of methodological quality associated with estimates of treatment effects in controlled trials. JAMA, 1995, 273: 408-412.

[20] Kjaergard LL, Villumsen J, Gluud C. Reported methodologic quality and discrepancies between large and small randomized trials in meta-analyses. Ann Intern Med, 2001, 135: 982-989.

[21] Caraballoso M, Sacristan M, Serra C, et al. Drugs for preventing lung cancer in healthy people. Cochrane Database Syst Rev, 2003, 2: CD002141.

[22] Vivekananthan DP, Penn MS, Sapp SK, et al. Use of antioxidant vitamins for the prevention of cardiovascular disease: meta-analysis of randomized trials. Lancet, 2003, 361: 2017-2023.

[23] Hercberg S, Galan P, Preziosi P, et al. The SU. VI. MAX Study: a randomized, placebo-controlled trial of the health effects of antioxidant vitamins and minerals. Arch Intern Med, 2004, 164 (21): 2335-2342.

[24] Miller E, Pastor-Barriuso R, Dalal D, et al. Meta-analysis: high-dosage vitamin E supplementation may increase all-cause mortality. Ann Intern Med, 2005, 142 (1): 37-46.

[25] Halliwell B. Free radicals, antioxidants, and human disease: curiosity, cause, or consequence? Lancet, 2000, 344: 721-724.

[26] Salganik RI. The benefits and hazards of antioxidants: controlling apoptosis and other protective mechanisms in cancer patients and the human population. J Am Coll Nutr, 2001, 20 (5 Suppl): 464S-472S.

[27] Simon HU, Haj-Yehia A, Levi-Schaffer F. Role of reactive oxygen species (ROS) in apoptosis induction. Apoptosis, 2000, 5: 415-418.

[28] Kimura H, Sawada T, Oshima S, et al. Toxicity and roles of reactive oxygen species. Curr

Drug Targets Inflamm Allergy, 2005, 4: 489 – 495.

[29] Bast A, Haenen GR. The toxicity of antioxidants and their metabolites. Environ Toxicol Pharmacol, 2002, 11: 251 – 258.

[30] Ratnam DV, Ankola DD, Bhardwaj V, et al. Role of antioxidants in prophylaxis and therapy: a pharmaceutical perspective. J Control Release, 2006, 113: 189 – 207.

[31] Seifried H, McDonald S, Anderson D, et al. The antioxidant conundrum in cancer. Cancer Res, 2003, 63 (15): 4295 – 4298.

[32] Lawenda BD, Kelly KM, Ladas EJ, et al. Should supplemental antioxidant administration be avoided during chemotherapy and radiation therapy? J Natl Cancer Inst, 2008, 100 (11): 773 – 783.

[33] Institute of Medicine, Food and Nutrition Board. Beta-carotene, other carotenoids. Dietary reference intakes for vitamin C, vitamin E, selenium, and carotenoids. Washington, DC: National Academy, 2000: 325 – 400.

[34] Hennekens CH, Buring JE, Manson E, et al. Lack of effect of long-term supplementation with beta carotene on the incidence of malignant neoplasms and cardiovascular disease. N Engl J Med, 1996, 334: 1145 – 1149.

[35] Green A, Williams G, Neale R, et al. Daily sunscreen application and betacarotene supplementation in prevention of basal-cell and squamous-cell carcinomas of the skin: a randomized controlled trial. Lancet, 1999, 354: 723 – 729.

[36] Greenberg ER, Baron JA, Karagas MR, et al. Mortality associated with low plasma concentration of beta carotene and the effect of oral supplementation. JAMA, 1996, 275: 699 – 703.

[37] Lee IM, Cook NR, Manson JE, et al. Beta-carotene supplementation and incidence of cancer and cardiovascular disease: the Women's Health Study. J Natl Cancer Inst, 1999, 91: 2102 – 2106.

[38] Penniston KL, Tanumihardjo S. The acute and chronic toxic effects of vitamin A. Am J Clin Nutr, 2006, 83: 191 – 201.

[39] Lonn E, Bosch J, Yusuf S, et al. Effects of long-term vitamin E supplementation on cardiovascular events and cancer: a randomized controlled trial. JAMA, 2005, 293: 1338 – 1347.

[40] Hemila H. Potential harm of vitamin E supplementation [letter]. Am J Clin Nutr, 2005, 82 (5): 1141 – 1142.

[41] Hathcock JN, Azzi A, Blumberg J, et al. Vitamins E and C are safe across a broad range of intakes. Am J Clin Nutr, 2005, 81: 736 – 745.

[42] Padayatty S, Katz A, Wang Y, et al. Vitamins C as an antioxidant: evaluation of its role in disease prevention. J Am Coll Nutr, 2003, 22 (1): 18 – 35.

[43] Linster CL, Van Schaftingen E. Vitamin C biosynthesis, recycling and degradation in mammals. FEBS J, 2007, 274 (1): 1 – 22.

[44] Carr AC, Frei B. Toward a new recommended dietary allowance for vitamin C based on antioxidant and health effects in humans. Am J Clin Nutr, 1999, 69 (6): 1086 – 1107.

[45] Lee DH, Folsom AR, Harnack L, et al. Does supplemental vitamin C increase cardiovascular disease risk in human with diabetes? Am J Clin Nutr, 2004, 80 (5): 1194 – 1200.

[46] Waters DD, Alderman EL, Hsia J, et al. Effects of hormone replacement therapy and antioxidant vitamin supplements on coronary atherosclerosis in postmenopausal women: a randomized controlled trial. JAMA, 2002, 288 (19): 2432 – 2440.

[47] Mastaloudis A, Traber M, Carstensen K, et al. Antioxidants did not prevent muscle damage in response to an ultramarathon run. Med Sci Sports Exerc, 2006, 38 (1): 72 – 80.

[48] Peake J. Vitamin C: effects of exercise and requirements with training. Int J Sport Nutr Exerc Metab, 2003, 13 (2): 125 – 151.

[49] Massey LK, Liebman M, Kynast-Gales SA. Ascorbate increases human oxaluria and kidney

stone risk. J Nutr, 2005, 135 (7): 1673 – 1677.

[50] Meister A. Glutathione metabolism and its selective modification. J Biol Chem, 1988, 263 (33): 17205 – 17208.

[51] Meister A. Glutathione-ascorbic acid antioxidant system in animals. J Biol Chem, 1994, 269 (13): 9397 – 9400.

[52] Meister A, Anderson M. Glutathione. Annu Rev Biochem, 1983, 52: 711 – 760.

[53] Reiter RJ, Carneiro RC, Oh CS. Melatonin in relation to cellular antioxidative defense mechanisms. Horm Metab Res, 1997, 29 (8): 363 – 372.

[54] Tan DX, Manchester LC, Reiter RJ, et al. Significance of melatonin in antioxidative defense system: reactions and products. Biol Signals Recept, 2000, 9 (3 – 4): 137 – 159.

[55] Taylor SR, Weiss JS. Review of insomnia pharmacotherapy options for the elderly: implications for managed care. Popul Health Manag, 2009, 12 (6): 317 – 323.

[56] Buscemi N, Vandermeer B, Hooton N, et al. Efficacy and safety of exogenous melatonin for secondary sleep disorders and sleep disorders accompanying sleep restriction: meta-analysis. BMJ, 2006, 332 (7538): 385 – 393.

[57] Bleys J, Navas-Acien A, Guallar E. Selenium and diabetes: more bad news for supplements. Ann Intern Med, 2007, 147 (4): 271 – 272.

[58] Lippman SM, Klein EA, Goodman PJ, et al. Effect of selenium and vitamin E on risk of prostate cancer and other cancers: the Selenium and Vitamin E Cancer Prevention Trial (SELECT). JAMA, 2009, 301 (1): 39 – 51.

[59] Fosmire GJ. Zinc toxicity. Am J Clin Nutr, 1990, 51 (2): 225 – 227.

[60] Saper RB, Rash R. Zinc: an essential micronutrient. Am Fam Physician, 2009, 79 (9): 768 – 772.

[61] Leitzmann MF, Stampfer MJ, Wu K, et al. Zinc supplement use and risk of prostate cancer. J Natl Cancer Inst, 2003, 95 (13): 1004 – 1007.

彩　图

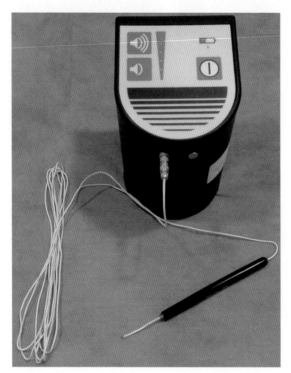

图 3.1　外科用 9.3MHz 多普勒仪及一次性血流探测探头（Vascular Technology Int. , USA）

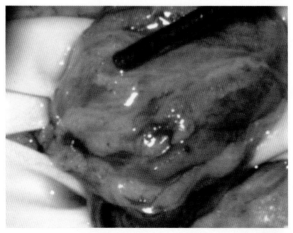

图 3.2　在精索静脉曲张修复术中，使用血管多普勒探头来保护所有睾丸动脉分支

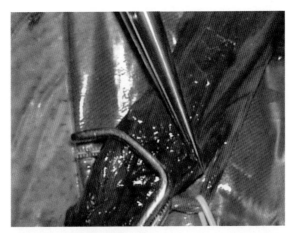

图3.4 小心游离输精管后，用一精细血管阻断钳横跨精索以阻断其血流

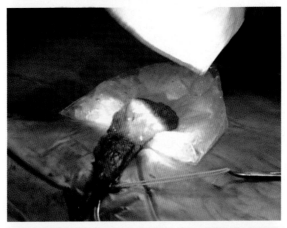

图3.5 用冰块包裹睾丸，防止热缺血

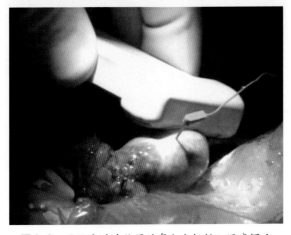

图3.6 于远离肿瘤位置的睾丸上极插入温度探头

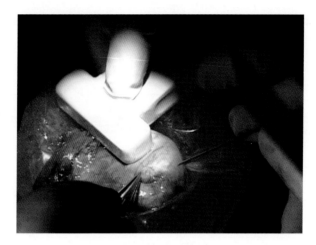

图3.7 线性超声传感器在15MHz下，术中实时引导立体定向钩形针放置于邻近肿瘤部位。30号立体定向钩形针钩端被完全包裹并通过针腔。在使用钩之前，先引导针定位于最佳位置，然后钩从针尖部位释放并锚定到瘤旁组织

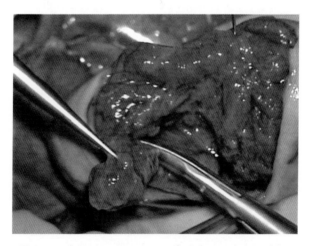

图3.9 手术显微镜下于无血管区域切开白膜，解剖时注意睾丸小叶和动脉。用显微器械，沿穿刺针钝性解剖，仔细分离曲细精管，以结节外2~3mm作为安全边界，切除病变组织

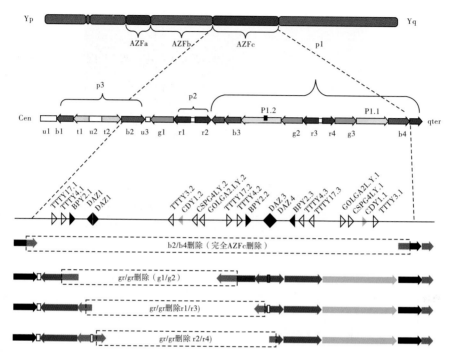

图4.3 AZFc在不同家族有几乎相同的扩增子。在单倍型中，扩增子 b、g、u、r 及 t 分别有4、3、3、4 及 2 个重复序列。P1、P2 及 P3 表示回文序列。如箭头所示，重复序列有顺向重复和反向重复。AZFc 包含 12 种转录单位，全部在睾丸中表达，如 BPY2、DAZ、CDY1 及其他。AZFc 微缺失亚型包括 b2/b4 完全缺失和 g1/g2、r1/r3 与 r2/r4 部分缺失（经许可，引自 Li 等[72]）

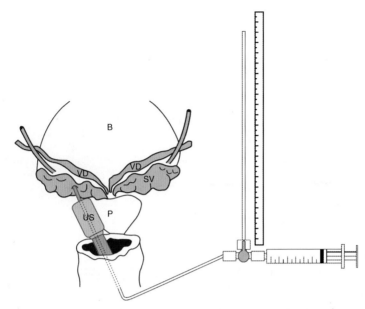

图 5.2　射精管测压装置。图示静脉输液管压力计用于测量射精管梗阻患者的射精管压力。用脊椎穿刺针行精囊插管后，将其连接到一个三通阀，向精囊内注射生理盐水/靛蓝胭脂红（输精管通色素法）。膀胱镜下见液体自射精管开口进入前列腺部尿道时的压力就是"开放压"。精囊内压通过静脉导管内水柱高度测得（经许可，引自 Eisenberg 等[5]）

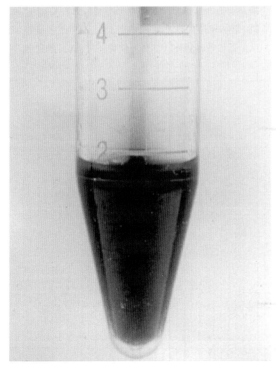

图 6.5　27% 的脊髓损伤男性有棕色的精液，原因不明，可能与精浆中的异常成分有关。有证据表明，异常的精浆环境导致了脊髓损伤男性的精子损伤

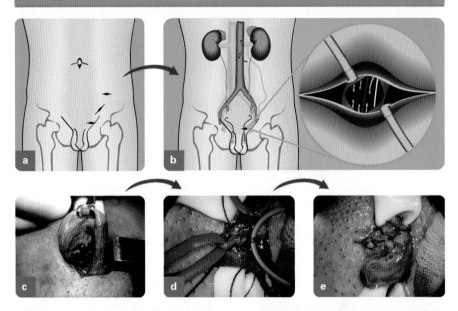

图 8.1 腹股沟下切口显微精索静脉结扎术。(a) 常用的腹股沟下、腹股沟和腹膜后精索
静脉结扎术的切口位置；(b) 腹股沟下途径，紧邻外环口水平下方取一横切口；(c~e)
术中精索图像，(c) Babcock 钳提起精索，辨认曲张的提睾肌静脉；(d) 显示睾丸动脉
(蓝色血管套环)、淋巴管 (蓝色缝线) 及扩张的精索静脉 (红色血管套环)；(e) 横断曲
张的精索静脉并用不可吸收线结扎

314

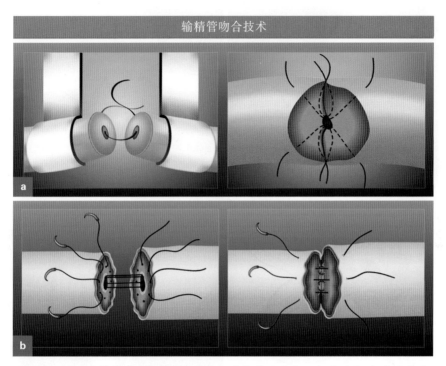

图8.2 显微输精管－输精管吻合技术。改良单层吻合示意图（a）和多层微点吻合技术示意图（b）（详细描述见文中）

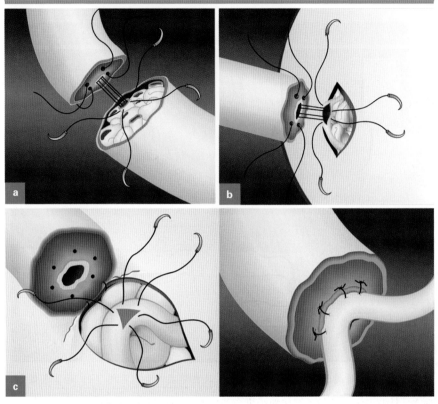

图8.3 显微输精管－附睾吻合术。端－端吻合示意图（a）；端－侧吻合示意图（b）；三针端－侧吻合示意图（c）（详细描述见文中）

经尿道射精管切开术

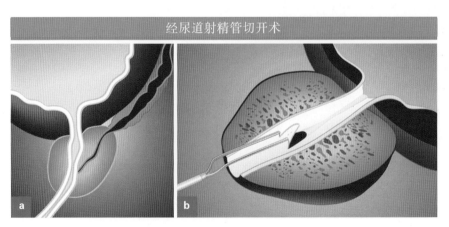

图8.4 经尿道射精管切开术。射精管进入前列腺部尿道示意图（a）；电切襻切除最靠近射精管的前列腺底部，包括部分精阜在内的条状组织（b）

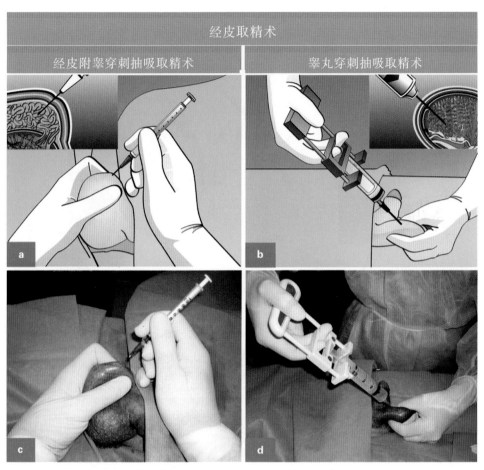

图8.5 经皮取精术（a和b为示意图，c和d为术中图）。（a）经皮附睾穿刺抽吸取精术（PESA）：食指、中指及拇指固定附睾，带针注射器经阴囊皮肤刺入附睾，抽吸液体；（b）睾丸穿刺抽吸取精术（TESA）：连接固定器的20 ml带针注射器经阴囊皮肤刺入睾丸，制造负压，针尖在睾丸内移动以破坏生精小管，并从不同部位取样

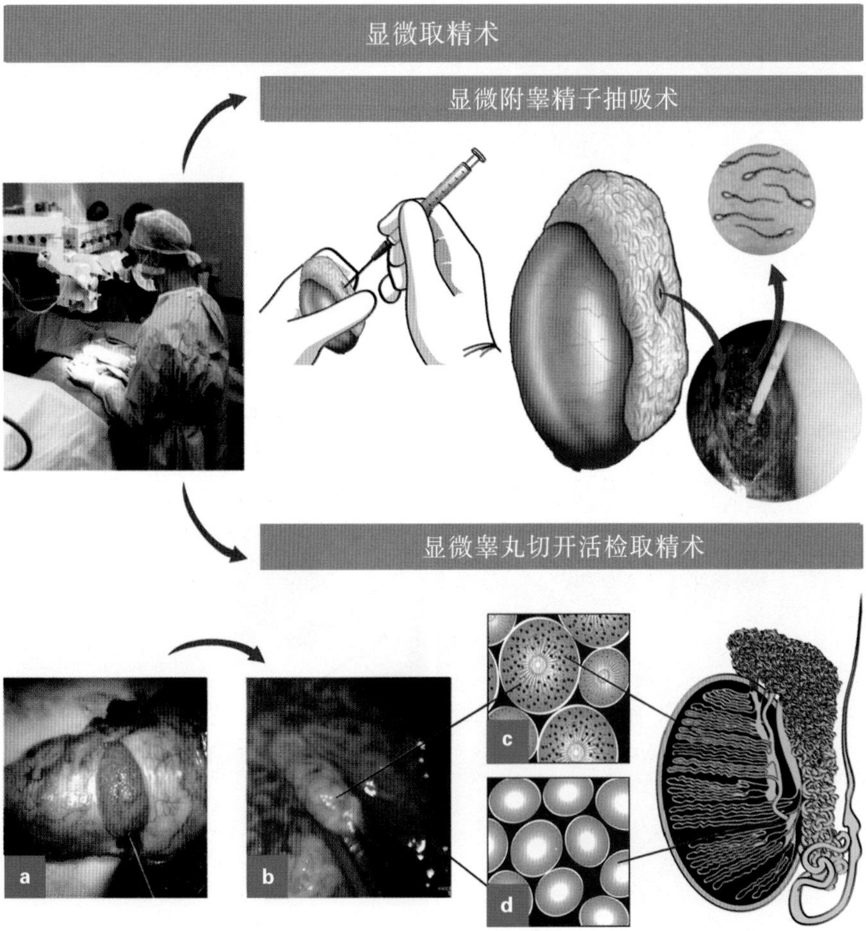

图8.6 显微取精术。取精过程中使用手术显微镜及显微外科技术。上图为显微附睾精子抽吸术（MESA）：暴露睾丸和附睾，分离出一段扩张的附睾管并切开。吸取附睾液，以精子培养基稀释，送至实验室检查。下图为显微睾丸切开活检取精术（micro-TESE）：（a）提出睾丸后，于白膜无血管区取单一长切口，暴露生精小管；（b）鉴别扩张的生精小管并用显微手术镊夹取出（术中照片放大倍数：25倍）；（c）生精活跃的扩张生精小管的组织病理学横截面示意图；（d）唯支持细胞综合征的细小生精小管组织病理学横截面示意图

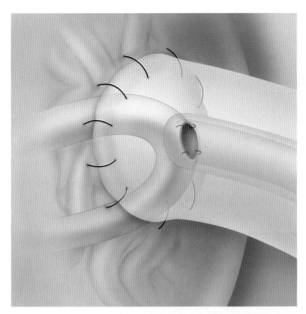

图10.8 完全纵向套叠吻合技术（经 Elsevier 许可，引自 Goldstein[25]）

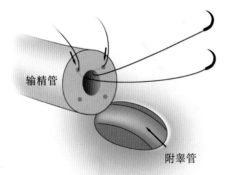

输精管

附睾管

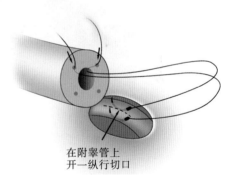

在附睾管上开一纵行切口

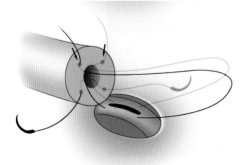

图10.9 单针法输精管－附睾吻合技术。缝针以外进内出方式穿过输精管。然后缝针纵行穿入拟吻合的附睾管，并切开附睾管。出针后以内进外出方式穿入输精管（经 Elsevier 许可，引自 Goldstein[25]）

319

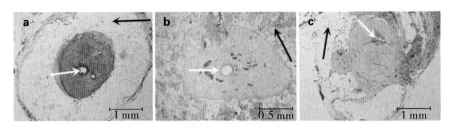

图 11.5　(a) 0.5cm 聚 D，L - 丙交酯支架中点微复通证据（放大倍数：40），标尺 = 1mm；(b) 0.5cm 聚 D，L - 丙交酯支架中点微通道（放大倍数：200），标尺 = 0.5mm；(c) 0.5cm 聚 D，L - 丙交酯支架交界处微通道（放大倍数：40），标尺 = 1mm。所有图片中，白色箭头代表微通道，黑色箭头代表支架（经许可，引自 Simons 等[42]）

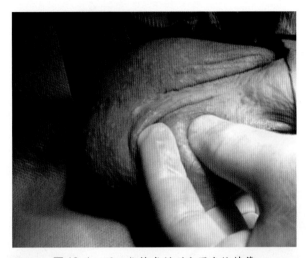

图 12.1　用三指技术辨别和固定输精管

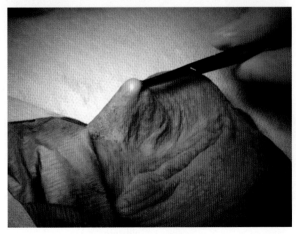

图 12.2　在距离输精管切除缺损处 5 mm 左右，用输精管固定钳钳夹腹侧输精管末端并提起

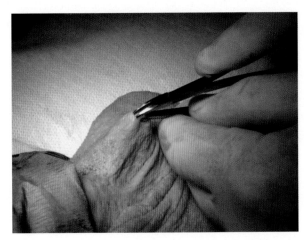

图12.3 使用直视钳穿法输精管结扎术技术，直接在输精管上方的阴囊皮肤及肉膜肌层做一长8~10 mm的切口

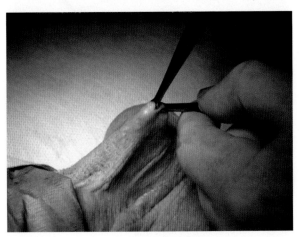

图12.4 在切口内，使用第二把输精管固定钳钳夹输精管

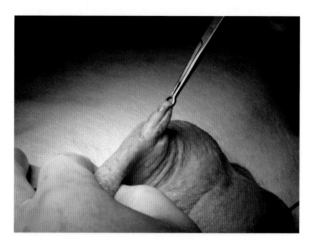

图 12.5　将腹侧端输精管轻轻提出切口之外

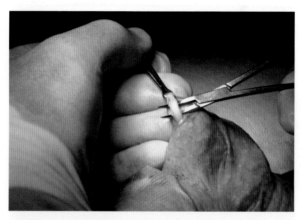

图 12.6　用锐利的输精管分离钳，创建一个
1 ~ 1.5 cm的输精管周围操作窗

322

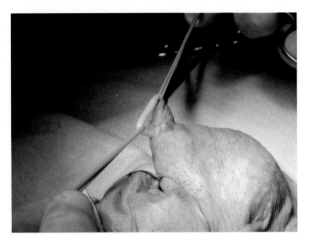

图 12.7 腹侧端输精管用血管套固定

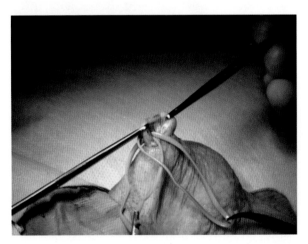

图 12.8 固定好腹侧端输精管后，以相同的方式，将睾丸端输精管通过同一切口挤出、游离（注意两钳之间输精管切除造成的缺损）

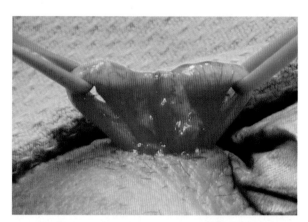

图 12.9　输精管两端容易通过小切口游离出

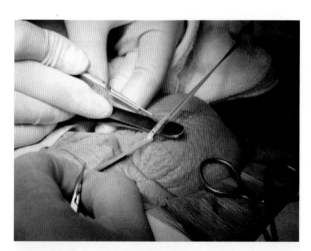

图 12.10　在距离输精管预切断处约 1 cm 处，用5-0的
Biosyn 或 PDS 缝线小心穿过输精管末端浅表的浆肌层，然
后用新的 15 号刀片整齐横断输精管末端

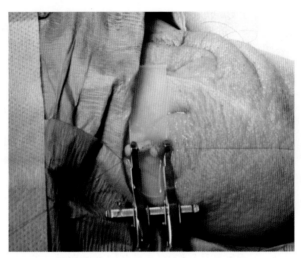

图 12.11 将输精管末端放置在输精管合拢夹中，将塑料背板置于输精管和合拢夹下

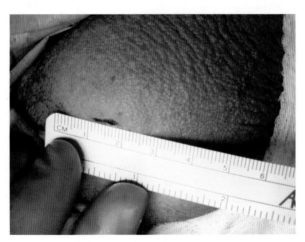

图 12.12 最终切口长度 <1 cm

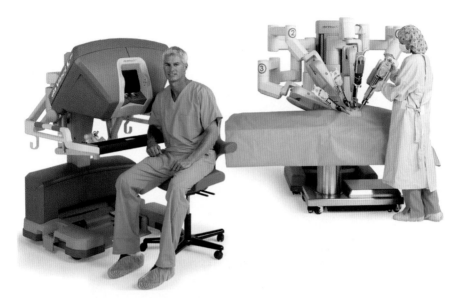

图 13.1　达・芬奇 Si 机器人平台（本图由 Intuitive Surgical © 2010 惠赠）

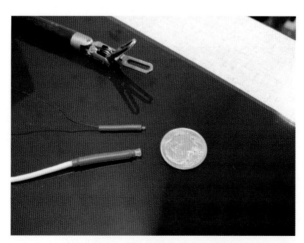

图 13.3　机器人显微多普勒探头

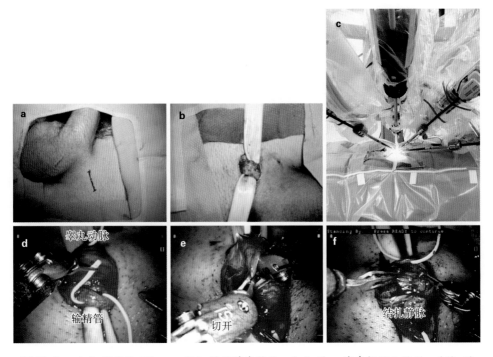

图 15.1 （a）腹股沟下切口；（b）暴露精索静脉；（c）达·芬奇机器人就位；（d）游离睾丸动脉和输精管；（e）游离精索静脉；（f）结扎、切断精索静脉